梅奥诊所普通外科学

Mayo Clinic General Surgery

主 编　（美）贾德·M. 阿卜杜勒萨塔尔 (Jad M. Abdelsattar), MBBS
Fellow in Gastroenterologic and General Surgery
Mayo Clinic School of Graduate Medical Education
Mayo Clinic College of Medicine and Science

（美）穆斯塔法·M. 哈提卜 (Moustafa M. El Khatib), MB, BCh
Resident in General Surgery
Mayo Clinic School of Graduate Medical Education
Mayo Clinic College of Medicine and Science

（美）T. K. 潘典 (T. K. Pandian), MD
Resident in General Surgery
Mayo Clinic School of Graduate Medical Education
Mayo Clinic College of Medicine and Science

（美）塞缪尔·J. 艾伦 (Samuel J. Allen)
Content Production Specialist
Mayo Clinic Education Innovation Unit
Mayo Clinic College of Medicine and Science

（美）大卫·R. 法利 (David R. Farley), MD
Consultant, Department of General and
Gastroenterologic Surgery, Mayo Clinic
Professor of Surgery
Mayo Clinic College of Medicine and Science

主 译　严　强

北方联合出版传媒（集团）股份有限公司
辽宁科学技术出版社

This is a translation of Mayo Clinic General Surgery, First Edition

Author: Jad M. Abdelsattar, Moustafa M. El Khatib, T. K. Pandian, Samuel J. Allen, David R. Farley, ISBN 9780190650506

Mayo Clinic General Surgery, First Edition was originally published in English in 2020. This translation is published by arrangement with Oxford University Press. Liaoning Science and Technology Publishing House Ltd is solely responsible for any errors, omissions or inaccuracies or ambiguities in such translation or for any losses by reliance thereon.
《梅奥诊所普通外科学》第一版暨英文版于 2020 年首次出版。简体中文版经牛津大学出版社授权出版。辽宁科学技术出版社有限公司对译文中的错误、遗漏、不准确或歧义，或因此而造成的任何损失承担全部责任。

©2024 辽宁科学技术出版社
著作权合同登记号：第 06-2021-150 号。

图书在版编目（CIP）数据

梅奥诊所普通外科学 /（美）贾德·M. 阿卜杜勒萨塔尔（Jad M. Abdelsattar）等主编；严强主译 . — 沈阳：辽宁科学技术出版社，2024.10
ISBN 978-7-5591-3425-7

Ⅰ . ①梅… Ⅱ . ①贾… ②严… Ⅲ . ①外科学 Ⅳ . ① R6

中国国家版本馆 CIP 数据核字（2024）第 026109 号

出版发行：辽宁科学技术出版社
（地址：沈阳市和平区十一纬路25号　邮编：110003）
印　刷　者：辽宁新华印务有限公司
经　销　者：各地新华书店
幅面尺寸：210mm×285mm
印　　张：15.5
插　　页：4
字　　数：320千字
出版时间：2024年10月第1版
印刷时间：2024年10月第1次印刷
责任编辑：凌　敏
封面设计：袁　舒
版式设计：袁　舒
责任校对：黄跃成

书　　号：ISBN 978-7-5591-3425-7
定　　价：198.00元

联系电话：024-23284363
邮购热线：024-23284502
E-mail:lingmin19@163.com
http://www.lnkj.com.cn

观看视频方法

  本书附赠了214个视频。要观看视频需要微信扫描下方二维码。此为一书一码，为避免错误扫描导致视频无法观看，此二维码提供两次扫描机会，扫描两次后，二维码不再提供免费观看视频机会。购买本书的读者，一经扫描，即可免费观看本书视频。该视频受版权保护，如因操作不当引起的视频不能观看，本出版社均不负任何责任。切记，勿将二维码分享给别人，以免失去自己的免费观看视频机会。操作方法请参考视频使用说明。

◯视频使用说明

E95xjU

  扫描二维码即可直接观看视频。视频下有目录，点击目录可以进入相关视频的播放页面直接观看。

前言

　　早在小学的时候，我就记得留着一些最好的作业和考试，希望它们能帮助我的弟弟在学校里学习得更好。50多年过去了，我仍在寻找方法，为那些缺乏经验却又渴望知识和技能的学习者提供教育优势。编写这本书的目的是通过书面、图像和视听形式提供简洁准确的信息，使外科学习者能够高效地获取信息，尤其是那些只有几分钟空闲时间的人。最后，我希望这份努力能让医学生、住院医师和研究员们为他们的手术做好准备。我和我的合著者感谢以下人员对这个项目的贡献和帮助：

Eduardo Abbott

Mohamed S. Baloul, MBBS

Jacob Billings

EeeLN H. Buckarma, MD

Francisco J. Cardenas Lara, MD

Rachel Cadelina

Abhishek Chandra, PhD

Eric J. Finnesgard

Nicholas L. Fuqua

Becca L. Gas

Miguel Angel Gomez Ibarra, MD

Linda Haigh

Monali Mohan, MBBS

Nimesh D. Naik, MD

Nicole Philipps

Suzy Strubel

Muhammad Hashim Zeb, MBBS

David R. Farley, MD

随着医学科学的飞速发展，现代外科在诊断和治疗方面取得了前所未有的进展。作为全球医疗领域的引领者之一，梅奥医学中心(Mayo Clinic)以其卓越的医疗服务和创新的医疗技术享誉全球，在普通外科各个亚专科都树立了卓越的标准。

《梅奥诊所普通外科学》一书汇聚了梅奥医学中心顶尖外科专家的智慧结晶，涵盖从基础理论到临床实践的各个方面，内容翔实、结构严谨，是一本高质量的专业著作。书中不仅介绍了最新的外科技术和理念，还通过丰富的临床案例和图示，详细阐述了各类外科手术的操作步骤和注意事项，是外科医生、医学研究人员以及相关专业人员学习的宝贵资源。

湖州市中心医院是浙江省区域医疗中心，其普通外科是浙北区域非常强的医疗中心。学科带头人严强教授倡导精准微创和功能保留的外科理念，在外科领域不断实践创新，非常重视学术交流和知识分享。严强教授在研读该书后，深感其内容的深刻与实用，决定将其翻译成中文，把梅奥医学中心的宝贵经验和最新的外科知识传播给更多的国内外科同道。希望通过这本书，能帮助更多的外科医生和医学生提升专业水平，推动中国外科学的发展。

译者严格遵循原书的科学性和专业性，注重术语的精准翻译和内容的连贯性，力求准确传达作者的原意和知识精髓，以确保读者能够清晰理解和应用书中的知识。翻译团队不仅展现了扎实的专业基础和精湛的翻译能力，更表现了对医学事业的热爱和对学术交流的重视。在此，我谨向湖州市中心医院外科团队的辛勤付出表示衷心的感谢。希望这本《梅奥诊所普通外科学》中文译本，能为广大外科医生提供有益的指导，助力他们在医疗实践中不断精进，为患者带来更优质的医疗服务。

医学的进步离不开知识的积累与传承，更离不开全球医学界同仁的合作与交流。愿这本书成为中外医学交流的一座桥梁，推动更多的学术合作与进步，共同造福人类健康。

郑树森

2024年6月3日

主译简介

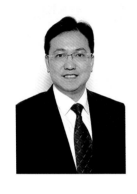

严强，二级主任医师，教授，博士生和博士后导师。目前担任湖州市中心医院副院长，湖州市科学技术协会副主席，湖州市抗癌协会常务副理事长，湖州市卫生健康委员会特聘专家，湖州市中心医院普通外科（浙江省重点临床专科建设）学科和湖州市医学高峰学科带头人，硼中子俘获癌症治疗技术省级工程研究中心副主任，湖州市大健康实验室执行主任，湖州市智能数字精准外科重点实验室主任。入选为中国研究型医院学会研究型人才，浙江省医疗卫生领军人才，首届南太湖科技创新领军人才，浙江省"151人才"和湖州市"1112人才"。兼任中国医师协会外科医师分会委员、中国抗癌协会胆管癌协作组专家委员会委员、中国抗癌协会加速康复肿瘤外科专委会委员，浙江省医学会外科学分会常委、浙江省医师协会外科医师分会和器官移植分会副会长、浙江省抗癌协会肝胆胰肿瘤专委会常委，湖州市医学会外科学分会委员会主任委员、湖州市抗癌协会肝胆胰肿瘤专业委员会主任委员等，并曾担任国际肝胆胰协会会员、美国外科医师协会Fellow（FACS）、美国腹腔镜外科医师协会国际代表、中日论考塾组织委员会干事、JGSLS（Japanese–German Society for Study of Liver Surgery）Special Membership、中日医学科技交流协会医院管理分会委员等20余项国内外学术职务。2019年获得美国哈佛大学医学院首届全球外科主任培训项目（Surgical Leadership Program)证书。长期从事肝胆胰疾病的外科微创治疗，年均主刀肝胆胰手术约500例，并负责本地区普外科重症患者的救治，成立肝胆胰高技能人才创新工作室。参与制定胰腺肿瘤和胆道结石国家级诊治指南共识8项，将胰腺癌诊治技术创新并推广至省内外20余家单位。任国家卫生健康委医院管理研究所外科基础技能提升项目培训基地主任和浙江省微创外科示范基地负责人、湖州市医学会外科专业委员会主任委员，提升区域内普通外科疾病诊治的微创治疗；任湖州市医学重点学科群（恶性肿瘤）、CSCO肿瘤微创外科功能性腔镜技术浙江省示范基地负责人，提升了区域内恶性肿瘤综合诊治能力，显著提高了恶性肿瘤患者的五年生存率。组建湖州市智能数字精准外科重点实验室，基于大数据分析通过微生物组学分析胆囊成石的危险因素，在国内率先开展运用肠道菌群预警胆石症和胆囊切除术后胃肠道并发症防治的研究，参与胆囊切除术转归国际多中心研究以及腹腔镜胆囊切除术相关胆道和血管损伤防范技术流程专家共识的制定。开发胰腺癌早期诊断生物标志物AEP，提高了胰腺癌的早期诊断率，改善了治疗效果。联合西安交通大学组建湖州中子科学实验室，开拓硼药在肿瘤诊治中的创新与应用。积极开展肝癌、胆管癌等全球或全国多中心临床研究，开

发恶性肿瘤的诊治新方案，旨在提高肿瘤患者的生存率。牵头翻译《零信任架构中的医疗设备》国际白皮书和中国标准的制定。先后主持国家自然科学基金面上项目和浙江省重点研发计划等多项项目。《中华外科杂志》通讯编委和多本SCI期刊审稿人。以第一作者或通讯作者（含共同作者）身份发表SCI论文25篇，主编国际专著4部，参编国际专著1部，主译国际专著1部，参译国际专著2部，副主编专著和教材各1部，参与制定国家级指南或专家共识8项。2022年获第三届全国"健康卫士·医德风范"奖，2023年获第六届"国之名医·优秀风范"奖。获授权专利5项，其中国家发明专利1项、转化1项，以第一完成人身份多次荣获浙江省科学技术进步奖和浙江省卫生科技创新奖。曾赴美国哈佛大学医学院、斯坦福大学医学中心、德国雷根斯堡大学医院等访学，并多次在国际肝胆胰协会世界大会等国际学术平台上发言交流。

译者名单

主 译

严 强　　湖州市中心医院 肝胆胰外科

译 者

孙 旭　　湖州市中心医院 肝胆胰外科

沈振华　　湖州市中心医院 肝胆胰外科

张鸣杰　　湖州市中心医院 肝胆胰外科

谈振华　　湖州市中心医院 肝胆胰外科

梅 鹰　　湖州市中心医院 普通外科

毛 靖　　湖州市中心医院 普通外科

曹国良　　湖州市中心医院 肝胆胰外科

慎华平　　湖州市中心医院 肝胆胰外科

胡丕波　　湖州市中心医院 普通外科

胡博洋　　湖州市中心医院 普通外科

蔡炜龙　　湖州市中心医院 胃肠疝外科

沈 华　　湖州市中心医院 胃肠疝外科

邬仲鑫　　湖州市中心医院 胃肠疝外科

余才华　　湖州市中心医院 心胸外科

张 明　　湖州市中心医院 乳腺外科

李 鹏　　湖州市中心医院 泌尿外科

高卫利　　湖州市中心医院 甲状腺外科

徐永灿　　湖州市中心医院 甲状腺外科

楼 能　　湖州市中心医院 普通外科

魏 强　　湖州市中心医院 血管外科

目录

书中缩写

ACA	adenocarcinoma	腺癌
ACC	adrenocortical carcinoma	肾上腺皮质癌
ASIS	anterior superior iliac spine	髂前上棘
BP	blood pressure	血压
BRCA	breast cancer tumor suppressor gene	乳腺癌肿瘤抑制基因
CBD	common bile duct	胆总管
CHD	common hepatic duct	肝总管
CT	computed tomography	计算机断层扫描
CXR	chest radiograph	胸片
DES	diffuse esophageal spasm	弥漫性食管痉挛
EGD	esophagogastroduodenoscopy	食管胃十二指肠镜
EO	external oblique	腹外斜肌
ERCP	endoscopic retrograde cholangiopancreatography	内镜逆行胰胆管造影
FAST	focused assessment with sonography for trauma	超声聚焦评估创伤
GB	gallbladder	胆囊
GERD	gastroesophageal reflux disease	胃食管反流疾病
GI	gastrointestinal	胃肠道
GIST	gastrointestinal stromal tumor	胃肠间质瘤
HCC	hepatocellular carcinoma	肝细胞癌
HPT	hyperparathyroidism	甲状旁腺功能亢进
HU	Hounsfield unit	亨氏单位
IMA	inferior mesenteric artery	肠系膜下动脉
IV	intravenous	静脉注射
IVC	inferior vena cava	下腔静脉
LN	lymph node	淋巴结
MEN	multiple endocrine neoplasia	多发性内分泌瘤
MRI	magnetic resonance imaging	磁共振成像
PMM	pectoralis minor muscle	胸小肌
PTH	parathyroid hormone	甲状旁腺
PUD	peptic ulcer disease	消化性溃疡
RLN	recurrent laryngeal nerve	喉返神经
RUQ	right upper quadrant	右上象限
SBO	small bowel obstruction	小肠梗阻
SCC	squamous cell carcinoma	鳞状细胞癌
SMA	superior mesenteric artery	肠系膜上动脉
UGI	upper gastrointestinal	上消化道
US	ultrasonography	超声

1

肾上腺

胚胎学

肾上腺皮质源自中胚层，而髓质则源自神经嵴外胚层。

解剖学

肾上腺重约 5 g，动脉供应（图 1.1）来自主动脉分支、膈动脉和肾动脉。右肾上腺的静脉引流（图 1.2）通过一条短的右肾上腺静脉回流到下腔静脉。左肾上腺静脉（通常与左膈下静脉相连）回流至左肾静脉。右肾上腺位于下腔静脉的后方，左肾上腺位于脾血管和胰体的后方。两个腺体都位于腹膜后。

生理学

皮质（●视频 1.1）分泌皮质类固醇（皮质醇）、醛固酮和性激素。髓质（●视频 1.1）分泌儿茶酚胺（肾上腺素、去甲肾上腺素和多巴胺）。需要进行尿液和血清研究（●视频 1.2），以帮助区分肾上腺肿块及其功能。

临床表现

肾上腺肿块最常见的临床表现是无症状。偶发瘤（●视频 1.3）可在其他主诉（肾结石、腹痛）的影像学检查中被发现。成人起源于髓质的肿瘤是嗜铬细胞瘤（儿童，神经母细胞瘤）（●视频 1.4）。皮质肿瘤可能导致皮质醇增多症（●视频 1.5）、醛固酮增多症（●视频 1.6）、性激素过剩或肾上腺皮质癌（ACC）（●视频 1.7）。

影像学

肾上腺偶发瘤是指直径大于 1 cm 的肿块，占所有 CT 检查肾上腺瘤的 2%~4%（●视频 1.8）。CT 值（●视频 1.9）可能具有诊断性：脂肪组织密度小于或等于 20 HU，肾上腺囊肿密度为 0 HU，良性腺瘤密度小于 10 HU，嗜铬细胞瘤、ACC 和转移瘤密度通常大于 30 HU。

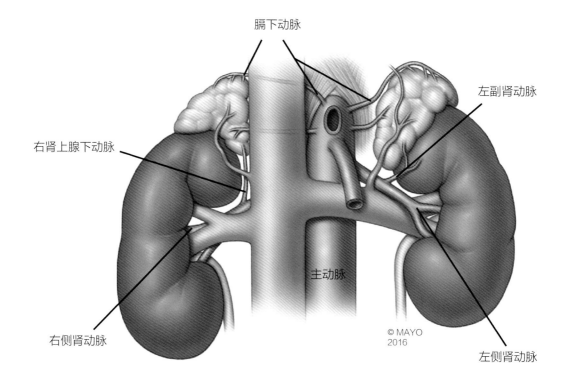

膈下动脉

左副肾动脉

右肾上腺下动脉

右侧肾动脉

主动脉

左侧肾动脉

© MAYO
2016

图 1.1 肾上腺动脉血供

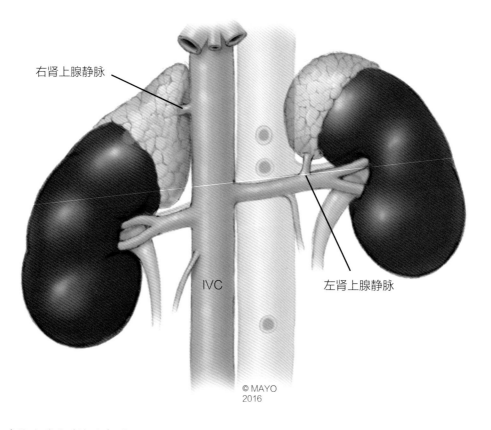

右肾上腺静脉

IVC

左肾上腺静脉

© MAYO
2016

图 1.2 肾上腺静脉引流（修改自 "McKenzie TJ,Lillegard JB,Young WFJr, Thompson GB. Aldosteronomas: state of the art. Surg Clin North Am.2009 Oct；89[5]:1241−1253."，经梅奥医学教育和研究基金会许可使用）

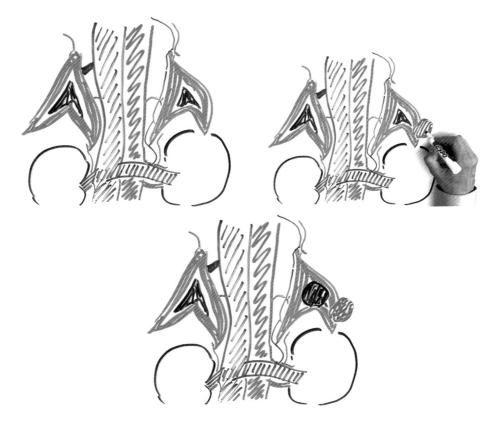

视频 1.1　肾上腺皮质和髓质

　　我们有右肾上腺和左肾上腺。我们找到了腔静脉和主动脉，这些都是腹膜后结构，它们紧密协作。具体地说，肾上腺有一层皮质，一般是橙色或鲑鱼色，或棕黄色、金黄色。在内部，它是神经外胚层：髓质。髓质分泌儿茶酚胺：肾上腺素、去甲肾上腺素和多巴胺。皮质分泌醛固酮、皮质醇和性激素。皮质对电解质、类固醇和各种身体功能的调节很重要。在体内，儿茶酚胺代表着"是战斗还是逃跑？"，即对压力的反应。重要的是要知道这些肿瘤来自哪里，这样当我们从皮质识别肿瘤时，如果肿瘤有功能，它们总是会处理或分泌皮质醇、醛固酮或性激素（极少数情况下），这样我们就可以对这种情况进行适当的测试。反之，如果你有髓质肿瘤，也就是所谓的嗜铬细胞瘤，随着它的生长或形成更大的球体，我们应该知道要检测儿茶酚胺。皮质和髓质有 2 种不同的起源：中胚层和神经外胚层。很重要的一点是，你要知道其中的不同之处。

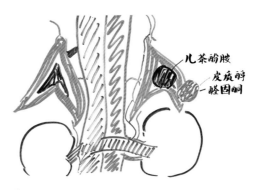

视频 1.2　肾上腺肿瘤的尿液和血清研究

　　我们需要确保肿瘤没有功能。皮质肿瘤要么分泌皮质醇、醛固酮，要么分泌性激素。进行尿液测试，就可以检查皮质醇；简单的验血，就能检查醛固酮。这两种测试将显示肿瘤是否有功能。髓质中的儿茶酚胺是怎么回事？我们可以再次进行尿液测试，以检查肾上腺素、去甲肾上腺素和多巴胺或分解产物——香草基扁桃酸（VMA）。这对了解患者是否得了嗜铬细胞瘤很重要。大多数情况下，肾上腺中的肿块是良性的——肿瘤是无功能的，这些测试将是阴性的。如果是阴性的话，较小的肿瘤，可以观察。但是，如果这些测试中的任何一个提示功能性肿瘤——高醛固酮、高皮质醇或高儿茶酚胺，那么该肿块应该被取出。

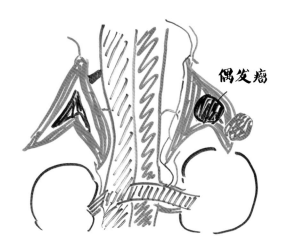

视频 1.3 偶发瘤

　　当涉及肾上腺时，它是一个肾上腺瘤。这是一种没人知道有没有的肿瘤，是在 X 线片上发现的肾上腺内外的肿块，可能是从患有肾结石的人身上发现的，对他们做了 CT 扫描，发现了肾上腺肿块。可能是对某人做了胸部 X 线检查，发现肾上腺有钙化的肿块。也可能是对某人由于腹痛做了 MRI、CT 或其他检查，然后突然发现了一个偶发肿块。大约 4% 的 CT 扫描中会发现这种肿块，患者年龄越大越常见，因此如果患者年龄大于 50 岁，则会发现至少有 4% 的人会有偶发瘤。对于 10~20 岁的人来说，这种可能性不到 1%。偶发瘤的直径 > 1 cm，可能位于一侧或双侧肾上腺。如果它的直径 > 1 cm，我们应该检查其生理功能，看看其是否有功能或者是否会分泌激素。

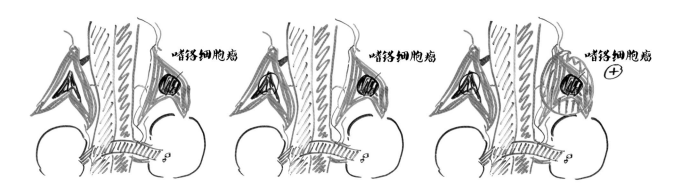

视频 1.4 嗜铬细胞瘤

　　嗜铬细胞瘤是一种罕见的肿瘤。在美国，每年大约有 800 种嗜铬细胞瘤被确认，其中一半是致命的，因为它们分泌儿茶酚胺。患者可能会死于过量的儿茶酚胺。怎么会这样？这是因为肾上腺素、去甲肾上腺素、多巴胺进入血流后会引起高血压、心率加快，以致患者心肌梗死或卒中。在美国，每年大约有 400 例嗜铬细胞瘤被切除。嗜铬细胞瘤源自肾上腺内部的髓质，它分泌儿茶酚胺（肾上腺素、去甲肾上腺素、多巴胺）。它是一种"10% 肿瘤"：10% 发生于儿童；10% 是家族性的（典型的 MEN2 或 von Hippel-Lindau 综合征）；10% 是恶性肿瘤；10% 是双侧的。这是一种罕见的肿瘤，关键是当你发现它们时，要对其进行测试：如果它们正在分泌激素，不要马上进行手术；在你手术取出它们之前，需要用 α-受体阻滞剂和 β-受体阻滞剂来阻断它们。最后一个教学点：嗜铬细胞瘤，因为皮质在它周围，通常随着时间的推移，随着它的扩大，皮质开始变成椭圆形或圆形，不再有"女巫帽子"的形状或某种有趣的"小蛇形"外观。当它们呈圆形、椭圆形或球形，而且是肾上腺肿块时，考虑为嗜铬细胞瘤。

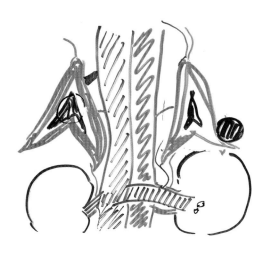

视频 1.5　皮质醇增多症

　　皮质醇增多症通常是由摄入类固醇引起的，所以这是一种药物问题。笔者怀疑美国 99% 的皮质醇增多症患者是因为肾移植、类风湿性关节炎或某些炎症状况而服用类固醇导致的。因此，仅 1% 的人患有与身体问题有关的皮质醇增多症。它很少发生于肾上腺，它是典型的垂体肿瘤。但是，如果肾上腺皮质有病变（它会是一种从侧面长出来的"疣"），它会分泌皮质醇。切除一半或全部肾上腺，这种皮质醇肿瘤很容易被根除。皮质醇过多对患者来说可能是一个致命的问题——导致患者糖尿病、体重增加及行动不便。你该如何检查这些问题呢？通常情况下，尿皮质醇水平高会让你知道皮质醇水平很高。然后问题就变成了"是因为吃药导致的吗？""是不是垂体有问题？"或者"是肾上腺的问题吗？"，于是有各种各样的检验要做。

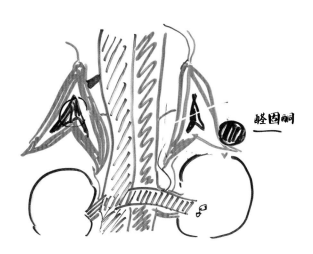

醛固酮

视频 1.6　醛固酮增多症

　　醛固酮增多症，即康氏综合征，与一种产生过多醛固酮的皮质肿瘤有关。康恩博士是 20 世纪 50 年代中期和 60 年代密歇根大学的内分泌学家，他在这些皮质肿瘤上做了很多研究。醛固酮最终会潴留液体、血液，排出钾，留住钠，人们就会患上高血压。通过去除一半或全部腺体来根除这种醛固酮肿瘤，患者的高血压情况就会好转。如果患有这些肿瘤很长一段时间，则患者高血压情况可能仍然存在。这些患者很难治疗，他们将服用 3~5 种降压药。如果通过外科手术切除了这种肿瘤，患者服用的降压药会降到 1 种或 2 种，他们对此很满意，身体也更健康了。醛固酮增多症是很常见的，可能有 1% 或 2% 的高血压患者有潜在的醛固酮增多症。做一下 CT 扫描，如果皮质上有"疣"，考虑为醛固酮肿瘤。

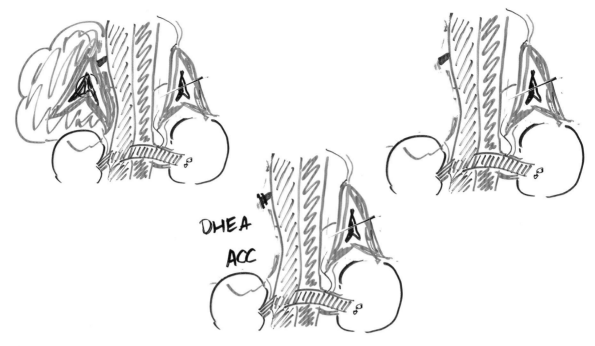

视频 **1.7** 肾上腺皮质癌（ACC）

　　肾上腺皮质癌是一种致命的疾病，它很难被根除和治愈。当我们观察到它的时候，肿瘤的直径通常已经非常大了——10 cm、14 cm、20 cm。在其分泌足够的激素之前，我们可以观察到患者有严重的营养不良或恶病质情况，看到巨大的肿瘤推动下腔静脉（IVC），推开肾脏，甚至推开肝脏。它最初悄悄地出现，但后来转移到肝、肺、脑，这是一个致命的问题。情况虽然如此，如果肿瘤正在扩散而将其根除，即切除了整个肿瘤，那么有些患者就可以长期存活，所以切除它是有效的，也是非常值得的。这种肿瘤通常会分泌激素，而患者因为皮质醇过多而痛苦不堪，重要的是要根除这种现象，提高他们的生活质量。怎样尽早发现这些呢？应根据患者详细病史和体格检查，有时二氢表雄酮水平（脱氢表雄酮水平）是肾上腺皮质癌的标志。幸好这是一种罕见的肿瘤。如果 CT 扫描显示左侧或右侧腹膜后有一个巨大的肿块，我们需要考虑肾上腺皮质癌，如果是可以切除的，我们应该尽快进行手术切除！

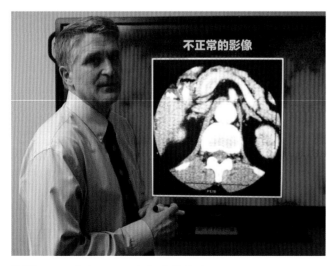 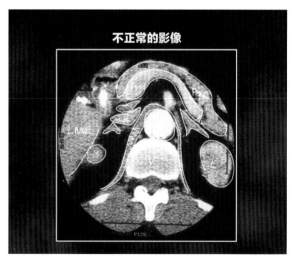

视频 **1.8** 腹部 CT，重点是肾上腺

　　这是腹部的 CT，聚焦在后腹膜，也可称为一次肾上腺 CT，在寻找肾上腺及其异常情况。因此，我们可以在 90 s 内弄清楚"我们看到了什么"，随着你变得越来越专业，想想"我能看到椎体，我能看到主动脉（通常是 2.5 cm 大小）"。"我们还能看到什么？"这是肝脏的一侧（患者的右侧），下面是右肾，左侧是左肾。"大动脉和椎体前面的是什么？"嗯，是一个膈膜。几乎每个人都有横膈膜，而且在很多切面可见。它不是特别大，它很薄，而且它看起来像肾上腺。它的宽度和肾上腺差不多。这是增强 CT，我们在这上面还看到了一

视频 1.8 （续）

条血管，这就是位于胰腺正后方的脾静脉，流入门静脉。在这里我们得到了很好的胰腺切面，这都是胰腺。所以现在，如果我们熟悉解剖学知识，就能知道，左肾上腺位于脾静脉和胰腺的后方。这是左肾上腺，笔者认为它看起来像一顶小小的"女巫帽子"。在右边，我们应该寻找下腔静脉。下腔静脉就在主动脉旁边，在这个切面上，它就在这里——这是下腔静脉。在它下面或更深的位置应该有右肾上腺，它有时看起来也像一顶小小的"女巫帽子"，但它位于后方。而图像里不是这样的结构——这实际上是一个小的胆总管后淋巴结（LN）。这是两个正常肾上腺的CT增强扫描的切面。其余部分都是脂肪，CT上显示的脂肪越多，就越容易看到东西，因为它会扩散开来。这个患者是中等身材，这项研究很不错，这些影像向我们展示了这个切面上的任何一个肾上腺都没有异常。

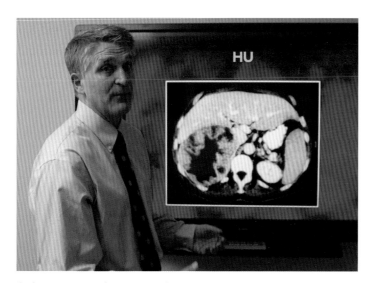 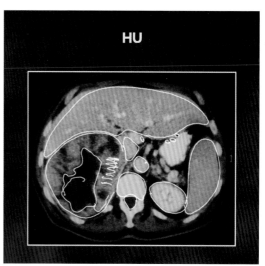

视频 1.9　HU 在 CT 上的解读

　　这是一种较旧的CT影像——它不是高清的，质量也很一般。但它令人惊叹，它显示出一种非常危险的疾病。我们谈论的HU——戈弗雷·亨斯菲尔德爵士是一名英国物理学家、计算机专家，他获得了诺贝尔生理学或医学奖，并因开发CT而被封为爵士，密度单位是以他的名字命名的。密度很大的东西在CT影像上将是白色的，这意味着像椎体这样的东西可能是200HU、300HU、400HU，钛或金属异常的高达1000HU。密度较小的东西如空气——将降至-1000HU。这个CT影像上没有多少空气，我们的胃、肠里有几个气泡，但其他的就不多了。中间是"水"，在脊髓里有脑脊液——那是"水"。人体的其他所有东西大多在-10HU（脂肪）或+70HU（血液或致密的肌肉或器官）左右。这是一个看起来正常的肾脏的CT影像。这里的结构是脾脏。这里的结构是肝脏，它看起来很正常。这里有一个有对比度的主动脉，腔静脉被推上来，离开了原位置。为什么它被推上来，离开了原位置呢？因为这里有一个异质性肿瘤：它有低密度的区域（这是坏死的，它是液态的），它有高密度区域，这意味着它有血液供应。对于这位年轻的患者来说是不幸的，他患有右肾上腺皮质癌，很难治疗和治愈。我们能从CT影像中学到什么？CT值：金属或致密骨，+1000HU；空气，-1000HU；"水"，0HU；大多数身体组织脂肪，小于0HU，如-10HU、-20HU、-30HU；大多数器官，30HU、40HU或50HU。这个肿瘤是异质的，有很多不同的密度。它是一个巨大的肿块，生长得如此之快，以至于内部正在坏死，但外部将导致这个患者死亡。

手术

　　肾上腺切除术适用于肿块在增大、肿块直径大于4cm或有功能性（分泌激素）疾病的患者，手术的要点是安全地横断肾上腺血管。对于腹腔镜肾上腺切除术（◉视频1.10和◉视频1.11），在前方、侧方或后方切开3或4个切口以进入腹膜。对于大肿瘤（大于10cm）和ACC可采用开腹肾上腺切除术。◉视频1.12展示了腹腔镜右肾上腺切除术。

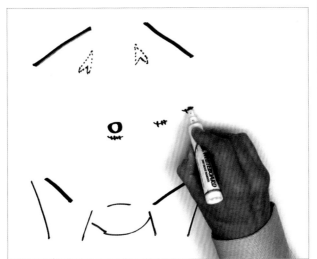

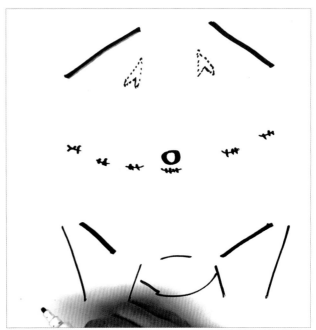

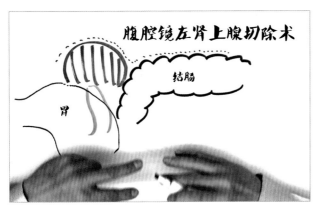

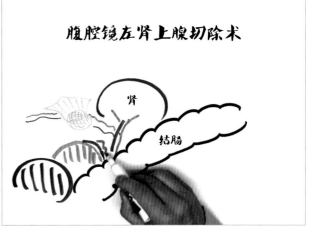

视频 1.10　腹腔镜（LAP）左肾上腺切除术

　　腹腔镜肾上腺切除术是一个复杂的手术过程，肾上腺隐藏在所有组织的后面。经腹部手术，外科医师有很多不同的方法：有些医生会在脐部切开一个 2 cm 的小切口，然后再做几个可以用来取出左肾上腺的手术。对于右肾上腺，肝脏挡住了去路，一般做 4 个小切口：1 个切口在肚脐附近，另外再切 3 个小切口。也可以从背部进行手术：腹腔镜肾上腺切除术实际上就在腹膜后进行，而小切口足够让我们接触到肾上腺。我们来看看里面是什么样子。进入腹部，首先看到的是侧面的结肠，通常患者处于卧位（他们的一侧）。外科医师会拿出烧灼器切开腹膜附件，让这个结肠后退，滑到脾脏后面，这会暴露出下面的肾脏和肾上腺，肾上腺就在胰腺的后侧。我们很难看到胰腺，除非把它翻过来。结肠和脾脏向内侧旋转，胰腺向内侧旋转，暴露出脾静脉和脾动脉，大多数患者都有覆盖在上面的脂肪组织。肾上腺手术的关键是找到静脉：左肾上腺静脉排入左肾静脉，还有一条膈静脉。动脉通常很细小，来自肾脏、横膈膜，或者来自主动脉的几个小分支。血管也是至关重要的，腹腔镜左肾上腺切除术是在血管密集区域进行的，外科医师必须小心避开血管，特别是左肾上腺静脉血管。

腹腔镜右肾上腺切除术

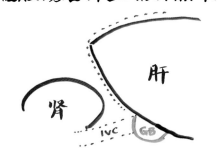

腹腔镜右肾上腺切除术

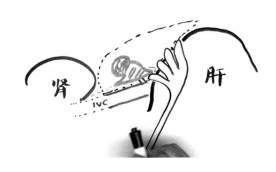

腹腔镜右肾上腺切除术

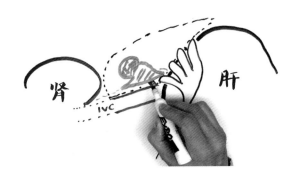

视频 1.11　腹腔镜（LAP）右肾上腺切除术

　　对于腹腔镜右肾上腺切除术，经脐入路腹腔镜，我们可以看到肝脏，有时也可以看到胆囊（GB），但如果患者以后卧位旋转，就无法看到胆囊。我们会有肾脏肿块的感觉，这里可能有脂肪组织，我们会看到肝脏，外科医师会试着切开肝脏周围的附着物，让肝脏向内侧旋转，这样可以暴露腹膜后平面的下腔静脉。在腹腔镜下，随着腹膜的切开，肝脏可能会向内侧旋转。有时，稍微抓紧或使用技巧能将肝脏提起来，暴露出下腔静脉或肾顶，然后是肾上腺。它看起来很干净，因为有脂肪组织阻挡。尽管如此，对外科医师来说，关键是找到又小又短的右肾上腺静脉。它很短，这意味着肾上腺离下腔静脉很近。用几个夹子把它们分开，然后取出肾上腺就相对容易了，因为进入肾上腺的动脉很少，而且很小。

并发症

　　腹腔镜肾上腺切除术的并发症相对较少，但损伤周围器官（右侧：肝、肾、膈肌；左侧：胰腺、结肠、肾、膈肌）的情况是可能发生的，血管（右侧：下腔静脉和肾静脉；左侧：脾静脉和肾静脉）损伤情况是罕见但危险的。

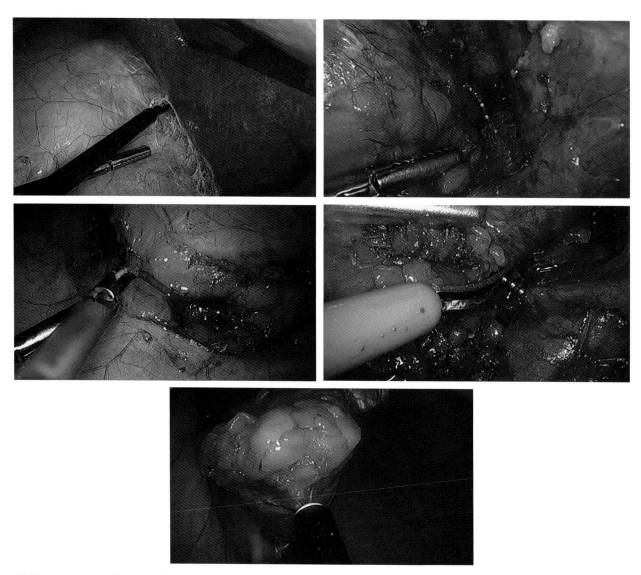

视频 1.12　腹腔镜右肾上腺切除术：术中

　　这个视频展示了腹腔镜右肾上腺切除术。肝脏在右侧，由一个可缩进的工具抬起，有点像是从肚脐方向抬起头来朝右肩看。我们看到这个肝脏边缘下方有一些组织，为脂肪组织和一种橙色的变色组织。这些是将肝脏固定在位的腹膜附着物。J 形钩子（电刀）是一根高温的小棍子，它极其锋利，可以轻而易举地穿过脂肪组织或纤维组织。关键是这个外科手术保证了张力，所以组织可以很好地收缩。肾上腺位于屏幕左侧的脂肪中。你可以看到一些微红色的组织，也许还有一些黄色和棕褐色的组织。当我们做右肾上腺切除术而不是左肾上腺切除术时，首先会想到下腔静脉，它在腹膜后延伸到肝脏。尾状叶就在其后面，在这个小小的空间里有各种各样的危险结构。关键是找到小血管，利用好夹子，基本上是用夹子来结扎或闭塞血管，然后用剪刀或烧灼工具或各种热设备切断肾上腺的血液供应。我们使用的是一台腹腔镜摄像机——你可以时不时地看到它在晃动和小移位。肾上腺在左侧，看不太清楚，因为它在脂肪组织中受到很好的保护。几条小血管是动脉血管，来自膈动脉、肾动脉及主动脉，都进入肾上腺。在右侧，主要有右肝肾上腺静脉。我们现在看到一个肿块，肝脏在右侧，肾上腺在上方，我们正在用电刀切开腹膜。再一次寻找血管——来自膈动脉、肾动脉、

视频 1.12 （续）

主动脉的血管，简单说，就是右肾上腺的血管。我们找到了患者右侧的肾上腺，横膈膜在屏幕上方，肝脏在右侧。特别是对于有点胖的患者，在后腹膜里有更多的脂肪组织。这里有几只手在工作：一只手抓着动脉血管，另一只手拿着烧灼工具。这是一把热解剖工具，叫谐波刀（超声刀），它在切割脂肪和纤维组织以及封闭血管方面做得相当出色。不过，必须小心，在小空间内确保我们不会损伤任何组织结构。我们用谐波刀（超声刀）夹住一小段动脉血管，轻而易举地切开它。我们现在找到了从肾上腺排出的血管——右肾上腺静脉进入位于肝脏背面的下腔静脉（这里是危险的）被遮住了。下腔静脉破裂会很危险且致命！重要的是，外科医师团队要小心地放置夹子，堵住血管，然后在它们之间进行切割。当你看到这个非常难操作的右肾上腺静脉横切手术时，应该意识到这里没有太大的空间。4 个夹子被放在一个不到 1 cm 的空间内，要在它们之间进行切割会很困难。肾上腺手术有时是非常危险的，它会让我们感到紧张。但如果我们能切开这个右肾上腺静脉，让它从下腔静脉中释放出来，就不再有麻烦了。这是我见过的最难的肾上腺静脉横切手术之一，因为间隙太窄了，很难使血管分开的距离足够大，以便在它们之间进行切割。我们可以看到外科医师最终切开了那里，感觉现在腺体的活动度大大增加了，可以安全地取出腺体而不会伤害右侧的下腔静脉。这是一个较难观察的视频，因为里面有太多的脂肪组织。下腔静脉在右侧，肝脏在右侧，操作在右上侧，在肝脏后面。我们终于把肾上腺游离出来了，放了一个小塑料袋进去。那么多脂肪组织很难都放进去，但最终我们可以通过一个小切口把它拉出来，患者可以在当天或第 2 天离院回家。

肾上腺挑战问题

1.1　肾上腺接受哪些动脉的血液供应？

1.2　如何描述左、右肾上腺静脉引流的差异？

1.3　确认库欣综合征的最佳检查是什么？

1.4　患有 2 cm 偶发瘤的 60 岁老人需要做什么检查？

1.5　首次发现的典型的 ACC 有多大？

1.6　为什么嗜铬细胞瘤被称为"10% 肿瘤"？

1.7　在切除皮质细胞瘤后，哪些患者需要进行皮质激素替代治疗？

1.8　人类如果没有肾上腺能活下去吗？

1.9　所有受联邦航空管理局（Federal Aviation Administration）监管的商业飞行员体内必须有哪些功能组织？

1.10　库欣综合征和库欣病有什么不同？

1.11　最常见的先天性肾上腺皮质增生症是哪种？

肾上腺挑战问题解答

1.1 主动脉、膈动脉和肾动脉的小分支。

1.2 右侧，1 条短静脉流入下腔静脉；左侧，2 条较长的静脉流入左肾静脉。

1.3 隔夜地塞米松抑制试验。

1.4 血钾、醛固酮、尿皮质醇、儿茶酚胺水平检查。

1.5 直径 10~14 cm。

1.6 10% 发生于儿童，10% 是双侧的，10% 是家族性的，10% 是恶性肿瘤。

1.7 术前皮质功能亢进症患者。

1.8 不能。需要每日给予皮质醇和盐皮质激素进行治疗。

1.9 肾上腺和甲状旁腺（PTH）组织。

1.10 库欣综合征：垂体腺瘤引起的皮质醇增多症。库欣病：皮质功能亢进症（外源性类固醇是头号病因）。

1.11 21- 羟化酶缺乏症。

2

阑尾

胚胎学

阑尾是在妊娠第 5 个月时形成的一种反肠系膜的盲肠外翻结构（中肠）。

解剖学

阑尾是一个空心的盲管器官，长约 11 cm，直径小于 6 mm。阑尾根部与盲肠相连，距回盲瓣约 2 cm。阑尾尖端指向因人而异，例如有时位于盲肠后位（图 2.1A）。阑尾动脉起源于回盲动脉。

生理学

阑尾粪石或者一些罕见的异物、蠕虫和淋巴结增生等均可能导致阑尾管腔梗阻，使阑尾肿胀（图 2.1B、图 2.2）。静脉淤血会导致压力增加，从而导致动脉闭塞，最终导致阑尾缺血和坏死。

临床表现

患者在 24 h 内出现右下腹疼痛，并可能伴有低热、恶心、呕吐症状和厌食症。麦氏点（图 2.1C）压痛是典型体征。其他体格检查结果包括反跳痛、腰大肌征和 Rovsing 征（●视频 2.1）。阑尾肿瘤可以是类癌（●视频 2.2）、黏液性囊腺瘤或罕见的阑尾腺癌（ACA）。

影像学

急性阑尾炎是一种临床诊断，CT（●视频 2.3）或者 US（●视频 2.4）常用于确诊阑尾炎。

手术

大多数有急性阑尾炎症状和体征的患者应及时接受手术干预（腹腔镜，●视频 2.5A；开

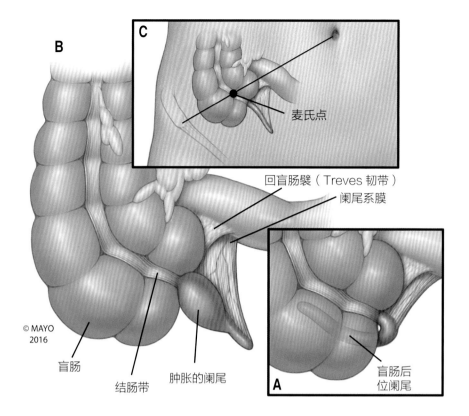

图 2.1 阑尾解剖
A. 回盲部；B. 肿胀；C. 麦氏点

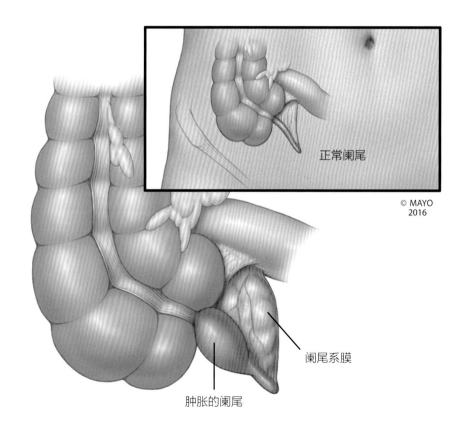

图 2.2 正常阑尾（插图）和肿胀的阑尾

腹，◯视频 2.5B）。阑尾脓肿的患者应进行穿刺引流，然后延期行阑尾切除术（◯视频 2.6）。腹腔镜阑尾切除术见◯视频 2.7。

并发症

  腹腔镜阑尾切除术和开腹阑尾切除术可能导致的并发症：肠梗阻、浅表或深部伤口感染、消化道漏、出血或血肿、伤口裂开或切口疝。

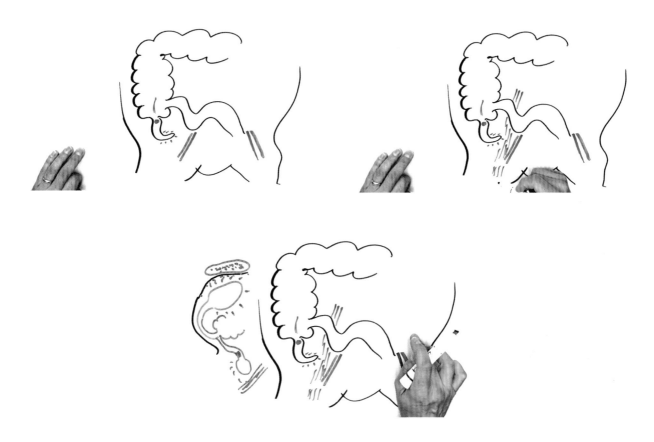

视频 2.1 *腰大肌征和 Rovsing 征*

  阑尾位于盲肠的最近端部分，当结肠带聚集在一起时，它们在根部和阑尾相遇。阑尾对我们人类没有任何帮助，在奶牛和其他动物身上，阑尾储存了很多蔬菜并且将蔬菜分解，但对于我们来说，阑尾的存在实际上是一种痛苦。回肠滑入回盲瓣，阑尾则恰好位于盲肠底部。如果粪石或某种物质堵塞管腔，分泌出来的黏液就会被堵塞，阑尾开始肿胀和发炎，这就是所谓的阑尾炎。

  阑尾炎的征兆颇具奇幻色彩：它可能有从无明显症状到右下腹麦氏点剧痛等多种情况，麦氏点即髂骨与脐连线的中点。有两个征象需要了解：①腰大肌征，这与位于髂血管下方的髂腰肌相关，髂腰肌帮助我们屈曲大腿。想象一下，如果你让某人屈曲他们的髋部，而阑尾就位于那块肌肉旁边，所以如果让阑尾炎患者屈曲髋部，他们就会有疼痛的感觉。每当发炎的阑尾接触到非常敏感的腹膜时，患者就会有不适感。如果阑尾在盲肠的后方，并且阑尾因粪石堵塞而发炎，那么靠近它的任何肌肉都会有痛感。所以腰大肌征的标志是屈曲髋关节诱发的髂腰肌疼痛。②Rovsing 征（结肠充气试验）：有时患者的阑尾发炎太严重了，疼痛可以转移至对侧，即左下腹，按压患者左下腹部，因结肠内气体推移入右侧腹部而出现右上腹部疼痛（就像一个"蹦床"，你触摸这里，那里也会痛），这是阑尾炎症接触到腹膜的阳性征象，这就是所谓的 Rovsing 征。

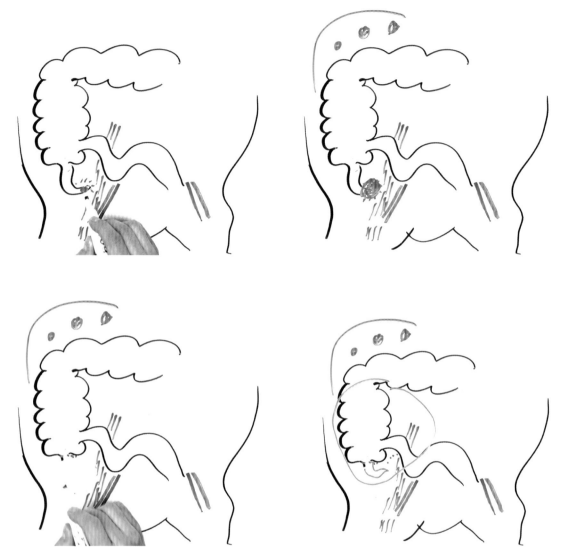

视频 2.2　类癌

　　并非所有导致阑尾炎的原因都是粪石嵌顿，有时阑尾长出一个肿块也会导致嵌顿。阑尾中最常见的肿块可能是类癌。阑尾是类癌好发的地方。肿块通常不是恶性的，如果肿块变大，就会引起问题。类癌可以分泌多种激素（血清素、组胺、前列腺素、激肽释放酶），多种可能导致患者面色潮红或腹泻的物质。如果这些肿块长得足够大，就会进入肝脏，发生转移并分泌更多的激素。当激素水平变得足够高时，它会进入血液并影响心脏瓣膜，人们可能会因阑尾的小问题而导致充血性心力衰竭。类癌的治疗（理想情况下当它们很小时）就是只切除阑尾。如果肿瘤确实很大（大于 2 cm），或者担心有转移或淋巴结受累，那么就要行右半结肠切除术，包括切除这个阑尾。幸运的是，这种情况不常见。但是当你患上阑尾炎或阑尾出现问题时，类癌需要排在你考虑列表的前列。

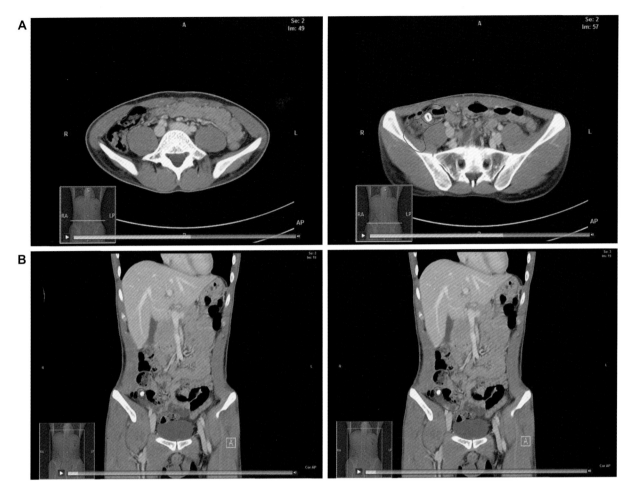

视频 2.3 CT 诊断阑尾炎。A. 横断面；B. 冠状面

A. 大多数阑尾炎患者会出现右下腹疼痛、发热和白细胞计数升高等典型表现。虽然不是经常进行超声或 CT 检查，但有时这些检查对患者也非常有帮助。该患者是因为右下腹疼痛而进行 CT 检查的，让我们来看看这个患者的 CT 检查结果，当我们向下逐层进行 CT 扫描时，会慢慢靠近盲肠和腰大肌，然后寻找阑尾。我们需要寻找盲肠并逐层扫描。慢慢地移动，盲肠很容易辨认，它很大，里面有大量粪便"淤泥"，当 CT 扫描向脚端继续移动时，就到达了盲肠的底部，即阑尾区域。所以让我们看看是否能找到阑尾，别急，逐层扫描。我们可以看到盲肠仍然在那里，但现在发现了新的东西——那就是粪石，它位于阑尾腔内，会阻塞阑尾。这就是阑尾所在的位置。当我们进一步密扫时（让我们看看是不是能抹掉它），眼睛盯着那个粪石。当 CT 扫描向脚端移动时，看尾端，它仍然在那里，这是一个相当大的粪石。现在剩下的不多了，除了一个像沼泽一样肿胀的阑尾。这是汇入盲肠的回肠。因此，根据 CT 扫描的诊断结果，该患者确实患有阑尾炎。

B. 冠状切面中的 CT（如视频 2.3A）显示了肝脏、膀胱，然后这里再次出现了我们刚刚注意到的粪石。重要的是，它还显示阑尾头体部还盘曲在粪石的后面。正常的阑尾直径为 7~8 mm，长为 10~11 cm。阑尾的粗径即直径是比较重要的。这个阑尾的直径大概是 15 mm，患者患有急性阑尾炎，他现在需要做阑尾切除术。

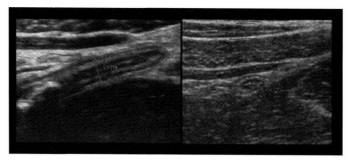

视频2.4 超声（US）用于阑尾炎的诊断

　　我们正在进行超声检查，皮肤在顶层，肌肉层也在上方，然后我们寻找阑尾。阑尾炎检查的关键是要看清阑尾直径有多大。可以通过这张图来感受一下——这是阑尾，直径通常≤6mm。阑尾壁厚，两侧各3mm，中间有一个小管腔。

　　看第二张图片：顶层是皮肤、肌肉层，最后是阑尾。现在它已经被标记出来了。这是一个儿童患者，他的阑尾看起来很大，但标记很小，这是一个正常的阑尾。或者，如果标记是15mm，那么我们就知道这个阑尾发炎了。同样的，也有可能这个阑尾肿胀了。这边看起来比另一边大一点，这很可能是急性阑尾炎。

　　同样，我们看到了什么？这里有一个箭头，表明这可能是正常的阑尾，而且顶部肿胀。这个测量值是多少？正常阑尾直径为6mm或更小，壁厚3mm或更小。

　　让我们来看看最后的超声检查图像。这里有一些回声，这是一种变形的钙化物质，可能是粪石。如果判断是阑尾炎，关键需要直径测量值大于6mm，壁厚大于3mm。如果测量值为9mm，那就是诊断阑尾炎的良好标准。因此，从事这项工作的超声医师或技术人员为了临床诊断需要，确实有必要将这些标记出来。

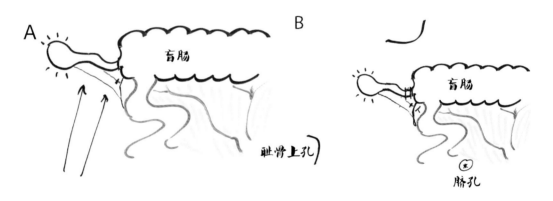

视频2.5 阑尾炎的手术干预。A. 腹腔镜阑尾切除术；B. 开腹阑尾切除术

　　A. 对于腹腔镜阑尾切除术，腹腔镜镜头进入腹腔，我们看向右侧腹部，看到了盲肠，看到了肠系膜，可能不会看到右半结肠或回结肠动脉，但我们会看到回肠进入回盲瓣，并且阑尾在右下腹。为了取出阑尾，需要离断基底动脉和阑尾动脉。简单地说，腹腔镜抓钳从侧面切口进入并横切阑尾根部和阑尾动脉。这就是腹腔镜阑尾切除术。

　　B. 开腹阑尾切除术意味着我们要在腹部做一个切口，这个切口长度可能有几厘米，最好取在阑尾底部居中的体表位置。在脐与髂前上棘（ASIS）两者连线中间的一半做一个斜形切口，称为麦氏切口。然后逐层分离切开皮肤、脂肪组织、腹外斜肌（EO）、腹内斜肌和腹横筋膜。阑尾在哪里？有时它会很清晰地显示，很容易被看到并且很容易被取出。有时你需要找到回肠，然后拉起回肠并找到一个小脂肪垫，即Treves韧带。Treves韧带位于回肠进入回盲瓣之前的肠系膜边缘。然后，就找到盲肠和阑尾在哪里了。用钳子夹住阑尾，结扎阑尾根部，然后寻找阑尾动脉。夹住阑尾动脉后再进行结扎，这样阑尾很容易就被取出来了，这是一个简单的操作。虽然术后比腹腔镜阑尾切除术要更疼一些，但有时是必须要进行开腹阑尾切除术的，好在手术过程也很简单。盲肠后位阑尾切除术是难度最大的阑尾切除术，必须游离盲肠。但是当你对开腹阑尾切除术有疑问时，如果找不到阑尾，那么先找到小肠，然后沿着回肠找到Treves韧带，这样你就能确定阑尾根部的位置。

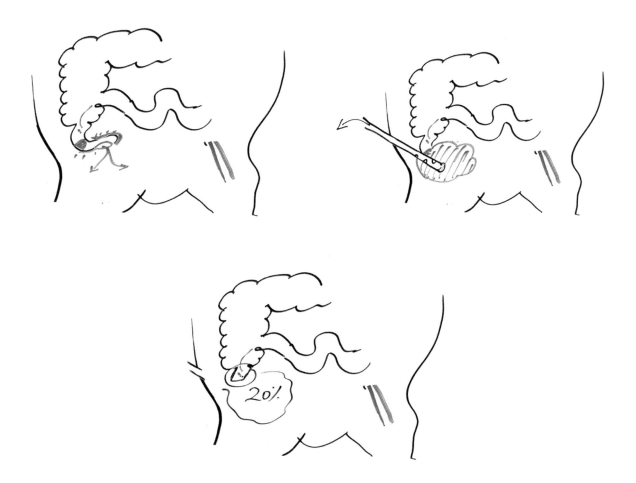

视频 2.6 阑尾切除术

　　阑尾炎并不总是表现为患者右下腹疼痛感，有时患者并不会知道自己患有阑尾炎，因此阑尾炎会被漏诊。有时，耐力好的人会在家里忍受几天或几周。粪石阻塞阑尾腔导致阑尾发炎。阑尾肿胀得过于严重，以至于阑尾的血液供应中断，如果是这样，阑尾就会穿孔——即穿孔性阑尾炎。阑尾上出现一个洞，根据穿孔部位不同，可能会有粪便或其他分泌物进入腹腔。当发生这种情况时，人们通常会患上阑尾周围脓肿，脓肿内有各种物质和细菌。患者可能会由于炎症局限，使病情在几天到几周内好转，但有时也会进展为败血症。当阑尾炎发生后数天到数周形成阑尾脓肿，首选的治疗方法是经皮穿刺引流。我们需要在脓液里面放置一根引流管将脓液引出体外。这会让患者退热，患者白细胞数量下降，并且恢复健康。

　　那么，我们会想，既然这个脓肿已经得到处理，我们是否需要处理残留的阑尾呢？从经验来看，外科医师会选择处理阑尾，一般在阑尾脓肿形成 6 周后需要切除阑尾。越来越多的数据表明使用抗生素、放置引流管，会使患者病情好转。然后我们观察并确定哪些患者需要进行延期阑尾切除术，我们认为患过阑尾脓肿的患者中有多达 20% 的患者会再次发生阑尾相关疾病。因此，当您与患者交流病情时，您必须告知患者：如果不去处理残留的阑尾，那么需要进行二次手术的概率为 1/5。有些患者决定不做手术了，也有些患者决定做手术把阑尾切除。但是，在阑尾周围形成脓肿后，手术切除阑尾绝非易事，瘢痕和粘连使手术难度增加。因此，延期阑尾切除术是一个有争议的问题。当前采用静脉注射（IV）抗生素和放置引流管治疗阑尾脓肿，然后医患之间需要再次仔细评估后，再决定是否进行切除手术。

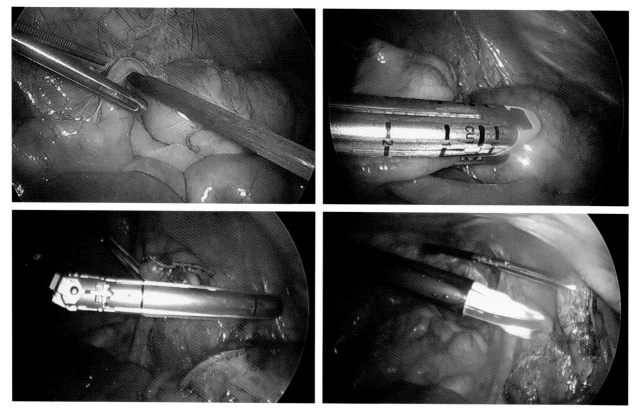

视频 2.7 腹腔镜阑尾切除术：术中

　　我们在脐部放置镜头，然后看向右下腹部。我们看到左上角的位置是髂腰肌，右侧是盲肠，阑尾在盲肠下面。这个患者的阑尾尖端有一个肿块，是一个良性腺瘤。现在，外科医生左手握肠钳，右手拿烧灼电钩，试图找到阑尾的根部。它位于盲肠的后内侧壁，那里是结肠带聚集的地方，也是阑尾根部的位置。

　　所以现在外科医师要做的就是仔细解剖阑尾系膜，那里有一条阑尾动脉，它通常不在底部。我们试图在这里挖一个小洞，通过洞口，我们可以切断底部，最终切断血液供应，取出阑尾。所以我们已经暴露了底部，然后在进行分离时，发现有一条血管（阑尾动脉）连通阑尾和回盲部血管。

　　我们使用一个切割闭合器，它可以部署 3 排钉并在它们之间进行切割。它可以用来止血，也可以横断阑尾系膜。瞧，阑尾系膜被切断了。将阑尾系膜离断后，我们接着离断阑尾根部。有些医生的手术顺序不同，他们也许会先离断阑尾根部，再离断肠系膜，这并不重要。这是一个铰接式切割闭合器，外科医师正在改变其角度并试图直接穿过阑尾根部，在盲肠底部实现横切，你看，使用效果很好。

　　现在我们看到一个肿胀的阑尾，它大概率是良性的，我们要把它放在一个小袋子里，通过一个小切口把它取出来。通过这类手术，患者可以在手术当天下午或晚些时候离院回家。不过，需要确保患者一切正常，对于发炎的阑尾，须将术区细菌污物冲洗干净，不应留下脓液；而且，我们需要仔细检查并确保没有出血。那里有一些多余的钉子，我们可以把它们冲洗去除。

阑尾挑战问题

2.1　什么样的阑尾类癌需要进行右半结肠切除术？

2.2　什么是阿尔瓦拉多分数？

2.3　什么是结肠带？

2.4　人们一生中患有急性阑尾炎的概率是多少？

2.5　典型的类癌通常出现在阑尾的哪个部位？

2.6　哪些 CT 检查结果对支持非手术治疗很重要？

2.7　哈里·胡迪尼（Harry Houdini）的死因可能是什么？

2.8　抗生素治疗对阑尾炎有用吗？

2.9　阑尾脓肿引流后，一定要延期做阑尾切除术吗？

2.10　雷金纳德·菲茨是谁？

2.11　什么是 Amyand 疝气？

阑尾挑战问题解答

2.1　当肿瘤直径大于 2 cm 或肿瘤位于盲肠基底部时，需要进行右半结肠切除术。

2.2　阿尔瓦拉多分数是用于诊断阑尾炎的评分系统。

2.3　在阑尾根部盲肠处合并的纵向带（外肌层）收缩后形成结肠带。

2.4　人们一生中患有急性阑尾炎的概率为 5% ~8%。

2.5　典型的类癌有 70% 的概率发生在阑尾尖端部位。

2.6　对于患有阑尾轻度炎症且无粪石的患者，建议非手术治疗。

2.7　死因可能是由于腹部外伤后引起的阑尾穿孔。

2.8　抗生素治疗对阑尾炎有用。

2.9　不是必需的，但是脓肿引流后，阑尾炎复发的概率为 20%。

2.10　雷金纳德·菲茨是最早描述阑尾炎的美国病理学家。

2.11　阑尾嵌顿在腹股沟斜疝内，称为 Amyang 疝气。

3

胆道系统

胚胎学

胆道系统由胚胎发育过程中内胚层尾前肠的憩室形成。

解剖学

左、右肝管引流肝窦中的胆汁并且相汇形成肝总管（CHD），肝总管与胆囊管汇合成胆总管（CBD，图 3.1）。胆总管与胰管通过 Vater 乳头进入十二指肠（图 3.2）。

生理学

肝细胞产生胆汁，通过肝内管道进入肝总管，并储存在胆囊内。胆囊收缩素刺激胆囊收缩，将胆汁排出胆囊管，并经过胆总管、Vater 壶腹部进入十二指肠，促进脂肪的消化和吸收。

临床表现

胆囊小结石偶尔会掉落至胆总管内（胆管结石）。如果胆囊管比较粗大，那么掉落的结石也可能比较大（●视频 3.1）。结石阻塞肝总管或者胆总管导致出现黄疸。胆管炎通常会导致患者右上腹部疼痛、黄疸和寒战发热（夏科氏三联征，●视频 3.2），如果疾病加重可出现雷诺氏五联征（疼痛、发热、黄疸、血压下降、神态改变）。胆总管结石导致胆汁的阻塞和细菌的生长。其他导致胆管炎的原因有胆道的狭窄（医源性原因）、胆管肿瘤等。多数胆管肿瘤好发于胆总管内，而其余部位比较罕见。出现这些罕见肿瘤的病因多为胆囊结石、硬化性胆管炎、胆总管囊肿扩张症等。壶腹周围癌（壶腹癌）患者常会有无痛性黄疸症状（●视频 3.3）。

影像学

胆总管扩张（肝总管直径超过 4 mm，胆总管直径超过 7 mm）可以由超声进行诊断（●视频 3.4）。患者根据梗阻程度可以进行经皮经肝胆管造影（●视频 3.5）或者进行内镜逆行胰胆管造影（ERCP）治疗（●视频 3.6）。MRI 检查可以用于明确肿瘤的位置及胆道解剖分期。

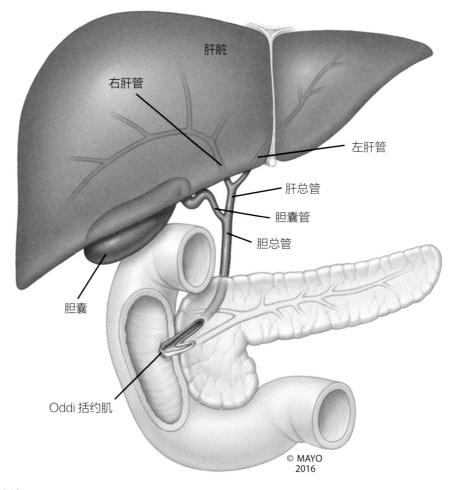

肝脏

右肝管

左肝管

肝总管

胆囊管

胆总管

胆囊

Oddi 括约肌

© MAYO
2016

图 3.1 胆道解剖

手术

　　如果诊断患者有胆管炎，需早期给予抗休克、液体复苏、广谱抗生素治疗，并且通过 ERCP 等治疗手段促使胆道系统引流通畅，为胆囊切除手术做准备。通过内镜下切开十二指肠乳头（●视频 3.7），利用网篮可以取出结石。胆道肿瘤的手术方案主要取决于肿瘤的位置（●视频 3.8）。近端肿瘤手术有胆管的切除（合并或不合并肝切除）、肝总管空肠吻合术（●视频 3.9、●视频 3.10），远端肿瘤则通常行胰十二指肠切除术（Whipple 手术）（●视频 3.8）。约 5‰ 的概率会导致腹腔镜胆囊切除手术出现胆管的损伤及需要进行术中修复。

并发症

　　ERCP 可导致出血、十二指肠损伤和胰腺炎。接受胰十二指肠切除术的患者容易发生吻合口瘘。胆肠吻合口瘘相对较少见。胆囊切除术有时会导致胆总管的损伤，这时就需要行肝总管空肠吻合术（Roux-en-Y 吻合方式）进行修复。

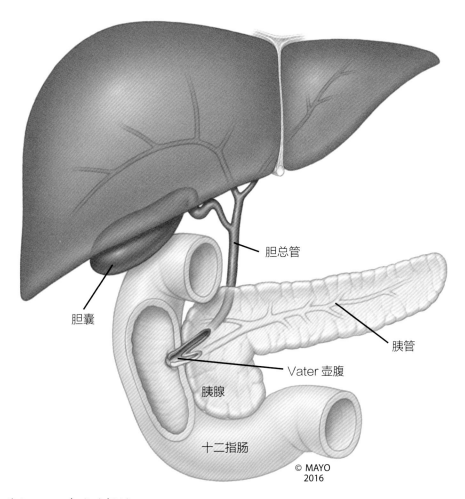

图 3.2　胰管与 Vater 壶腹的解剖

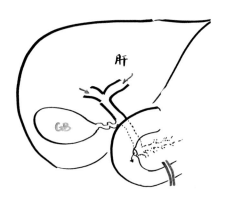

视频 3.1　胆道系统的解剖及胆道梗阻

　　胆道系统包括左肝管、右肝管、肝总管、胆总管、胆囊管，肝总管和胆囊管汇入胆总管。胆总管及胰管的内容物通过 Vater 壶腹进入十二指肠。你会看到患者出现黄疸，患者的巩膜出现棕黄色改变。人体正常胆红素值小于 1.0 mg/dL，总胆红素由直接胆红素和间接胆红素组成，当你看到一位患者巩膜呈黄色时，他们的胆红素值通常会是 2.1 mg/dL、2.2 mg/dL 或 2.3 mg/dL。当黄疸加重时，就会使皮肤呈现黄色，此时你还会发现患者出现皮肤瘙痒症状。黄疸是一个严重的问题，其原因可能是胆总管的阻塞或巨大的结石阻塞肝总管，或者某种肿瘤阻断这一通路。黄疸在胆道疾病中是常见的临床表现，它有时会合并肝功能衰竭和其他器官功能障碍。我们也需要考虑胆道梗阻是否需要进行手术治疗。

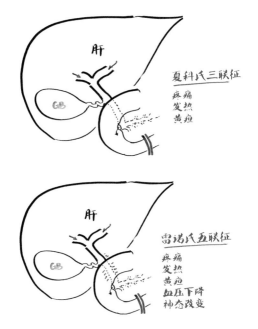

视频 3.2 夏科氏三联征和雷诺氏五联征

夏科是一名法国神经学家，他认为患者出现右上腹部疼痛、寒战发热和黄疸症状是由于胆总管结石病变致胆管炎引起的。夏科氏三联征是一个严重的问题。基本上，这个区域的结石或肿瘤会促使胆汁反流入血。这里有胆道的扩张，伴随着胆道感染（带有细菌），患者会出现以上 3 种不同的临床表现。如今（在现代医学中），当患者出现右上腹部疼痛、寒战发热和黄疸时，你必须想到夏科氏三联征，并且考虑患者是胆道出现了问题，即胆管炎。这并不总是像 19 世纪的夏科时代那样，是由一块结石引发的。更重要的是，当患者感染脓毒症时，还会发生其他的症状——患者的血压会下降，患者的精神状态会改变，这就不是单纯夏科氏三联征，而是变为雷诺氏五联征了。所以当胆总管情况恶化时，胆管炎是一个严重的问题。你需要解决梗阻问题，给予抗生素治疗，并仔细评估是否需要进行手术治疗。

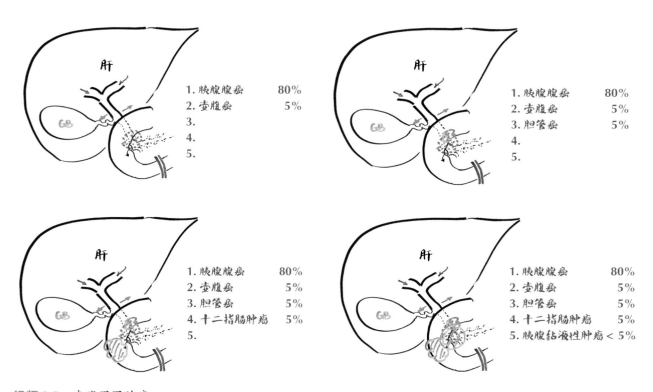

视频 3.3 壶腹周围肿瘤

我们有时会看到无痛性黄疸患者（没有腹部疼痛，不是胆管炎，但患者出现了黄疸），检查会发现 Vater

视频 3.3（续）

壶腹附近有肿块。随着时间的推移，肿块会生长，阻塞胆管，胆管会扩张变大，最终出现黄疸。那么，是什么阻塞了 Vater 壶腹？如果有 100 名无痛性黄疸患者，不幸的是，首先需要考虑胰腺腺癌的可能性，它是一种导管腺癌。大约 80% 甚至更多的无痛性黄疸患者会是这个原因。

还有什么能阻碍胆道系统和胰腺区域呢？壶腹本身可能是一个癌变点，所以有可能是壶腹部肿瘤或壶腹癌，也许不超过 5% 的无痛性黄疸患者会是这个原因。这是一种相对于胰腺癌来说更加良性的肿瘤，因为它是可以治愈的，而且它就在壶腹，所以患者会更早出现症状。除了这些还有其他原因吗？我们有一个胆管，如果胆管原发肿瘤怎么办？这就是所谓的胆管癌，并且它更加罕见，远低于 5% 的无痛性黄疸患者是这个原因。还有十二指肠肿瘤阻塞 Vater 壶腹部，其概率也低于 5%。剩下的原因有胰腺黏液性肿瘤。有时这些肿瘤尚未恶变，我们可以通过胰十二指肠手术进行完整切除，我们需要移除胰头、十二指肠、胆囊、胆总管，患者因此可以获得治愈的可能性。以上是我们对壶腹周围肿瘤的思考。

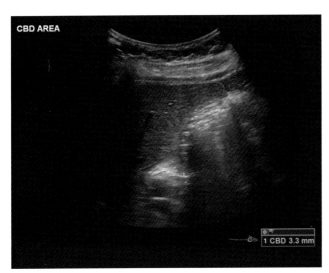
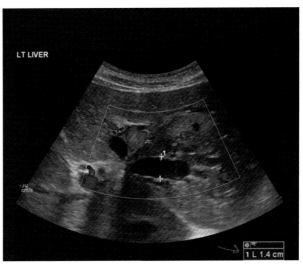
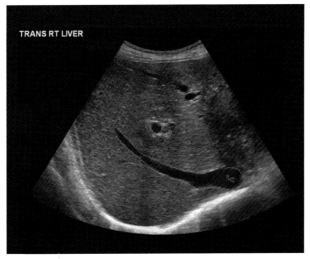

视频 3.4　胆道的超声检查

我们采用的对胆道效果最好的检查是超声检查。探针放在皮肤上，声波反弹并击中结构。这里它们击中了肝脏，那里它们击中空气。击中空气很糟糕，在超声下很难看清结构。但超声技术可以利用这一点，然后说："这是肝脏，我们可以在这里看到一些血管。"但它们也可以把光标很好地标记出来，为我们测量普通肝管直径为 2 mm，所以这是一个正常的胆道系统。我们又一次看到了肝脏。为什么这里看起来这样？可能有空气，结构很难被看到。但能看到胆总管，大多数人胆总管直径都小于 7 mm。如果你已经切除了胆囊，胆总管会扩张变大，直径甚至会达到 1 cm 左右。

让我们来看看一些其他的图像，皮肤，腹壁，然后我们看到下面的肝脏，这都是肝实质。但我们在图像

视频 3.4 （续）

中看到的胆管比它们原本的直径要大得多。肝脏内任何胆管的直径都应小于 2mm。这些实际上比这要大得多。这个人有个问题：如果胆管很大，很可能是因为下游被阻塞，有什么东西可以阻止它呢？这可能是癌，如胆管癌、胰腺癌。让我们来看看另一张照片。这里我们看到的管道比它正常水平要大。这是一个多普勒血流图，我们看到了动脉血流量和静脉血流量，该检查已经为我们测量出了它。它是什么？它是 1.4 cm，太大了。如果这是胆总管，那就太大了。如果它在肝脏里，那它肯定是太大了。它可能会受到阻碍，问题是，从哪里开始受阻？

这些照片比较好。当你看肝脏时，每当看到白色、硬化的物质时，它们通常是门静脉三联的一部分。有三个管道靠在一起。它们是什么？肝动脉、门静脉、胆总管。它们聚在一起，我们会看到白色的增厚。通常情况下当我们观察肝脏内部，我们看到，我们会想到胆管，因为它容易被阻塞，周围有白色的东西。这些东西比它们原本要大一些。再拍一张照片。白色结构，典型的门静脉三联征；我们有一些不同的东西——动脉、胆管和静脉。在肝脏中还有另一种结构，可能是正常的腔静脉和右肝静脉。它周围没有那么白色的材料，因为这三件东西不在一起。

另一个照片中，肝脏，在这里看起来还不错。在它周围没有任何明显的硬化物，很可能是肝静脉。他们为我们测量了距离，肝导管，5mm。它正常是 4mm 或更少。我很担心沿途某处有个障碍物。也许再往下游走，我们的助手会说："是的，在这里的距离是 7.8mm。"有阻塞，我们感觉到可能在肝脏内部有一些异物，有充血或阻塞，可能是由于胆管癌、胰腺癌，或其他来源。

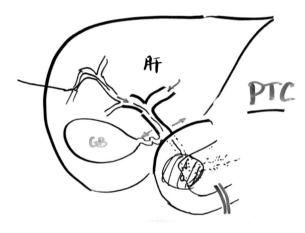

视频 3.5　经皮经肝胆管造影

　　经皮经肝胆管造影是一种诊断和治疗的干预手段，放射科医师通常将一根穿刺针插入肝内胆管并取样。放射科医师把带塑料管外鞘的穿刺针插入胆道，把内芯拉回来，把液体抽出来，提取胆汁，然后将一根导丝插入胆道，然后就可以在胆管内放置一根导管。当患者患有巨大肿瘤时，我们无法穿透支架，对胆管炎减压引流或严重黄疸的患者，这是很有用的。在手术前降低胆红素水平是有效的。经皮经肝胆管造影的过程是医生用一根穿刺针穿过腹壁、皮肤，进入腹部，进入肝脏，进入胆管，通过一根导丝穿过，然后放置一根导管。当胆囊手术后出现胆管损伤或肿瘤手术后需要引流时，或者需要姑息治疗以排出胆汁时，我们就会行经皮经肝胆管造影。

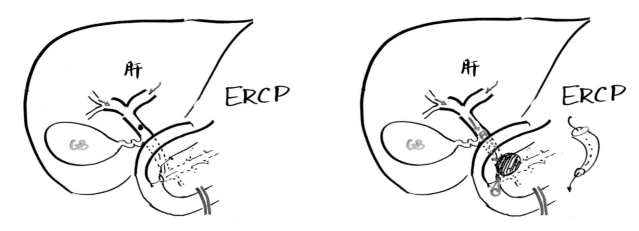

视频 3.6 内镜逆行胰胆管造影（ERCP）

　　内镜逆行胰胆管造影是一种检查，通过口腔、食管、胃、肠、十二指肠，将导管滑入胰管或胆总管。它的适应证有多种。它可以是治疗性的或是诊断性的。如果你的肝总管中有结石，可以使用 ERCP，胃肠病科医师可以插入导管，用取石网篮把结石拿出来，以缓解堵塞。可以想象，如果患者患有无痛性黄疸和肿瘤，不是结石，而是癌，如果患者胆红素值为 20 mg/dL，需要进行胰十二指肠切除手术。胆红素值为 20 mg/dL 意味着肝脏功能不正常，他们的凝血功能也会很差，他们的血小板凝血能力将会消失。如果能把导管插入胆总管，在胆管内放置一个支架，让胆汁通过支架流出来，这将是非常有益的。我们把支架通过壶腹置入胆管，即使癌仍然存在，胆汁也可通过支架流出，即使胆红素值为 20 mg/dL 或 25 mg/dL 或 30 mg/dL，几天后胆红素值也将下降到 2 mg/dL 或 3 mg/dL 或 4 mg/dL，使手术更安全。在过去的 20 年或 30 年里，ERCP 能帮助我们治疗胆管结石、胆管狭窄、良性及恶性肿瘤。

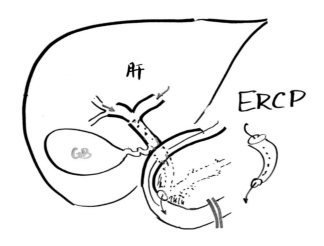

视频 3.7 Oddi 括约肌切开术

　　我们在胆道树上放置一个支架，然后在内镜下打开一个洞，这就是括约肌切开术。如果行 Oddi 括约肌切开术，要切开一个更大的切口，有助于放置支架让胆汁流出。也许有几个小结石，使我们无法使用网篮，但如果让这个开口更大，石头会自行流出。这就是 Oddi 括约肌切开术，当然它也有副作用。当切开 Oddi 括约肌时（这里全是胰腺组织），当切开胰腺时，患者可能会患上胰腺炎。也许 10% 的患者通过 Oddi 括约肌切开术患上胰腺炎，其中 1%、2%、3% 的患者可能会因为严重的胰腺炎而失去生命。所以我们必须认真地考虑是否行 Oddi 括约肌切开术，但在某些情况下，打开乳头，引流胆汁是很好的方法。它有助于治疗胆管炎，摆脱胆结石，它能让支架或其他器械通过壶腹部时更容易一些。

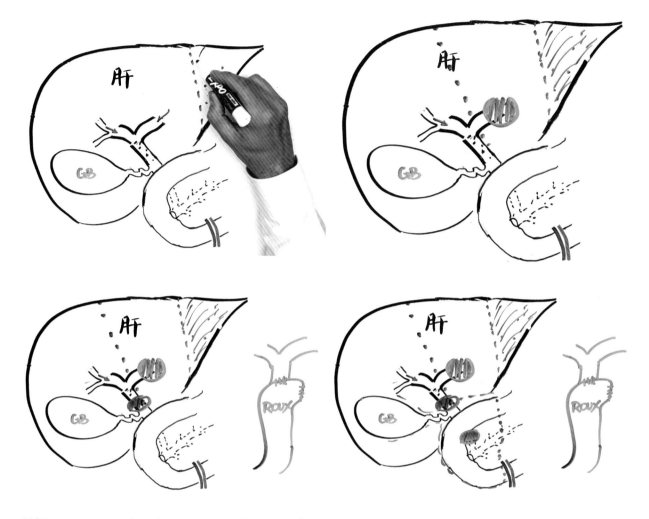

视频 3.8　Roux 吻合和胰十二指肠切除术治疗胆管癌

　　胆管癌是一种罕见的肿瘤，因为它通常会在肝脏内发生转移，从而无法被切除。如果可以切除，可能需要采取几种不同的手术。如果是外周病变，即所谓的肝内胆管癌，那么如果在其他部位没有肿瘤，切除一部分肝脏——可能是左侧部分肝脏，将可以治愈肿瘤患者。如果左肝管内的肿瘤特别大，但没有累及肝总管或胆总管，我们可以做左肝切除术，切除肝脏的"好处"在于它会再生。同样，如果我们在右肝管内有肿瘤，可以做右肝切除术。如果肿瘤位于肝总管内，只要两侧边缘均为阴性，即可切除肝总管，切除胆囊，取出 Roux 端。Roux 端到达胆管，被缝好，这就是所谓的 Roux 端。Cesar Roux 是一位著名的瑞士外科学专家。这就是肝管空肠吻合术，这个吻合术就在这里。如果肿瘤位于胆总管内，需要行胰十二指肠切除术。切除的部分包括胆囊、胆管、肿瘤、胰头，然后我们就把这些放在一起（所谓的胰十二指肠切除术）。如果它位于肝管分叉处的高处，我们通常可以抬起一个 Roux 端，并把它缝合到肝总管上。

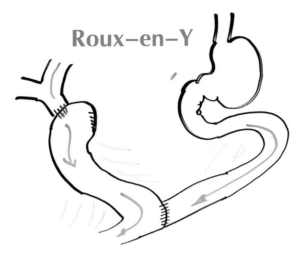

视频 3.9 Roux-en-Y 肝总管空肠吻合术

　　这是食管、胃和十二指肠，通常胆总管在这里，肝脏在这里，上图所示的是 Roux-en-Y 肝总管空肠吻合术。基本上，这意味着我们把小肠切到下游，我们把它拉到这个区域，但我已经把它放大了。这是左肝管、右肝管和肝总管。这就是肝总管空肠吻合术。所以你把这个肠环带到这里，它有良好的血液供应和良好的肠系膜。我们把这个开口切开，这样胆汁就能流进来，胆汁就会随着肠、胃内容物和胰液顺流滑出。因此，肝总管空肠吻合术是一种好方法，外科医师能更好地引流胆汁。问题是十二指肠是固定的，它是腹膜后器官，你不能向上移动它。它离这里不远，只有几厘米，但事实是我们需要向下游走，切开肠道，然后把空肠侧侧吻合在一起，这样患者就可以吃饭喝水了，但胆汁确实会进入胃肠道（GI）。

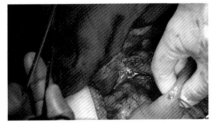 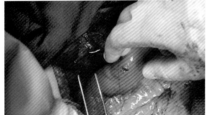 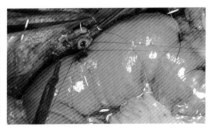

视频 3.10 肝总管空肠吻合术

　　这是一例肝总管空肠吻合术，空肠里有个吻合口，外科医师要把那个洞缝到肝总管上的那个吻合口。它就在屏幕上方的中央。用可吸收细线缝合，如 Vicryl 缝线，或者 PDS 缝线。因为胆管，如果它是永久性的，可能会产生结石和结核。我们可以看到它后面的门静脉。肝脏就在那条蓝色的毛巾下面，右侧已经做了胰空肠吻合术，这是一种肝总管空肠吻合术。小肠里有一小切口，就在里面，现在我们把它拉出来，然后在另一边得到同样的一个吻合口来匹配。这样做是为了和外面的结绑在一起。我们要确保把这个吻合口缝好。良好吻合的关键是确保它有充足的血液供应，没有张力，空气密封，没有远端阻塞等因素。当我们最终打结时，顶部会翻转到底部。有时，如果这个吻合口过于狭窄，我们会在吻合口里放一个支架将其撑开。这位外科医师现在正在培训并对他的住院医师或医科学生说："现在要小心，不要扭曲它。我们想确保我们做得完全正确。"他可能是在谈论血液供应问题，当我们想到一个时钟时，肝管上的血液来自 3 点钟方向和 9 点钟方向的位置，所以要确保我们不会影响血液供应。在肝脏上面有纱布，可能是被牵开器推着的。这很好，我们需要再缝合 2 次。那个肝管直径约为 3 mm 或 4 mm。单侧 6 条缝合线太多了，但 1 条或 2 条缝合线又太少了。如果胆管足够好，吻合做得正确，通常不需要放置支架；但如果我们害怕引流不通畅，我们会放一个叫作支架的塑料管保证引流通畅。这是一个很好的、安全的、无张力的吻合口。胆管组织结构很好，吻合口做得比较好。

胆道系统挑战问题

3.1　发生胆总管结石的危险因素有哪些？

3.2　哪种抗生素会导致胆汁淤积和胆汁淤积性黄疸？

3.3　哪些细菌与胆管炎有关？

3.4　肝门部胆管癌的 Bismuth-Corlette 分型是什么？

3.5　胆道造影中什么时候会出现串珠样改变？

3.6　胆总管的血管在哪里？

3.7　为什么腹腔镜胆囊切除术会使胆总管有损伤的风险？

3.8　门静脉和肝动脉与胆总管位置关系？

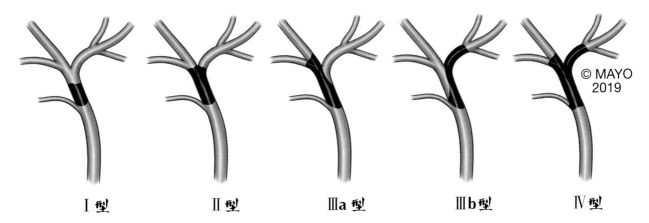

图 3.3 Bismuth-Corlette 分型

I 型   II 型   IIIa 型   IIIb 型   IV 型

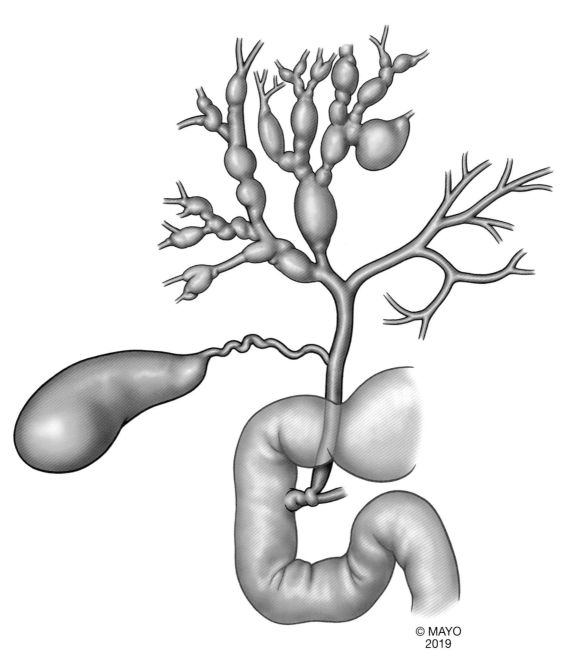

图 3.4 Caroli 病

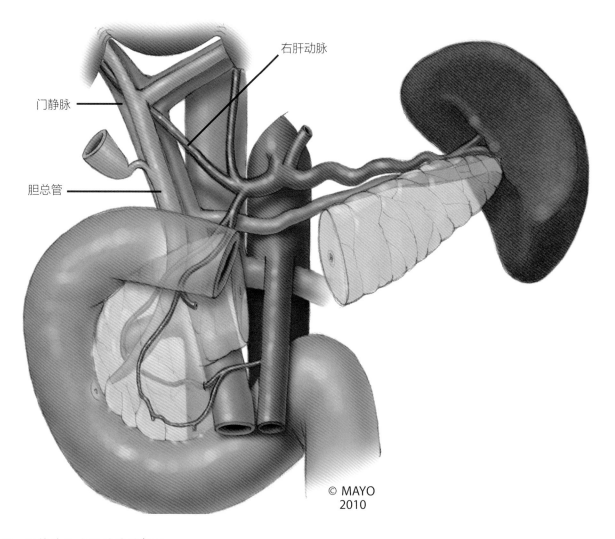

右肝动脉

门静脉

胆总管

© MAYO
2010

图 3.5 门静脉和右肝动脉的解剖

胆道挑战问题解答

3.1　发生胆结石的危险因素有遗传学（皮马印第安人、阿拉斯加爱斯基摩人）、性别（女性）和人口统计学（肥胖、老年人、搭桥手术后）。

3.2　头孢曲松会导致胆汁淤积和胆汁淤积性黄疸。

3.3　大肠杆菌、克雷伯氏菌、假单胞菌、肠杆菌、变形杆菌、沙雷氏菌和肠球菌与胆管炎有关。

3.4　这是一种基于肿瘤胆管浸润程度的分型（图 3.3）。

3.5　当患者患有 Caroli 病时胆道造影中会出现串珠样改变（图 3.4）。

3.6　胆总管的血管在 3 点钟方向和 9 点钟方向的位置。

3.7　因为胆囊管可能很短，炎症可能会模糊视野。

3.8　门静脉位于胆总管的后方。正常的肝内动脉通常沿着胆总管的上部运行（图 3.5）。

4

乳房

胚胎学

乳腺组织由外胚层发育，在妊娠第 5 周出现原始乳腺胚芽，于出生后在激素或生化因素的作用下进一步得到发育。

解剖学

腺上皮、基质和脂肪接收来自乳内动脉（图 4.1）和肋间后动脉的血供，通过肋间静脉、腋静脉和乳内静脉将血液引流出乳房。腋静脉、胸长神经和胸背神经（图 4.2）位于腋窝内（●视频 4.1）。肋间臂神经（●视频 4.2）为手臂的上部和内侧提供感觉，一些外科医师尝试在腋窝清扫时保护这些神经。

生理学

在女性中，雌激素可以调节乳腺导管的发育。在男性中，雄激素会导致乳房胚芽上皮成分的破坏。催产素控制肌上皮细胞的收缩，催乳素参与介导了乳汁的合成。

临床表现

大部分源自乳房不适的主诉是肿块［如纤维囊性疾病（●视频 4.3）、纤维腺瘤（●视频 4.4）、乳腺癌（●视频 4.5）］、乳头溢液或疼痛。大部分的乳腺疾病是良性的，在美国每年有超过 20 万人患乳腺癌。

影像学

超声检查（●视频 4.6）对年轻女性是有用的，可作为乳房 X 线摄影（●视频 4.7）的辅助手段。对于可能的乳腺癌，也许需要磁共振成像（MRI）、正电子发射计算机断层扫描（PET）、骨扫描等检查。空心针活检（●视频 4.8）通常是在超声或乳房 X 线摄影的引导下进行的。

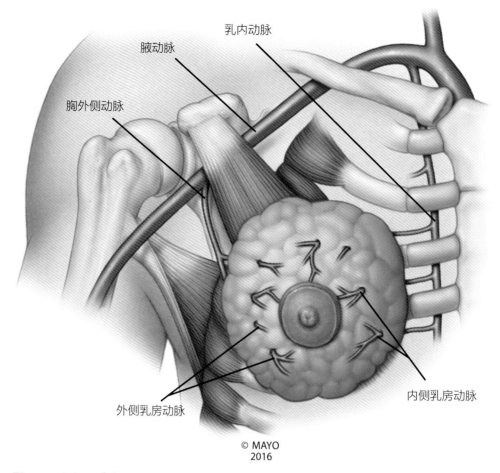

图 **4.1** 右侧乳房解剖

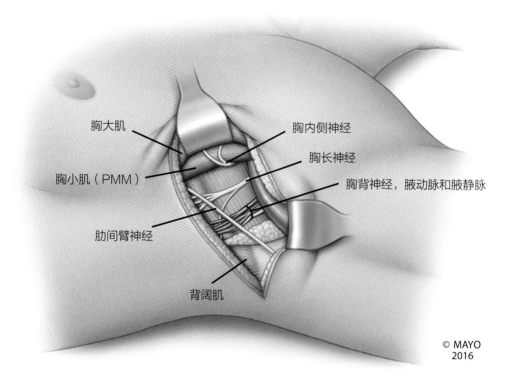

图 **4.2** 左侧腋窝解剖

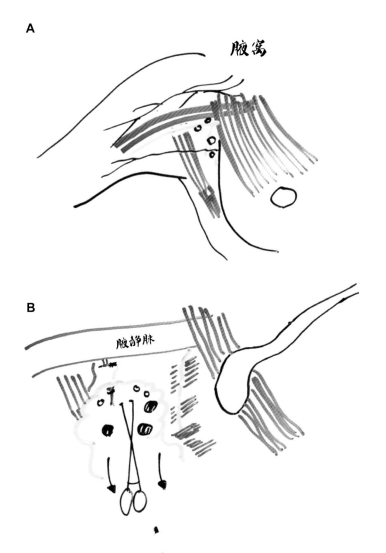

视频 4.1　腋窝解剖。A. 解剖学边界；B. 切除时解剖

　　A. 这张图片描绘了右臂外展时的右乳房和右腋窝。腋窝的解剖边界头侧为腋静脉。腋静脉进入锁骨下静脉，第一根肋骨潜行其下方。背阔肌组成外侧边界，其来自肱骨到背部和胸壁的侧壁的附着点。这个腋窝三角与胸肌"接壤"，它介于肱骨和胸壁之间。腋窝边界为腋静脉、背阔肌和胸肌。在这个三角形区域中，有淋巴管和淋巴结，众多小血管，以及至少 1 根神经，这根神经是肋间臂神经，它是上臂内侧的感觉神经。

　　B. 找到胸长神经前，你需要找到前锯肌；你需要知道腋静脉在哪里，放上一块小纱布，轻轻牵拉前锯肌会看到下面的胸长神经。留有一点胸壁筋膜或胸肌筋膜或前锯肌筋膜可以保护胸长神经，这样它不容易受伤。但胸背神经的情况不是如此。通过找到腋静脉，结扎第一根腋静脉，然后找到第二根静脉，即更深的胸静脉，通常就可以找到胸背神经，胸背神经通常会在它的右侧相邻或就在它后面。在这个视频中，我们正在清扫腋窝，也许Ⅰ和Ⅱ水平淋巴结伴随一些阳性淋巴结在受到某些往外拉力作用下正被清扫出来。我们的一侧有背阔肌，后方有胸动脉或胸背动脉，通常情况下它在腋窝的安全地带。但是找到第二条胸静脉，你就会知道胸背神经在哪里。你应该在神经的前面进行分离，就会避免损伤神经。

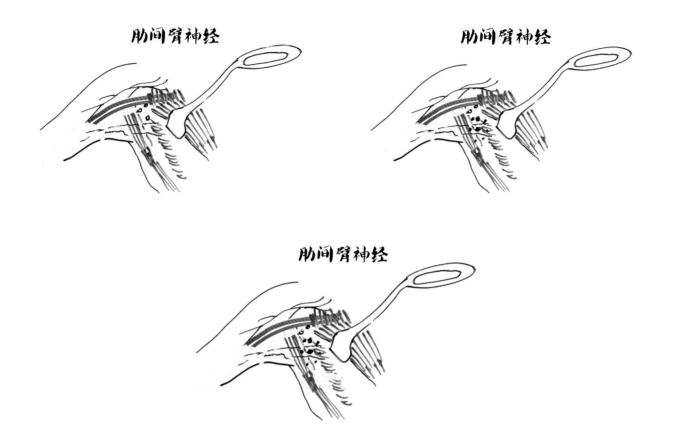

视频 4.2 肋间臂神经

在手术伤口内，用理查森拉钩将胸肌拉至一边。在瘦的患者中我们可以看到前锯肌。通过进行解剖分离，我们可以看到背阔肌。任何穿过这个区域的神经，都以从左到右的走行方式存在。它是一种感觉神经，是肋间神经或肋间臂神经，它的走行有各种不同的形式。但这根神经容易受伤，如果你切断它，会引起患者疼痛和不适症状，患者手臂的内侧上方会有灼烧的感觉。所以如果你能避免这种情况发生，那很好，但问题是我们经常发现人们（尤其是女士们）有癌转移到淋巴结，我们不能留下癌变的淋巴结。腋窝淋巴结清扫将切除这些癌变的淋巴结，通常需要穿过肋间臂神经。在这个区域需要注意的另一根这种走行的神经是支配前锯肌的胸长神经，或支配背阔肌的胸背神经。这些神经通常分布更深，而不容易受伤，不像肋间臂神经。

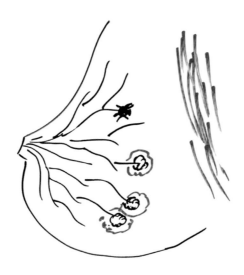

视频 4.3　纤维囊性疾病

　　乳腺纤维囊性疾病非常常见，通常是 30~50 岁的女性容易患上乳腺纤维囊性疾病。它是由雌激素介导的，总是在乳腺小叶的某个点发生肿胀，产生肿块和可触及的隆起。纤维囊性疾病通常不是一个简单的肿块。如果有癌，它的实体随着时间的推移会慢慢变大。纤维囊性疾病随着女性的月经周期发生变化，通常在月经前更严重——更加疼痛，肿块更大。我们经常会发现肿块和令人担忧的隆起，而且很明显。最好的检测是超声检查，可看到囊性肿块。如果有任何忧虑，应该取出组织进行细胞学检查。有时去除液体会减轻患者疼痛和不适症状，但纤维囊性疾病涉及多个导管和小叶问题，所以抽吸每一个导管和小叶是没有意义的。我们很少使用手术方法来治疗纤维囊性疾病。如果我们对潜在的癌感到紧张，那么也许手术干预是治疗的一种选择。有一些药物，例如达那唑可以帮助缓解严重的疼痛症状。

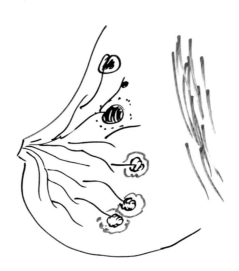

视频 4.4　纤维腺瘤

　　与纤维囊性疾病不同，纤维腺瘤通常是单发的。它们可以有各种形状和大小，但大多数女性在纤维腺瘤直径为 2 cm 或 3 cm 时会触到它们。它们是可触及的，通常是圆形的。它们是结实的，每个女人都担心潜在的癌可能。当那些 15 岁、20 岁或 25 岁的女性触到乳房内有肿块或肿物时，如果它是一个单发的肿块，纤维腺瘤必须是首要的鉴别诊断。如果有多发性疾病，那么很可能是纤维囊性疾病。通常，纤维腺瘤是活动的，它不伴随疼痛，呈圆形，有弹性，是结实的。通常不需要治疗，如果担心是恶性肿瘤，通过细针穿刺可以进行细胞学检查。随着时间的推移，腺瘤本身变得越来越小，或者如果它们直径达到 2~3 cm，可以通过外科手术进行切除。

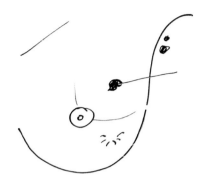

视频 4.5　乳腺癌

　　在美国，每8个年轻女孩就有一个会在一生中患上乳腺癌。今年大约有25万名女性患上乳腺癌。女性的大部分乳腺组织位于外上象限，可能高达67%或75%的乳腺癌发生在外上象限。我们怎么知道这个肿块是乳腺癌呢？症状不是主要的，乳房X线检查是有用的，每年的体格检查是有用的，最重要的是，每月的自我乳房检查——是否有一个可触到的肿块。

　　如果乳房X线检查有疑问，或者有任何可疑的地方，那么通过穿刺活检可以确认这是不是一种潜在的癌。肿块是癌症的危险因素，与年龄有关，年龄越大，就越有可能是恶性的。有家族史，特别是如果母亲、姐妹或女儿患有乳腺癌，会略微增加患乳腺癌的风险。*BRCA 1* 和 *BRCA 2* 基因突变导致乳腺癌的风险众所周知，在女性中高达70%或80%。如果不想切除大部分的乳房组织，患有 *BRCA* 基因突变的患者应该尽可能考虑切除更多的乳腺组织。子宫内膜癌史、月经初潮早或绝经晚，意味着潜在雌激素的影响较大，会增加患乳腺癌的风险。

　　症状和肿块大小，通常没有关系。但如果肿瘤靠近皮肤，可能会使皮肤皱缩。对于一些太瘦的女性，我们可以触到固定在腹壁上的肿块，这将是一个令人担忧的迹象。

　　乳头凹陷，乳腺导管癌的发生都不是罕见的情况。话虽如此，大多数患乳腺癌的女性都没有症状。

　　后期发现的问题可能是腋窝可触到的淋巴结或肿块，即阳性淋巴结。理想情况下，50岁或以下的女性应该每年进行乳房X线检查、每年进行体检和每月进行乳房自检。对于那些患乳腺癌风险较高的女性来说，在40岁或更早期开始做乳房X线检查是谨慎的做法。

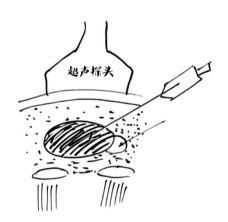

视频 4.6　超声评估乳房异常

　　超声常用于乳房异常取样和评估乳房异常。同样，超声波是基于回声的，所以液体或囊肿如果显示是黑色的，它基本上是无回声的，我们看不到任何信号。这是令人放心的，代表这是一个良性的囊肿。如果乳房组织下面的肋骨有阴影，这可能是一个良性的异常。如果不是，或者我们担心它，那么我们可以行超声引导下穿刺活检术。如果担心某个部位是白色的高回声的，当其余部位都是黑色的或有与其他组织相同的信号或回声，那么这确实是一个必须活检的部位。超声引导使这一点非常安全，获益也非常大。

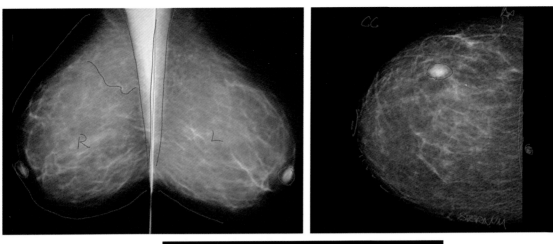

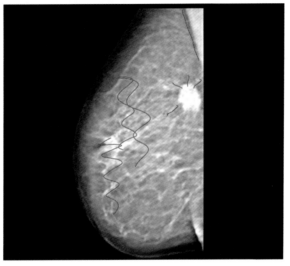

视频 4.7　乳房 X 线摄影

乳房 X 线检查读片并不困难，对医学生来说理解它很重要。在某些时候，40~50 岁的女性每年都要做一次乳房 X 线检查来帮助寻找癌症问题。

乳房 X 线检查有两种基本类型，一种是内外侧斜位 X 线检查，也就是你把胶片放在腋窝，用 X 线照射到腋窝，对应的是头尾位，是把乳房放在胶片上，自上而下进行拍摄。

所以，这是内外斜位 X 线检查的几个教学要点：你需要看到胸肌。这是右乳房，这是左乳房，我们可以在两个不同的地方看到左胸肌。皮肤在表层，癌有时会使皮肤显示增厚，你可以在乳房 X 线照片上看到。乳头乳晕复合体在这里更突出，这个组织的其余部分都是脂肪组织、血管组织和乳腺组织。我们可以看到小血管穿过，有时你会看到血管钙化情况，这是一个正常的乳房 X 线片，正常的脂肪组织、脂肪密度显示为黑色，颜色越白提示乳房组织越密集，通常是更年轻或服用雌激素的人。

让我们来看看另一张 X 线片。这是另一个类型的片子，是一个头尾片。通常旁边会有数字或字母，上面会显示"CC"，头尾位，那边就是腋窝，下面就是胸骨。在这张照片上没有看到胸肌，对医学生和所有的内科医师来说，没有胸肌真的很重要。那里应该有一块胸肌。女士们不喜欢乳房 X 线检查，当乳房被压迫时，她们往往会感觉疼痛，但是你需要看到胸肌，否则就漏掉了乳房组织，其后面可能会有癌。

这个患者的乳头乳晕很难找到。皮肤组织很薄，我们可以看到小脂肪组织、暗线，其余的组织是乳房。这种异常是什么呢？它是椭圆形的，是圆形的，除非证明是其他病变，它可能是囊肿或一些良性肿瘤。但你需要从另一个角度，通过内外斜位片来判断。

这是另一张 X 线片，这是内外斜位片。我们能很清晰地看到胸肌。我们看到了皮肤和乳房的组织，这里有一个不规则的肿块，它看起来有点像一只章鱼。我们可以看到一些"手臂"伸出来了，这很可能是一种浸润性导管癌。所以这张乳房 X 线片发现了这位女性身上无症状的肿块，现在开始治疗，很可能会治愈。

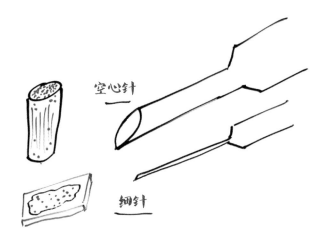

视频 4.8 空心针活检

活检有多种类型：外科医师针对深部或体表较大的肿物进行的活检，被称为切除活检，或者当我们取得部分组织，它就被称为切取活检。但在乳房外科实践中，碰到有肿块或乳房 X 线检查异常的女性，我们最常见的操作考虑进行针刺活检或空心针活检。

针刺活检用的是细针：27 号、25 号或者 21 号细针。应用比这些型号更大的针，不会称之为细针穿刺。这个操作是细针置入肿块或囊肿中，产生真空，细胞被吸到针里，最终被喷射到载玻片上的水滴中。然后细胞病理学家可以观察细胞，告诉我们它是恶性的还是良性的，它是纤维组织或者是不确定的组织。

空心针活检的优点是你能得到一个更大的组织核心，一个圆柱体的组织。针刺活检是用 27 号细针，空心针活检是用 14 号针，这给了病理学家一个机会来观察其结构和架构。通过观察乳腺小叶里面的细胞，其结构可能会让我们察觉到这是小叶癌。

细针可以为我们提供便宜、相对无痛和快速的疾病信息。空心针活检，通常在局部麻醉下进行，患者疼痛感更加明显，对患者身体有更大的影响，有更高的风险造成患者皮下淤青或血肿，但它能给我们更多的信息。事实上，如果它是恶性肿瘤，我们可以检查激素、孕激素或雌激素，并做各种各样的检查项目，这些指标会让我们更准确地判断这是非典型细胞还是恶性细胞。而在细针活检中，这些细胞如果看起来令人担忧，最好让外科医师切取更多的组织或进行空心针活检。

手术

广泛的局部切除、乳房切除术、前哨淋巴结活检（●视频 4.9）和腋窝淋巴结清扫术在接受乳房手术的男性和女性中都是有用的。保乳治疗（●视频 4.10）在早期乳腺癌患者中有与单纯乳房切除术（●视频 4.11）相似的生存率。乳房切除术（伴或不伴重建）对于患有较大肿瘤、双侧乳腺癌或具有遗传危险因素的女性和那些倾向于切除所有乳房组织的女性都是有用的（●视频 4.12）。

并发症

淋巴水肿（图 4.3）可能发生在腋窝淋巴结清扫（●视频 4.13）或放射治疗（●视频 4.14）之后。乳房切除术的并发症包括血清肿、血肿、感染、淋巴水肿和神经损伤。

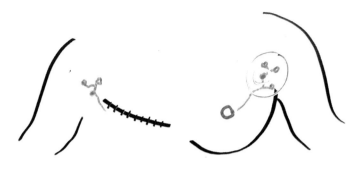

视频 4.9　前哨淋巴结活检

　　前哨淋巴结活检是一种可用于乳腺外科、黑色素瘤手术和其他类型癌症的淋巴结检测的技术。通常在乳房，即乳头乳晕复合体周围进行注射。这里是一个淋巴管丰富的区域。注射用的染料可能具有放射性，也可能是蓝色造影剂。它通常被淋巴管吸收并进入腋窝，也可能进入内乳淋巴结，但最常见的是进入腋窝。

　　外科医师可以寻找蓝色的淋巴结，或者如果它是放射性的，释放的信号可以用伽马计数器探测。因此，通过这种方法，可能把最有可能包含肿瘤细胞的淋巴结标记出来。外科医师可把这个淋巴结取出来，送到病理科，如果有癌细胞，就会切除剩下的淋巴结。如果前哨淋巴结没有肿瘤细胞，那就可以结束手术了。

　　即使是乳房切除术也是如此。手术前进行示踪剂注射，然后外科医师取出 1 个淋巴结。如果没有显示任何问题，就不需要做进一步的切除。

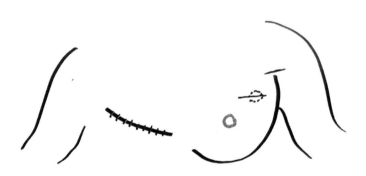

视频 4.10　保乳治疗

　　保乳治疗不同于乳房切除术。如果没有重建，乳房切除术后会导致胸部扁平，伴有一个单纯的手术瘢痕。对乳房某处癌的保乳治疗，可能意味着在乳房上开一个小切口，切除肿瘤，然后在腋窝做切口取出淋巴结。乳房切除术和乳房肿瘤切除术的保乳治疗的生存率完全相同。问题是，或者一个重要的区别是，如果你保留了乳房，那么你需要进行放射治疗来确保这两种手术的患者的生存率是相同的。

　　保乳治疗是一个很好的选择，它给患者留下正常外观，但它需要进行放射治疗和有 2 个手术切口。

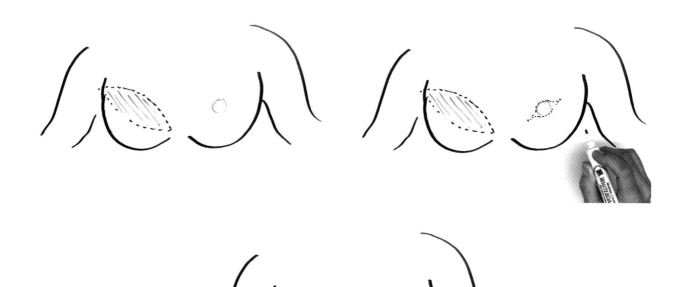

视频 4.11　单纯乳房切除术

　　有时，女性因乳腺癌或其他乳房问题而需要接受乳房切除术。乳房切除术，简单地说就是在乳房上做一个椭圆形切口，切除乳头和乳晕、一些皮肤和乳房组织，然后下面只剩下胸肌。这样就把乳房切除了。

　　关于乳房切除术还有其他的选择，保留皮肤乳房切除术可能意味着切除少量的乳头、乳晕周围的皮肤。另一种方法是保留乳头的乳房切除术。所以我们把乳头留下，仅做一个切口，把乳房组织取出来。

　　所以对于单纯乳房切除术，整个乳房、乳头和皮肤都被切除了。保留乳头乳房切除术意味着，皮肤、乳头或乳晕没被切除，只是有一个小切口。保留皮肤的乳房切除术意味着，乳头从本质上来说被切除且带有一点皮肤。所有这些都是非常合理的选择，这取决于患者的愿望和外科医师正在治疗的肿瘤类型。

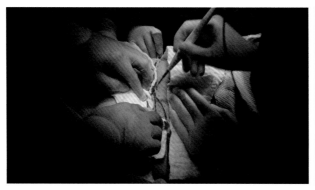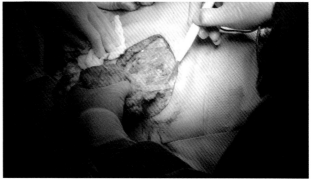

视频 4.12　乳房切除术：术中

　　这是一个双侧乳房切除术。单纯乳房切除术，即皮肤、乳头和乳晕被广泛切除。患者不会进行重建手术，或者也可以进行重建手术。这是带有 *BRCA1* 或 *BRCA2* 突变畸形的双侧乳房切除术，所以，患者想摆脱患癌的风险。这可能是一位患有单侧癌的女士，她说："无论重建还是不重建，我都想对称，所以我想切除两侧的组织。"

视频 4.12 （续）

　　外科医师使用手术刀，有的快些，有的慢些，关键是要安全和小心。当外科医师有牵引和反牵引的操作时，使用电刀可以很好地工作。如果有实习医生帮助牵拉就更好了。这个手术由一个年轻的术者，使用电刀切出一个 1 cm 厚的皮瓣。当在乳房切除术中掀起皮瓣时，要保证皮瓣的血运良好。术中会用到拉钩，初学者通常在用力地拉皮下脂肪层，乳房组织在皮瓣下。

　　专业的外科医师则可以稍微快一点。在这里可以看到白色、淡黄色的界面。上面的组织是脂肪，白色的组织是乳房。我们试着完全进入这个平面，可以沿着平面移动。使用电刀头端工作。当做乳房切除术时，必须考虑下面的胸肌。当把标本送到病理科时，标本需要被标记，以帮助我们确定癌的边缘。在历史上，人们会拿掉胸肌，那是一种根治性的乳房切除术。现在我们做单纯乳房切除术或保留皮肤或保留乳头的乳房切除术，目的是去除更少的组织，为患者留下更好的外观。这个手术通常需要 1 h。这将很好地治疗患有双侧癌或有患癌风险的人。

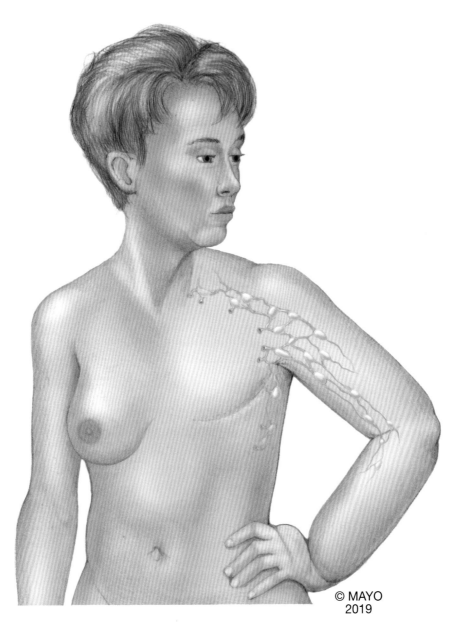

© MAYO
2019

图 4.3　乳房切除术后淋巴水肿

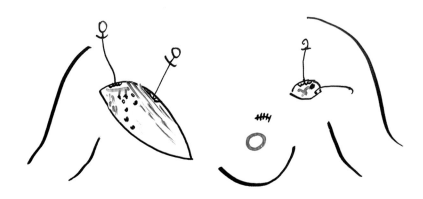

视频 4.13　腋窝淋巴结清扫

　　腋窝淋巴结清扫（不像前哨淋巴结用一个小切口，可能切除一两个或多个淋巴结）涉及清扫位于该区域的淋巴结。该区域通常只位于胸大肌的外侧和深层，背阔肌的内侧，腋窝静脉的下方或尾部。在这个解剖关系中，必须小心血管，胸长神经和胸背神经是支配前锯肌和背阔肌的。这些是需要保护的重要神经，但当我们做腋窝淋巴结清扫时，也可能意味着这些淋巴结不是阳性的。仅有一个或多个淋巴结有癌，要试图根除癌性淋巴结。

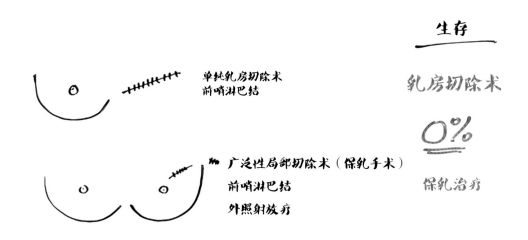

视频 4.14　放射治疗

　　左侧乳腺癌的女性可以接受单纯乳房切除术和前哨淋巴结切除，或接受局部扩大切除术和前哨淋巴结活检和外部放疗，即所谓的保乳治疗。

　　乳房切除术和保乳治疗有什么区别？多年来，我们仔细研究了这个问题，只要是同一分期，做保留乳房和做乳房切除术的患者生存率没有差异。这意味着切缘是阴性的，外部放射治疗对减少复发非常有用。即使是接受乳房切除术的女性，如果她们有多个淋巴结（转移）受累，也可能在外部放疗中获益。

　　这里的教学要点很重要：乳房切除术和保乳治疗的结果是什么？它们的患者生存率是一样的，美容效果是不同的。术后需要 6 周的外部放疗。治疗的选择在很大程度上取决于每个患者的癌的大小、乳房的大小和长期前景等情况。

表 4.1 BI-RADS 的最终评估分类

分类	处理	癌症概率
0 需要额外的影像学检查或等待之前的检查结果	召回患者行额外的影像学检查 或等待事先的检查结果	NA
1 阴性	常规筛查	基本0%
2 良性发现	常规筛查	基本0%
3 可能良性	短时间随访（6个月） 或持续监测乳房X线检查	>0%，但≤2%
4 可疑异常	组织学诊断	4a恶性肿瘤可能性较低（>2%且≤10%） 4b中度怀疑为恶性肿瘤（>10%且≤50%） 4c高度怀疑为恶性肿瘤（>50%且<95%）
5 高度怀疑恶性肿瘤	组织学诊断	≥95%
6 活检证实的恶性肿瘤	适合手术切除	NA

缩写：BI-RADS，乳腺影像报告和数据系统；NA，不适用

Modified from Sickles EA, D'Orsi CJ. ACR BI-RADS follow-up and outcome monitoring. In: ACR BI-RADS atlas, breast imaging reporting and data system. Reston (VA): American College of Radiology; c2013; used with permission.

乳房挑战问题

4.1　乳头溢血最常见的原因是什么？

4.2　什么是乳腺炎，怎样才是最好的治疗？

4.3　大部分乳房淋巴引流到哪里？

4.4　什么样的发现在乳房 X 线检查中提示有可疑癌？

4.5　斯宾塞（Spence）的"尾巴"是什么？

4.6　女性终生患乳腺癌的风险是多少？在男性身上的风险呢？

4.7　什么是乳腺癌改良根治术？

4.8　腋窝淋巴结在解剖学上是如何定义的？

4.9　什么是导管原位癌？

4.10　什么是新辅助治疗？对乳腺癌患者什么情况下可以使用呢？

4.11　什么是三阴性乳腺癌？

4.12　*BRCA* 基因的重要性是什么？

乳房挑战问题解答

4.1　良性导管内乳头状瘤。

4.2　乳腺组织的炎症。细菌引起的炎症最好应用早期镇痛、解热和使用抗生素治疗。

4.3　淋巴引流到同侧腋窝。

4.4　BI-RADS 分类标准是乳房 X 线检查结果的参考（表 4.1）。

4.5　延伸到腋窝的乳房组织。

4.6　女性的患乳腺癌的风险为 1/8，男性的风险约为 1/1000。

4.7　整块切除乳腺和腋窝淋巴结。

4.8　根据和胸小肌的位置关系有 3 个水平：① 胸小肌下；② 胸小肌后；③ 胸小肌上。

4.9　导管原位癌是一种未穿透基底膜的早期导管癌。

4.10　手术治疗前的激素治疗或化疗。新辅助治疗最常用于进展期乳腺癌。

4.11　在病理学上：①雌激素受体；② 孕激素受体；③人表皮生长因子受体阴性乳腺癌 [ER-、PR-、Her2/Neu-（雌激素受体阴性、孕激素受体阴性、人表皮生长因子受体 2 过表达阴性）]。

4.12　一种与进展成乳腺癌的风险相关的常染色体显性基因突变（70 岁时）：*BRCA1* 为 55%~70%，*BRCA2* 为 45%~70%。

5

结肠

胚胎学

结肠是由中肠和后肠组成的，其中横结肠近端 2/3 属于中肠，远端 1/3 结肠属于后肠。

解剖学

从回盲部到肛门之间的长度为 1.5 m。盲肠、横结肠、乙状结肠是腹膜内位器官，升结肠和降结肠是腹膜间位器官，直肠（图 5.1）是腹膜外位器官。从阑尾根部到直肠，有 3 条纵向的外肌纤维带（结肠带）（图 5.2 中 A）。肠脂垂（图 5.2 中 B）遍布整个结肠。结肠袋（图 5.2 中 C）是结肠的特征。结肠的动脉血供（图 5.2）来自肠系膜上动脉（SMA，近端 2/3 的结肠）和肠系膜下动脉（IMA，远端 1/3 的结肠）。直肠由髂内动脉供应。结肠静脉回流（图 5.3）通过门静脉系统进行。

生理学

被消化的食物（食糜）进入结肠，被细菌转化为粪便。肠道细菌产生的维生素被吸收，盐、水和电解质（尤其是钾）可以通过结肠被身体回收。

临床表现

结肠肿块的鉴别诊断包括结肠癌（● 视频 5.1）、良性脂肪瘤、憩室病、溃疡性结肠炎（● 视频 5.2）、息肉和克罗恩病（● 视频 5.3）。结肠癌可能会导致出血（升结肠）和梗阻（乙状结肠）。结直肠癌是美国发病率排第二的癌症。林奇综合征（● 视频 5.4）是一种常染色体显性遗传疾病，它是结肠癌发生的高风险因素。憩室炎是一种常见病，常引起左下腹疼痛和发热。

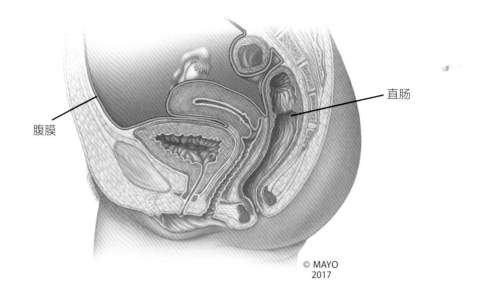

直肠

腹膜

图 5.1 直肠的解剖

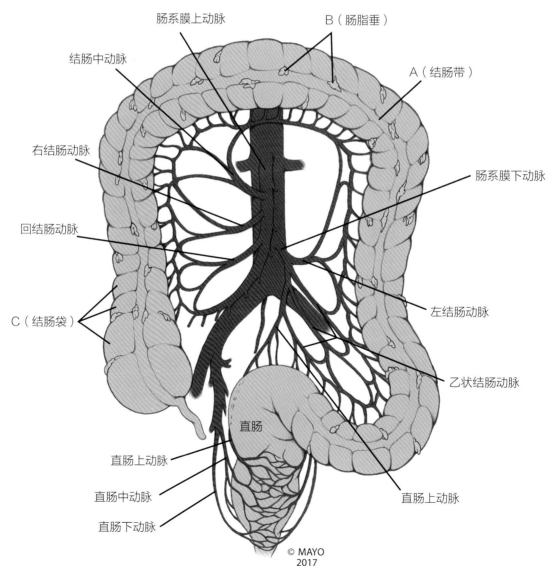

肠系膜上动脉

B（肠脂垂）

结肠中动脉

A（结肠带）

右结肠动脉

肠系膜下动脉

回结肠动脉

C（结肠袋）

左结肠动脉

乙状结肠动脉

直肠

直肠上动脉

直肠上动脉

直肠中动脉

直肠下动脉

图 5.2 结肠的解剖和血供

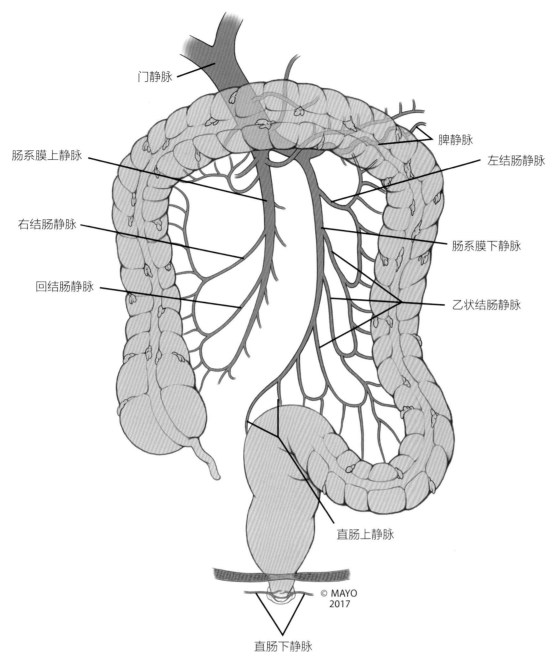

图 5.3 结肠的静脉系统

门静脉

脾静脉

肠系膜上静脉

左结肠静脉

右结肠静脉

肠系膜下静脉

回结肠静脉

乙状结肠静脉

直肠上静脉

© MAYO
2017

直肠下静脉

影像学

　　结直肠肿块的诊断检查包括大便常规及隐血、结肠镜检查（●视频 5.5）、CT、MRI、经直肠超声内镜和钡剂灌肠（●视频 5.6）。肝脏是结直肠癌血行转移最常见的部位。肝功能和 CT 检查（●视频 5.7）有助于发现结直肠癌转移。

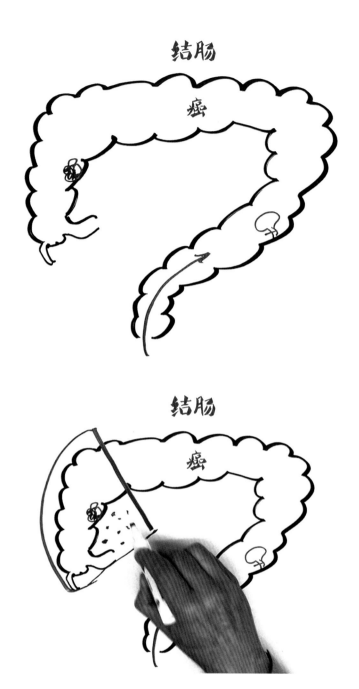

视频 5.1 结肠癌

在美国，每年大约有 13 万人患有结肠癌，可能发生在盲肠、横结肠、降结肠、乙状结肠以及直肠。13 万结肠癌患者中的一半人可能会死于这种疾病，约一半的患者年龄小于 60 岁。这就解释了为什么迫切需要通过结肠镜检查发现小的、安全的、容易切除的息肉，从而今早治愈癌症。如果患有结肠癌，通常要做的就是进行手术切除。切除结肠和一部分肠系膜然后把肠子重新缝合起来。当取出这些切除的标本时，里面会包含淋巴结。外科医师希望标本中淋巴结个数不要少于 12 个，然后进一步明确是否存在淋巴结转移。许多患者存在淋巴结转移，除了淋巴结转移，癌细胞还可能通过血运转移扩散到肝脏、大脑或肺部。结肠癌在美国是一个严峻的问题，建议通过结肠镜检查及时发现早期结肠癌并将其治愈。当发现癌时要积极治疗，很多结肠癌可以被治愈。此外，需要被关注的还有血液癌胚抗原（CEA）水平，如有异常请及时咨询你的医师和实验室人员。结肠癌的发生率很高，一旦发生转移预后就会显著变差。在美国，如果有必要，会建议在 50 岁之前进行结肠镜检查。

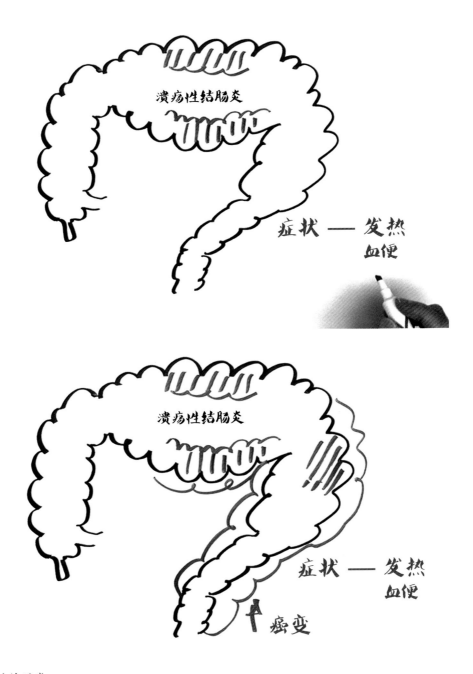

视频 5.2 溃疡性结肠炎

溃疡性结肠炎的结肠壁出现水肿样病变。通常它累及所有结肠。溃疡性结肠炎的发病率约为 1/10 000，其主要症状（SX）为发热和血便。出现血便、败血症和感染的患者可能会危及生命。溃疡性结肠炎可导致更高的患癌风险。经常出现溃疡性结肠炎的人免疫力差，容易生病。通过抗生素、静脉补液治疗，一段时间后病情通常能够缓解。对于溃疡性结肠炎患者来说，最糟糕的情况是进展成中毒性巨结肠，结肠极度肿胀和水肿，并出现区域性坏死，可危及生命，因此在这种情况下我们通常需要行全结肠切除。

患有慢性溃疡性结肠炎（CUC）的患者，由于患癌风险高，通常建议预防性行全结肠切除。慢性溃疡性结肠炎患者的 10 年内致癌风险为 5%。年轻的溃疡性结肠炎患者的患病时间可能超过 20 年，其患结肠癌的风险可能达到 20%，甚至更高。如果出现梗阻或大出血，通常需要进行手术治疗。慢性溃疡性结肠炎患者，在非急性发作期可以通过药物保守治疗，包括使用类固醇来延缓病情。慢性溃疡性结肠炎患者需要每年进行检查和密切观察，以确保他们不会患上癌症或出现急性溃疡性结肠炎，否则可能会危及生命。

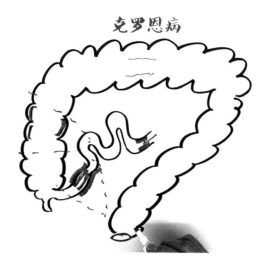

视频 5.3　克罗恩病

　　克罗恩病是一种可怕的疾病，它使患者非常痛苦，但也有患者可以与它很好地共存。克罗恩病通常发生在回肠，它的特点是病变常常涉及小肠或结肠的全部肠壁。其致病原因目前尚不明确。溃疡性结肠炎的发病部位通常在黏膜层，而克罗恩病的发病部位是整个肠壁。因此，意味着发病的小肠或者结肠有时需要被全部切除。

　　大多数克罗恩病患者可以使用类固醇或其他药物来缓解症状。但随着时间的推移，随着肠壁的病变进展，患者肠道可能会出现瘢痕增生、狭窄和梗阻。这时候就意味着需要进行手术治疗。克罗恩病会导致肠出血，还会导致瘘管形成，瘘管可能发生在肛门，也可能发生在结肠、膀胱和阴道。这是一种恶魔般的疾病。克罗恩病很少发生穿孔，但也不绝对。有时检查很难鉴别克罗恩病和肠癌，如果被确诊是克罗恩病，我们会松一口气，但有时它比癌症更难治疗。克罗恩病通常发生在年轻人身上，20~40岁都有可能，每10 000人中可能会有1~2人发病。它是一种慢性刺激性腹部疾病，会引起腹痛。在检查中，我们通常会发现小肠或结肠的某一段受病变累及，手术切除也许能使这些克罗恩病患者中的许多人获益。

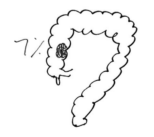

视频 5.4　林奇综合征

　　林奇综合征，以林奇博士命名，发现于1966年，是一种以家族遗传为主的非息肉性结肠癌，是一种常染色体显性遗传的家族疾病。在美国，大约7%的癌症是林奇综合征，也就是结肠癌。林奇Ⅰ是常染色体显性遗传，早期发病，通常发生在近端结肠。林奇Ⅱ也是常染色体显性遗传，但这些结肠癌患者常常会并发其他癌，包括胃癌、女性卵巢癌和子宫癌。关于林奇综合征，我们需要重视的是患者发病时年龄比较小，因此有必要进行早筛。

　　如果患者的妈妈、叔叔、奶奶和爷爷分别在20岁、30岁、40岁和50岁的时候患上了癌症，这时我们需要考虑遗传性非息肉性结肠癌，即所谓的林奇综合征的可能。对于这些人，结肠镜检查是早期发现的关键。此外，基因检测可以确定他们是否携带该基因，如果发现他们患结肠癌的风险很高，可以通过全结肠切除来消除风险。但问题是你需要接受回肠-肛门吻合手术，即把回肠的末端缝合到肛门上。通过手术，这些患者仍然可以正常地生活。

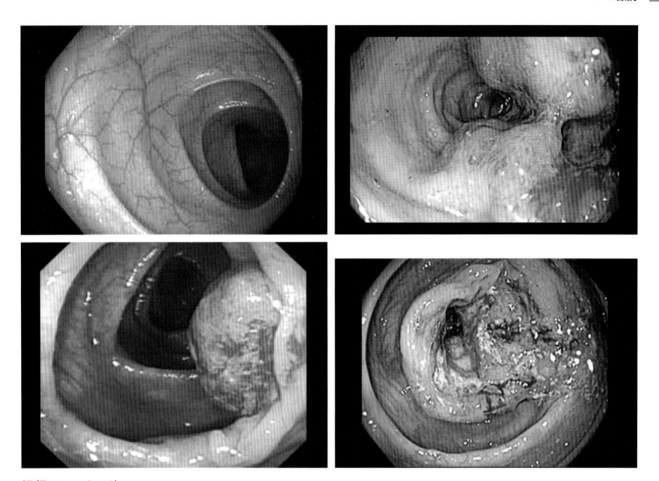

视频 5.5 结肠镜

　　每天有成千上万的美国人接受结肠镜检查。人们对此感到紧张而不愿谈论它。每个人都担心自己有一天会需要进行肠镜检查。但事实上，每个 50 岁以上的人都应该做一次肠镜。

　　上图是结肠的肠镜图像。这是一个看起来正常的结肠。我们要用结肠镜穿过这个洞，然后看一下整个结肠。之后是正常的乙状结肠，它的黏膜和血管都正常。

　　这是横结肠，它看起来有点像一个三角形，那是因为在结肠的外面有 3 条肌肉：结肠带。对于横结肠有一点很关键，那就是由于横结肠是腹膜内位器官，因此容易被挤压。正常的结肠，结肠镜能够穿过管腔。结肠有时会蠕动和收缩，通过结肠镜我们要发现息肉和异常的情况，有时我们能看到正常的血管、少量的粪便或液体。

　　接下来是升结肠。肌肉环、肌层、黏膜看起来都很正常。

　　我们继续往阑尾方向前行，看到的是盲肠。它在气体的作用下收缩和膨胀，里面有一些排泄物，但看起来很正常。

　　那不正常的情况是怎样的呢？乙状结肠的图片中能看到有溃疡，它看起来坚硬且呈腺瘤状改变。这是结肠占位，可能是癌，它可能已经浸润整个肠壁。通常这时候可能已经存在淋巴结转移或肝转移。这种情况说明为时已晚了，我们应该更早发现。

　　在横结肠中，同样是呈三角形，我们发现的息肉或肿块可能是癌，伴有出血和炎症。这种息肉有时可以通过结肠镜切除，但作为一名外科医师，我们需要警惕癌变的可能，只要能被尽早发现，是可治愈的。

　　这是一张可怕的照片。在升结肠中结肠镜需要谨慎通过。在升结肠癌中，肿块经常出现溃烂和出血，头晕、贫血和疲劳可能是患者首先出现的症状。此例中有一个出血的病灶，看起来已经环绕结肠一周。这时手术可能无法避免了，又是一个发现得太晚的病例。

　　这里看起来比较舒适。黏膜看起来完全正常，不太可能是癌。结肠黏膜下面有异物，可能是良性息肉、脂肪瘤或其他异物，但结肠黏膜本身是正常的。

　　结肠镜检查是一个很好的工具，它的操作风险很低，结肠镜检查发生严重并发症的概率不到 1/1000，通过结肠镜我们能看到正常的黏膜，也能及时发现息肉并摘除。如果我们发现癌，那么需要立即进行治疗。

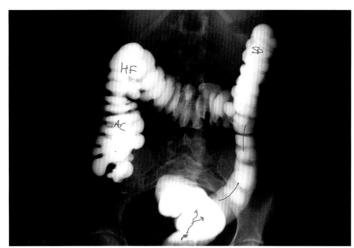 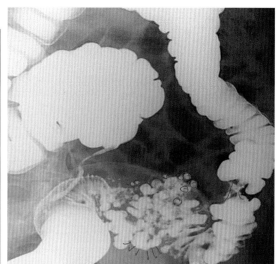

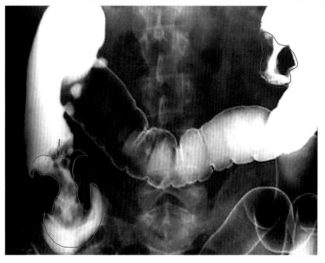

视频 5.6 钡剂灌肠

这是钡剂灌肠。钡是一种密度很大的物质，用一根管子，通过压力差将钡剂注入肛门。它能够通过乙状结肠，向上通过降结肠、脾曲、横结肠、肝曲、升结肠和盲肠。此视频展示了一个漂亮的钡灌肠图片，清晰地显示了结肠黏膜的轮廓。

这如同一个老式的黑白电影，你可以看到在肛门和直肠里面的钡剂。这是一个正常的结构：直肠往下是乙状结肠、降结肠、结肠脾曲、横结肠、结肠肝曲、升结肠和盲肠。你甚至可以看到钡剂已经到了回肠。

让我给你展示一些不太正常的东西。你也许能猜到。钡剂在这里悄然通过。看看这些泡泡，表示钡剂正在渗入憩室。美国人中有50%~70%患有憩室。只要憩室没有感染发炎，都没有关系。憩室炎可能会引起疼痛和发热。通过钡剂灌肠可以发现这些憩室。当我们看钡剂灌肠的图片时，我们也要谨慎，要问这是正常的吗？看起来好像有狭窄，可能是所谓的苹果核病变。有时你需要稍做等待，然后等它膨胀起来，有时只是一种收缩状态，就像图片1这样。

这里有张图片。你能发现其中的异常点吗？可能有1个，可能有2个。图片中显示有空气和钡，通过对比，我们能够更容易地看清楚黏膜，也可以看到正常的物质环。但我希望你们看到的是典型的苹果核病变。我不知道我的苹果好吃不好吃，但可以看到这个苹果被咬了好几口。这是一个狭窄的管腔，可能是右侧结肠癌。如果我们仔细观察，我们可能还会发现其他不正常的表现。有3%的结肠癌会同时出现1个以上的病灶。虽然目前钡剂灌肠研究不像结肠镜检查那么普遍，但它对一些人来说非常有用。对于那些经历多次手术而出现结肠梗阻的患者，钡剂灌肠或许是最合适的检查手段。

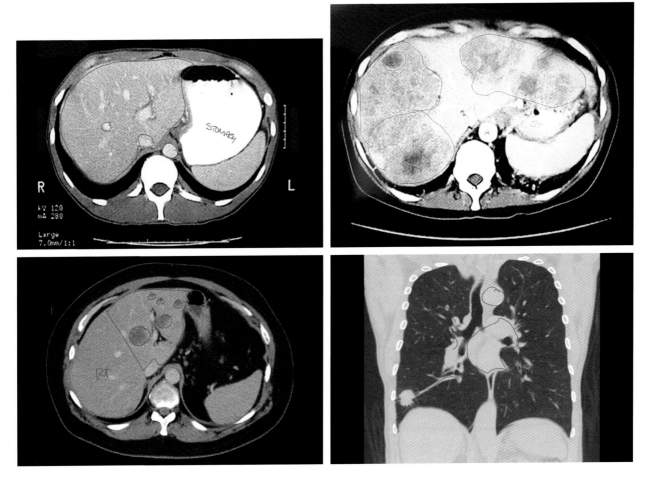

视频 5.7 结肠 CT

结肠癌患者，尤其是进展期结肠癌，我们要警惕转移到肝脏。这是结肠癌最容易发生转移的地方。为此，我们经常需要使用 CT 扫描来检查。这是一个很好的 CT 扫描图片，它显示了主动脉和胃的造影。如果我们仔细观察肝脏，这里有个大区域被很好地照亮了，这里有很多肝脏肿块，中间的这些区域是血管。这是一个正常的 CT 扫描结果，没有什么有趣的异常点。

让我们看一些其他研究。视频展示了 CT 扫描图片，动脉造影和胃的造影显示了他们吞下的东西。肝脏的部分的 CT 扫描显示大量的转移灶、巨大肿瘤和坏死区域。这些都是非常可怕的肿块。这是一个正在被肿瘤占据的肝脏。

另一张图，就没有那么可怕了。这个是可切除的病灶。外科医师可能会行所谓的肝左叶或行肝左叶切除术，因为这个人虽然有多发性转移瘤，但是右肝看起来没有问题。切除肿瘤后至少有一半或更多的肝脏可以让患者恢复正常的功能。这个患者可能会从手术中受益。另一个患者就没那么幸运了，这时化疗可能是最好的选择。

之后展示的是肺窗的 CT 扫描，我们可以看到上面的气管、主动脉和心脏区域。但是，这里的重点是正常情况下血管在向外延伸的过程中会逐渐变细。我们不应该看到它逐渐变大并且边缘呈毛刺状。非常不幸，这时候结肠癌已经转移到右肺。CT 扫描在发现肝转移和肺转移方面非常有效。

手术

治疗结直肠癌和有症状的炎症性肠病，通常需要广泛的手术切除治疗。手术包括腹腔镜手术、开放式手术或机器人手术。手术方式主要为：右半、左半、乙状结肠和低位前切除术（◉视频 5.8 和◉视频 5.9）。腹会阴联合切除术（◉视频 5.10）需要行结肠造口术。

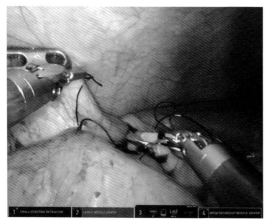
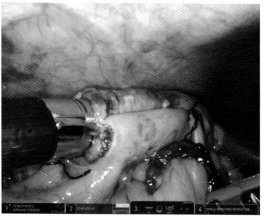
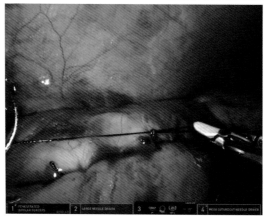

视频 5.8　右半结肠切除术：术中

　　这是右半结肠切除术，也就是所谓的回肠盲肠切除术，是用机器人完成的。电脑在房间的一边，外科医师在房间的另一边，一堆电子设备悬挂在患者上方。自动切割吻合器在近端将回肠离断，远端我们要离断盲肠或升结肠或横结肠。机器人工作非常顺滑，吻合器工作非常快。你可以看到多排吻合器是如何放置的，在它们之间有一个锋利的设备。看起来现在吻合器的边缘有点出血了，电凝可以解决这个问题。自动切割吻合器现在要分离升结肠。它需要两次部署，样本已经被切除，肠道已经被分开。现在要做的就是把回肠缝到升结肠上。你可以看到机械臂在快速地工作。机器人的问题是操作者感觉不到任何东西，你可以看得很清楚，但你感觉不到它。虽然外科医师看见针穿过去，但没有触觉反馈。你得非常小心，图片上展示的这些人在这方面做得很好。打一个结，如果你拉得太用力，就会断。让我们看看他们是怎么做的。他们失去了它，它滑落了。这是外科结，3 个结在里面，希望它能牢固。它能牢固吗？答案是肯定的。机器人的优点是它有很多关节，就像你自己的手腕和手。

　　现在他们使回肠紧邻结肠，他们要在小肠和结肠上开个洞，然后把它们缝合在一起。让我着迷的是，对于一个看了 30 年手术的人来说，这竟然是一个不需要开腹的手术。外科医师都会对粪便的溢出感到紧张。但是，我们做得越多，我们就越能意识到好的技术、术前的抗生素使用和良好的肠道准备的重要性，在此基础上我们基本上可以用小切口来完成手术，患者有时可以在第 2 天出院。自动切割吻合器可以将回肠和结肠缝合在一起，然后用金属钉离断。我们只剩下一个小洞需要缝合，这对我们来说是小菜一碟。

　　这个手术依赖机器人和优秀的操作机器人的外科医师。看起来像是可吸收缝合线进去了。我们有金属钉在里面，关键是要确保我们不会碰到后壁。我们要确保这是一个完美的吻合。在前面缝几针，它就变成了双层缝合，就像我们历史上两个世纪所做的那样。这是一个做得很好的回肠盲肠切除术：一个机器的、体内"手工"吻合术。

并发症

　　手术后的并发症主要包括术后出血、瘘、梗阻。结肠镜检查可引起出血，极少数发生穿孔（发生率为 1/1000）。

低位前切除术

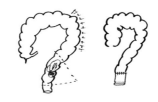

视频 5.9　低位前切除术

　　低位前切除术是一种结直肠手术，主要用于解决直肠的问题，但不适合肛门及低位直肠疾病。通常结直肠癌的范围比较大，容易侵至肠外。但是外科医师要做的是游离结肠，将结肠拉下来后切除肠管和结肠系膜组织，然后将结肠与直肠做吻合。低位前肠切除术的好处是，患者仍然可以通过肛门排便，并有自控能力。当太靠近肛门底部时，效果就不好了。但低位前切除术可以保留肛管。做过低位前切除术的患者和那些有正常结肠的人有同样正常的生活方式。一般来说，低位前切除术主要适合直肠癌。

腹会阴联合切除术　　　　腹会阴联合切除术

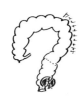 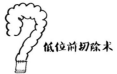 低位前切除术　　 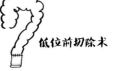 低位前切除术

视频 5.10　腹会阴联合切除术

　　腹会阴联合切除术主要适合肿块在肛门附近的患者。这个手术的问题是，切除后你无法像低位前切除术那样做肠管缝合，让患者能够控制他们的排便。如果你把这个结肠强行拉到肛门的最底部做缝合，粪便就会毫无控制地漏出来，这不是合适的治疗方案，否则生活质量会非常差。这时你可以选择切除整个肛门和直肠，然后做一个造口术，乙状结肠造口术，在造瘘口上面放一个袋子。虽然它不是最理想的，但它能够使患者拥有正常的生活功能和较好的生活质量。腹会阴联合切除术，也就是所谓的 Miles 手术，切除了整个直肠和肛门，患者通常会行左下腹部乙状结肠造口术。

结肠挑战问题

5.1　什么是 Toldt 白线？

5.2　男性和绝经后女性的小细胞贫血意味着什么？

5.3　结肠癌肝转移瘤肝切除术的禁忌证有哪些？

5.4　结肠梗阻的诊断检查是什么？

5.5　Riolan 弧线是什么

5.6　什么是 Ogilvie 综合征？

5.7　什么是全直肠系膜切除？

5.8　憩室炎最常见的瘘管是什么？

5.9　如何描述盲肠扭转？

结肠挑战问题解答

5.1 升、降结肠侧缘无血管腹膜外间隙。

5.2 结肠癌。

5.3 5 例以上转移，其他远处转移，或门静脉或腹主动脉旁淋巴结转移。

5.4 可考虑腹部 X 线片和泛影葡胺灌肠，CT 扫描也可以考虑。

5.5 在肠系膜底部的 SMA 和 IMA 之间的动脉连接。

5.6 急性结肠假性梗阻综合征。

5.7 直肠系膜和淋巴的整体切除。

5.8 Colovesical 瘘。

5.9 盲肠向上折叠到升结肠。

6

十二指肠

胚胎学

十二指肠由前肠尾部和中肠头部的内胚层发展而来，两者连接处的近端即是 Vater 壶腹。

解剖学

十二指肠（●视频 6.1）约 26 cm 长（约 12 指宽），起于幽门，止于 Treitz 韧带（图 6.1）。在 Vater 壶腹近端（●视频 6.2），十二指肠血供（图 6.2）由胃十二指肠动脉和胰十二指肠上动脉组成。在远端，十二指肠血液来自肠系膜上动脉及其分支胰十二指肠下动脉。

生理学

十二指肠腺分泌一种富含碳酸氢盐的黏液，对十二指肠黏膜有保护作用，并为消化酶的激活提供碱性环境。K 细胞产生的抑胃肽能够减少胃酸分泌。胆囊收缩素（●视频 6.3）由 I 细胞分泌，引起胆囊收缩。它还能引起 Oddi 括约肌的松弛（图 6.3），使胆汁进入十二指肠。S 细胞产生促胰液素，促进胆汁分泌，同时能刺激胰腺释放碳酸氢盐。

临床表现

十二指肠溃疡通常由幽门螺杆菌引起，可引起上腹部疼痛。疼痛发生在饭后 2~5 h，通过进食或使用抗酸剂能够缓解，患者可能伴有背部放射痛。出血通常发生于后壁溃疡（来自胃十二指肠动脉）。一些患者表现为休克，而另一些可能出现慢性贫血。小肠腺癌主要发生在十二指肠或空肠近端，常引起梗阻症状。壶腹周围肿瘤（●视频 6.4）通常表现为黄疸、消化道出血或胰腺炎。

影像学

上消化道（UGI）影像学检查（●视频 6.5）和消化道镜检查（●视频 6.6）可显示十二指肠溃疡或肿块。黄疸患者可能受益于超声或 CT。

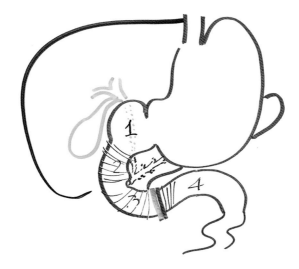

视频 6.1　十二指肠的 4 个部分

　　十二指肠是位于胃远端的小肠。十二指肠的命名源于它大约有12指宽，它被分为 4 部分。第一部分是球部，位于腹膜内。第二部分位于腹膜外，向下延伸至 Vater 壶腹。这两个区域有分泌黏液的十二指肠腺，保护其余的肠道免受胃酸的伤害。十二指肠的第三部分从 Vater 壶腹向下弯曲至肠系膜血管处。然后十二指肠向上回到胃的下方，由后腹膜转入腹腔内，成为第四部分。第一、四部分在腹膜内，第二、三部分位于腹膜外。Vater 壶腹具有重要解剖意义，食管到壶腹的上段肠道血供来自腹腔，Vater 壶腹的下段血供由肠系膜上动脉供应。这就是十二指肠。

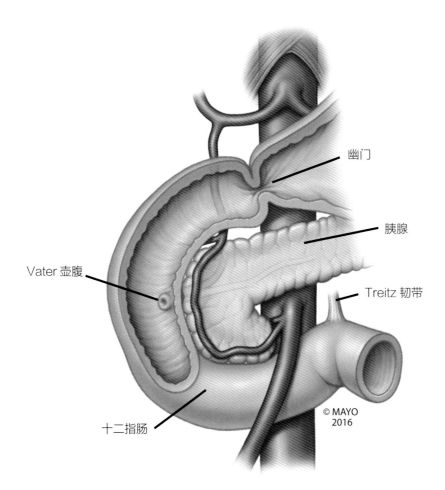

图 6.1　十二指肠的解剖

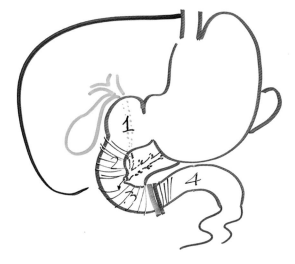

视频 6.2　Vater 壶腹的位置和作用

　　Vater 壶腹位于十二指肠的中段。这是一个精细的结构，可以调节胆汁和胰液的分泌，而其本身受肠内消化过程的调节。所以人们在进食后，胆囊收缩，消化液经 Vater 壶腹流出。它由 Oddi 括约肌调节，而 Oddi 括约肌结构复杂，受激素、pH 和胃肠道内的各种因素的调节，Oddi 括约肌是由 Vater 壶腹组成的。胆总管和胰管在胰头部汇合，在汇合部胆汁和胰液排入胃肠道来分解食物颗粒。

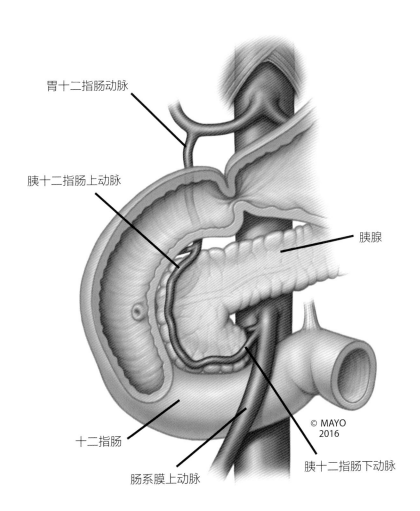

图 6.2　十二指肠的血供

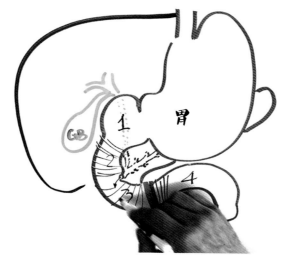

视频 6.3 胆囊收缩素的分泌

　　胆囊收缩素（CCK），由十二指肠和空肠的 I 细胞分泌。胆囊收缩素受十二指肠中氨基酸和脂肪酸的调节，所以当食物进入胃中并分解时，胆囊收缩素从 I 细胞中释放出来。胆囊收缩素有很多作用。它有助于减慢胃的排空过程，刺激胆囊收缩，使更多的胆汁进入胃肠道并完成分解，并且刺激胰腺的腺泡细胞释放胰酶来帮助消化。所以胆囊收缩素是一种重要的激素，它能帮助增加胆汁的分泌，减缓胃的运动速度，并促进胰液分解胃肠道内的蛋白质。

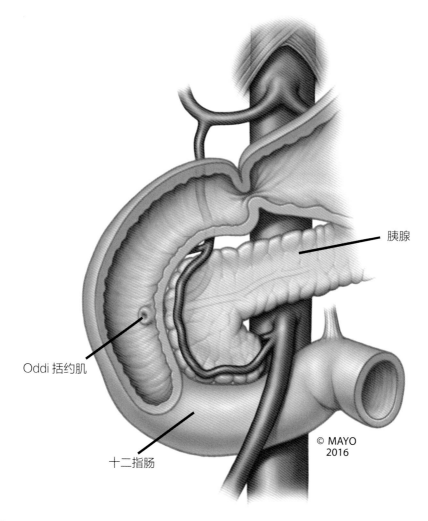

图 6.3 Oddi 括约肌的位置

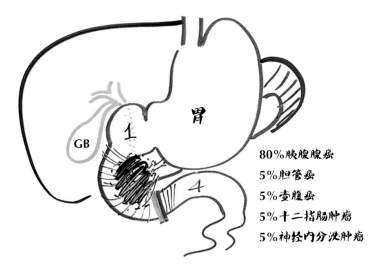

80%胰腺腺癌

5%胆管癌

5%壶腹癌

5%十二指肠肿瘤

5%神经内分泌肿瘤

视频 6.4　壶腹周围肿瘤

位于 Vater 壶腹周围区域的壶腹周围肿瘤包括胰头肿瘤、十二指肠肿瘤、壶腹肿瘤和胆管肿瘤。根据这些肿瘤所处的部位会引起一些相应症状，可能会引起无痛性黄疸，这是胰腺头部肿瘤的临床表现。年轻的医师需要了解的是，这些肿瘤中的 80% 都是胰腺腺癌。不幸的是，这是最糟糕的病理类型。它很危险，因为直到胆管被阻塞才会表现出症状。

还有各种各样的肿瘤占了剩下的 20%，但没有特别的排序。胆管肿瘤如胆管癌的临床症状通常表现较早，患者会出现无痛性黄疸，所以存活率比胰腺腺癌要好一些。胰头部的开口——Vater 壶腹，会出现所谓的壶腹癌，这种肿瘤预后最好。因为壶腹被阻塞时，症状会很快出现。十二指肠也可能长肿瘤，并可能更早出现症状，因此它比胰腺腺癌的预后要好。还有很多其他的肿瘤，如神经内分泌肿瘤，有些人称之为 PNET，即胰腺神经内分泌肿瘤，还有转移性肿瘤（尤其是肾细胞癌）或黑色素瘤。幸运的是，在剩下的 5% 的肿瘤中，有时被诊断为胰腺癌的只是看起来像胰腺癌的胰腺炎。因为这不是癌症，所以预后是最好的。在壶腹周围的所有癌中，胰腺腺癌占 80%。

手术

由十二指肠溃疡引起的严重出血、穿孔和梗阻均采用手术治疗。Graham 修补（●视频6.7）是一种用于治疗急性穿孔的技术。迷走神经切开术、胃窦切除术和胃次全切除术（●视频6.8）可用于减少胃酸分泌。对于那些可以耐受手术且没有转移证据的壶腹癌或十二指肠癌患者，可以接受胰十二指肠切除术。Ladd 带松解术用于治疗小肠旋转不良（●视频6.9）。

并发症

十二指肠手术的并发症包括出血、吻合口瘘或狭窄、胆管损伤、胰腺炎或胰瘘、反流性食管炎或倾倒综合征（●视频6.10）。

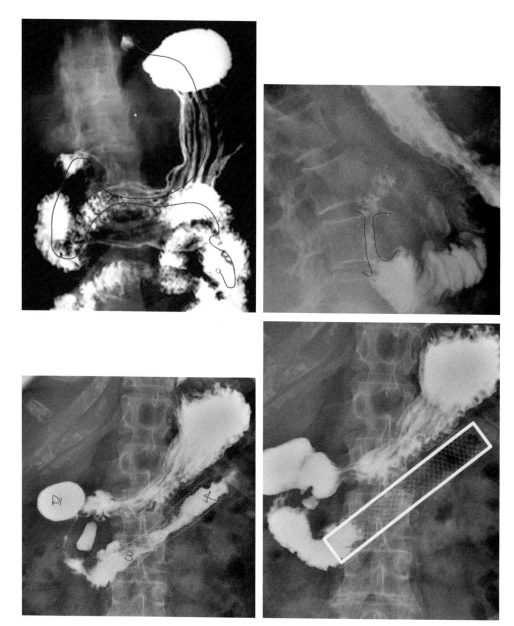

视频 6.5 UGI 造影

　　十二指肠成像可以有各种各样的表现，但是这里有一个很好的方法。钡剂、泛影酸钠或泛影葡胺被吞入胃中，填满胃，并依次滑入十二指肠的各个部分。上图是一张上消化道 / 小肠梗阻（SBO）的静态图片。

　　如果做得更好的话，在腹部的平片中能看到有一根管子，那是鼻胃管。喝钡剂、泛影酸钠或对比剂并不是有趣的事情。上图是一张正常的图片。

　　现在医师可以感觉到管子里有对比物，它向上填满胃部，然后向下滑动，通过幽门进入十二指肠的第一部分。然后造影剂会进入十二指肠的第二部分。十二指肠的第三部分的头朝上，在前面绕过头部或上方。最后一部分是十二指肠的第四部分。当我们看到造影剂穿过此处时，就将找到各种各样的结构。在上消化道研究中，需要注意的是有些人存在十二指肠憩室。它通常是良性的，不会引起任何问题，但值得注意是，它有时会令人困惑，因为它在十二指肠的第一部分时通常是圆的，如 D1，但也可能位于十二指肠的第三部分。

　　造影剂进入十二指肠的第三部分时，应能看到造影剂渗出来了。如果渗出困难，则是因为此处有肿瘤，造影剂几乎不可能穿过十二指肠癌。这是"果核征"。此例患者造影剂渗入十二指肠的第四部分，进入空肠。所以这个人仍然可以吃喝。此时可以等一段时间，此例中可以看到染料确实渗过去了，但这是一个近乎阻塞的病变。

　　回到前后视图，我们可以看到胃和十二指肠的第一部分，我们可以感觉到它在这里被切断了。我们还有什么选择？造影剂从这里穿过，此处可以放一个支架。此例中可以很清楚地看到内镜医师放入了几个支架。

视频 6.5（续）

在这里，支架撑开了肿瘤并打开了十二指肠。现在内镜医师会用造影剂来判断十二指肠是否已经打开。可以肯定的是，通过更深入和更鲜明的对比，我们可以看到十二指肠的第一部分，第二部分，第三部分，直到第四部分，造影剂流动自由。这个伴有梗阻和呕吐症状的人现在可以在剩下的生活中尽情地吃、尽情地喝或再次进行化疗。

再看另一张图片显示了支架撑开了梗阻，更重要的是，可以一直进入小肠和结肠。这是一个非常成功的手术。如果没做这个选择，患者会在恶心呕吐中度过生命中的最后几天。就目前而言，可以吃喝，虽然最终会死去，但至少提高了他的生活品质。

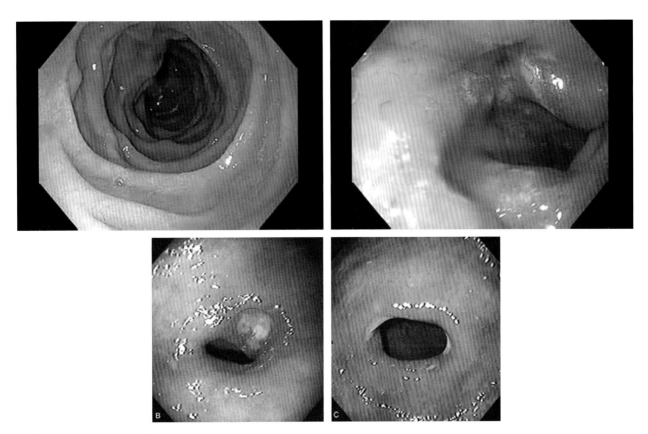

视频 6.6　十二指肠内镜

十二指肠最好的检查方法是内镜直视观察，这对患者来说是最好的也是最简单的方法。将内镜经口向下放置，进入食管，进入胃，然后进入十二指肠。此例是一个外观正常的十二指肠，通常约 30 cm 长，大多数内镜医师都能看到整个十二指肠。第三部分和第四部分有点硬，但此时我们看到的是十二指肠的第一部分和第二部分，这里的同心圆是很正常的十二指肠。

胃酸分泌的增加会引起溃疡。此例中看到了一点红斑和溃疡。这只是个开始，还是一件小事。这种情况可能发生于内镜造成的创伤上，所以当内镜进出时可能会造成一些创伤，导致一些红斑和出血，但此处是一个小溃疡。

随着检查的深入，我们可以看到严重的溃疡。这样的溃疡已经发生一段时间了，这是过量的胃酸和幽门螺杆菌所致，通常男性比女性更常见，更常发生于抽烟或喝酒的人。人的健康状况越好，患消化性溃疡（PUO）的可能性就越小。但是此例中可以看到肿胀，十二指肠的水肿，看不到那些同心圆。

再往下有个小溃疡，往下游看。也许随着时间的推移，它会好转并且愈合：如果通过服用抗生素和抗酸剂根除了幽门螺杆菌，溃疡可以自愈。

就像这样，看起来有一个溃疡，也许几天后再检查，它仍然呈红色和炎症表现，溃疡愈合与否均有可能。我们要滑过下一个同心圆确保下游没有其他问题。十二指肠和十二指肠溃疡最好用内镜检查。

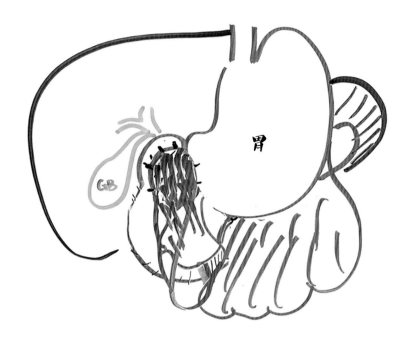

视频 6.7 Graham 修补

　　Graham 修补是把大网膜放在一个十二指肠的穿孔上。对于高胃酸型溃疡患者，当胃酸进入十二指肠，会对溃疡进行进一步分解，逐渐形成一个洞，最终造成穿孔，患者常伴有急性疼痛。它通常是一个很小的洞——2~5 mm 大小。通常情况下，当试图把发炎的组织缝合在一起的时候，其固定并不牢靠，所以外科医师取出一部分的大网膜，把它提起来，然后把它缝在顶部（首例操作是 Roscoe Reid Graham 在 1937 年做的）。他们用丝线缝合，发现单纯缝合组织并没有用网膜修补好，当把大网膜缝在穿孔处会使修补处结疤，患者慢慢好转，医师同时联合应用抗酸剂治疗，患者恢复得很好。另一种选择是切除十二指肠或切除部分胃——这些都是大手术。所以当你听到外科医师提到 Graham 修补的时候，它就像是一种简单地贴在十二指肠第一部分穿孔部位的创可贴，非常有效。现在通过根除幽门螺杆菌、降低胃酸含量等方法，溃疡的问题越来越少了。如果患者需要进行手术，可以用腹腔镜，甚至有时可以用内镜。这就是所谓的 Graham 修补。

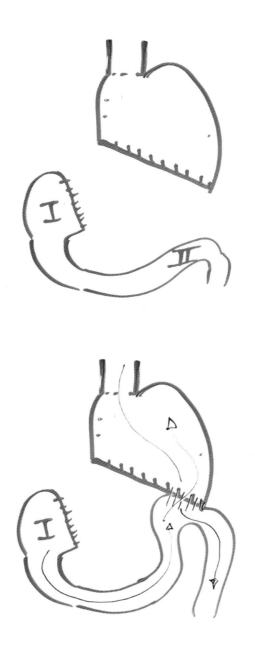

视频 6.8 全胃切除术。Ⅰ是毕Ⅰ式吻合术；Ⅱ是毕Ⅱ式胃切除术

　　切除胃的一部分被称为胃次全切除术，通常至少切除一半或更多的胃，接近于全胃切除术。现在胃次全切除术已不像 20 世纪前期 30 年那么常见。我们做胃窦切除术，就意味着要切除胃窦或者部分胃。如果这是简单的病例，在离断十二指肠后，与没有胃窦的胃残端做吻合，让胃重新与十二指肠或空肠相通。如果你把胃残端吻合在十二指肠上，就叫作毕Ⅰ式吻合术，以纪念西奥多·毕罗斯，他在 19 世纪 80 年代末在德国做了这个手术。如果你把胃缝到空肠上，就叫作毕Ⅱ式胃切除术。我们很少把胃与十二指肠做吻合。通常行侧侧或者端侧胃空肠吻合术，因此食物能够通过食管和足够宽的吻合口向下移动。不幸的是，因为胆汁和胰液没有幽门的控制，所以这些手术会造成胆汁食管反流；但简单地说，毕Ⅱ式胃切除术是胃肠切除术后常用的胃空肠吻合术。

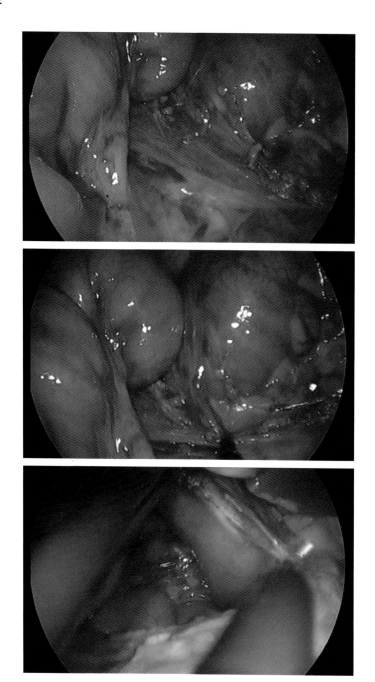

视频 6.9　Ladd 带松解术：术中

　　手术矫正肠道旋转不良是对儿科患者经常需要进行的手术，此例做的是所谓的 Ladd 带松解术。此处是阑尾，它实际上在肝脏下面。有一些儿外科医师在努力治疗几个月或几岁的患者，但是阑尾不属于右上象限（RUQ）器官，它在此处出现因为旋转不良造成的。所以我们需要做的是释放这条穿过十二指肠到右上象限的带子。此处是健康的肝脏。很难区分什么是结肠、什么是十二指肠。我们知道十二指肠在上面，小肠在左边，有一些系带从左边穿到右边，因此用电钩烧断这些系带，外科医师会释放它并打开小肠的肠系膜。

　　旋转不良的问题是肠系膜被这些小的纤维附着栓住，我想你可以感觉到它们在左右摇摆。外科医师需要将其抬起一点，小心不要烫伤下面的脏器。通过小电钩的烧灼来达到松解系带的目的，所以十二指肠背后的小肠，可以被松解，不会被扭转，不会阻塞。如果我们能安全地完成手术，患者就会从有症状变成有好的生活品质的人，尤其是切口很小的患者，像这样的儿童患者，可能在 1~2 天就能出院回家。

　　从历史上看，这种病的患者可能会在医院里待上几个星期。我们得小心，别把肠子烧着了。这是一个危险的手术，你必须非常小心。此手术需要一个团队。要用腹腔镜探查确保术者能看到他在做什么。现在 Ladd 带巳经松解了，我们可以把肠子移动到任何我们想要移到的地方，如果不能，我们还需要做更多的工作。

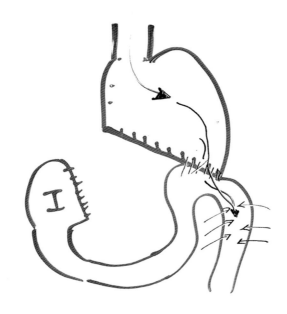

视频 6.10 倾倒综合征。Ⅰ是毕Ⅰ式吻合术

　　倾倒综合征与我们吃了食物后食物进入胃有关。那些食物从胃直接到小肠的人，就会患上倾倒综合征。当我们吃高渗食物时，例如奶昔、薯片，或者其他各种各样的食物，由于没有胃和幽门的减缓，它们进入胃并迅速进入空肠。正因为如此，空肠还没有准备好，它还没有准备好接收所有这些物质，通常会通过析出水分和黏液来稀释高渗食物颗粒；这会造成人体脱水、头晕、恶心，甚至昏倒。这种症状在胃窦切除术或胃次全切除术的手术后相当常见，因为食物可以直接进入小肠。大多数情况下，它会随着时间的推移而解决。

　　身体是非常聪明的，患者自己也很聪明，他们将开始吃更少的食物，吸收低脂肪、低碳水化合物和高蛋白。蛋白质似乎不是问题，是碳水化合物导致了倾倒综合征。患者需要很小心地控制摄入的液体量。倾倒综合征是一种不寻常的综合征，发生在胃手术之后，因为食物很容易进入小肠而使身体很难适应。

十二指肠挑战问题

6.1　为什么在胃远端的小肠叫作十二指肠？

6.2　罗斯科·里德·格雷厄姆博士是谁？

6.3　什么是壁细胞迷走神经切断术？

6.4　如何描述一个边缘溃疡？

6.5　什么人会患有 SMA 综合征？

6.6　毕Ⅰ式重建与毕Ⅱ式重建有何不同？

6.7　如何治疗十二指肠憩室？

6.8　小肠中最常见的恶性肿瘤是什么？

6.9　如何治疗幽门螺杆菌感染？

十二指肠挑战问题解答

6.1 解剖学家注意到这部分肠约为 12 指宽,在拉丁语中称为十二指肠。

6.2 一位加拿大外科医师,他发明了用于十二指肠溃疡穿孔的网膜补片修补术(Graham 修补)。

6.3 一种选择性的迷走神经切除术,去除胃体和胃底的神经支配。

6.4 在吻合处发生的溃疡,仅发生在远端。

6.5 瘦的人,SMA 可紧贴十二指肠的第三部分。

6.6 毕 I 式:胃端至十二指肠近端(胃十二指肠吻合术)。毕 II 式:侧胃到侧空肠(胃空肠 吻合术)。

6.7 首先,观察(最常见);接下来,反折;最后,切除。

6.8 腺癌。

6.9 3 种药物的组合治疗:甲硝唑、奥美拉唑和克拉霉素,或氨苄西林、奥美拉唑和克拉 霉素。

7

食管

胚胎学

食管由前肠的气管食管膈发展而来。

解剖学

食管是一个长约 25 cm 的中空的肌性管腔，上起自环咽肌（图 7-1）下缘，下达贲门上方的胃食管交界处。甲状腺下动脉、主动脉食管支、胃左动脉及膈下动脉分别为颈段食管、胸段食管及腹段食管的动脉血供（图 7-2、图 7-3）。食管大约在第 10 胸椎水平通过食管裂孔（图 7-4）进入腹腔。

生理学

食管仅仅是一个能蠕动的器官（●视频 7.1）。当蠕动波向下移动，食管下段括约肌松弛（图 7-5），食团得以通过而进入胃。

临床表现

贲门失弛缓症（●视频 7.2）是因食管下段括约肌松弛不良，同时伴有食管蠕动功能丧失而引起的一种疾病。贲门失弛缓症可引起固体及液体食物的吞咽困难、反流及体重减轻。弥漫性食管痉挛（DES）是以不协调收缩为特征，导致胸痛及吞咽困难的一种疾病。胃食管反流疾病（GERD）是食管疾病中最常见的一种，表现为烧心、反流、吞咽困难、慢性咳嗽、声音嘶哑或哮喘。长期的胃食管反流可能会导致食管黏膜化生。食管憩室（●视频 7.3）比较少见，进行性的吞咽困难伴有体重减轻时要注意是否并发食管癌。

影像学

食管测压（●视频 7.4）是诊断贲门失弛缓症及弥漫性食管痉挛的标准检查。食管的钡剂造影（●视频 7.5）可以明确食管结构及功能的异常。食管的内镜检查（●视频 7.6）能帮助

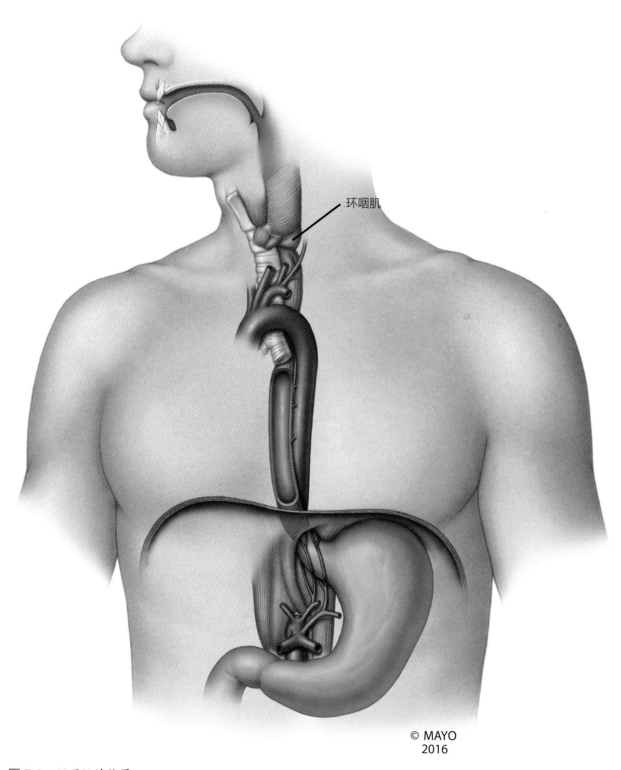

环咽肌

© MAYO
2016

图 7.1 环咽肌的位置

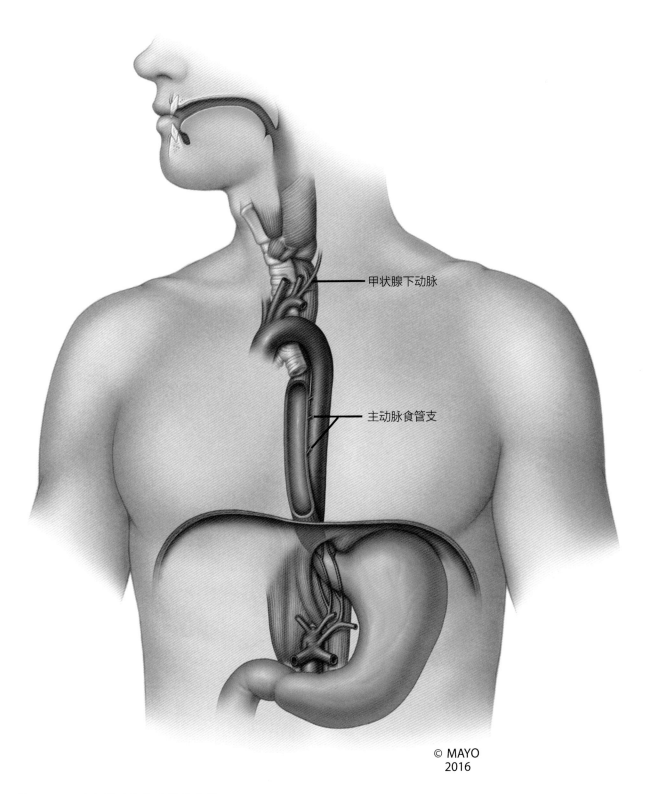

甲状腺下动脉

主动脉食管支

© MAYO
2016

图 7.2 颈段食管及胸段食管的血供

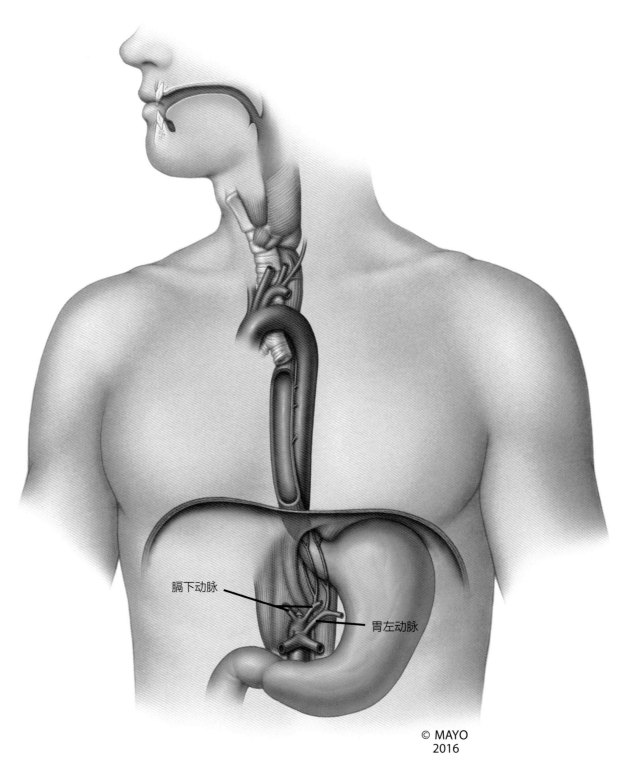

图 7.3　腹段食管的血供

© MAYO
2016

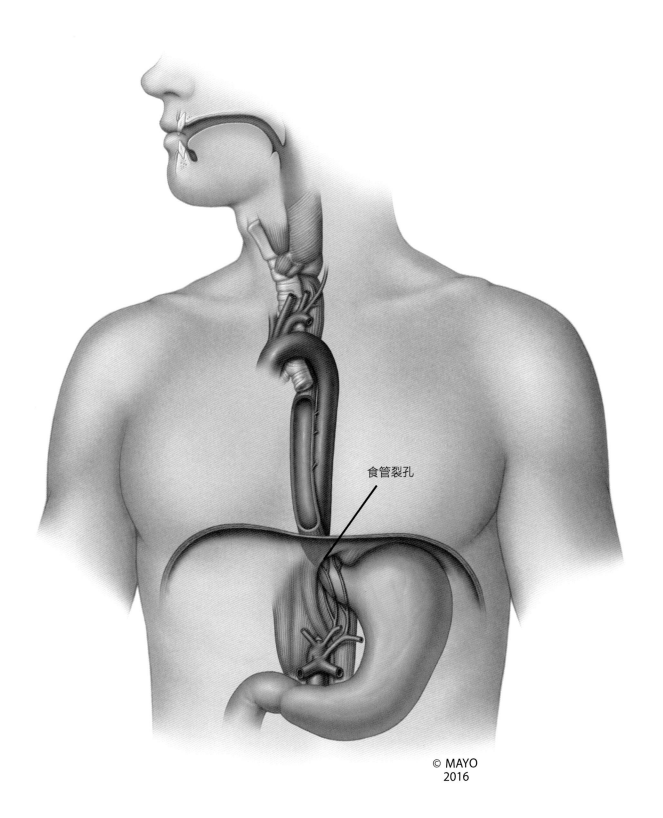

食管裂孔

图 7.4 食管裂孔的位置

© MAYO
2016

确诊食管癌（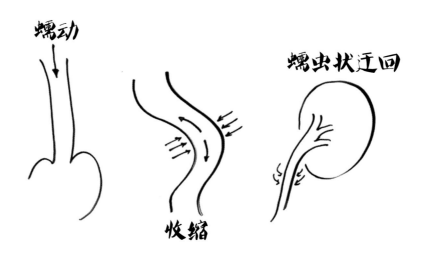视频7.7）、狭窄（⬤视频7.8）、食管炎及食管黏膜化生（图7.6）。CT用于确定食管癌的分期。

手术

贲门失弛缓症的外科处理方式为Heller肌层切开术（⬤视频7.9）。长的食管肌层切开术可以缓解药物治疗失败的弥漫性食管痉挛患者的疼痛。对于大于2 cm的Zenker憩室（⬤视频7.10），可采取憩室固定术或者憩室切除术。对于食管癌，可采用Ivor Lewis食管切除术或者食管内翻拔脱术（⬤视频7.11）。对于胃食管反流性疾病，经常采用Nissen胃底折叠术（⬤视频7.12）。

并发症

食管外科手术可能会导致医源性食管穿孔（⬤视频7.13）、胸导管损伤、吻合口瘘。Heller肌层切开术会导致术后反酸，为此通常联合使用部分胃底折叠术（⬤视频7.14）。

视频7.1 *食管蠕动*

蠕动的定义在人体中常被误用。只有食管真正可以蠕动。进食时，食物或液体冲入整个食管，管壁肌肉像波浪一样收缩，把它们推进胃里，这是蠕动。而小肠、十二指肠、空肠、回肠都可以收缩。收缩更常见于胃上部及十二指肠。收缩实际上是把分泌液及肠道内容物双向推动，因为上部收缩快，东西最终被推到底部。输尿管是蠕虫状迂回，就像阑尾。它的收缩很有趣，但不是蠕动；所以，食管是蠕动，肠道是收缩，输尿管是蠕虫状迂回。

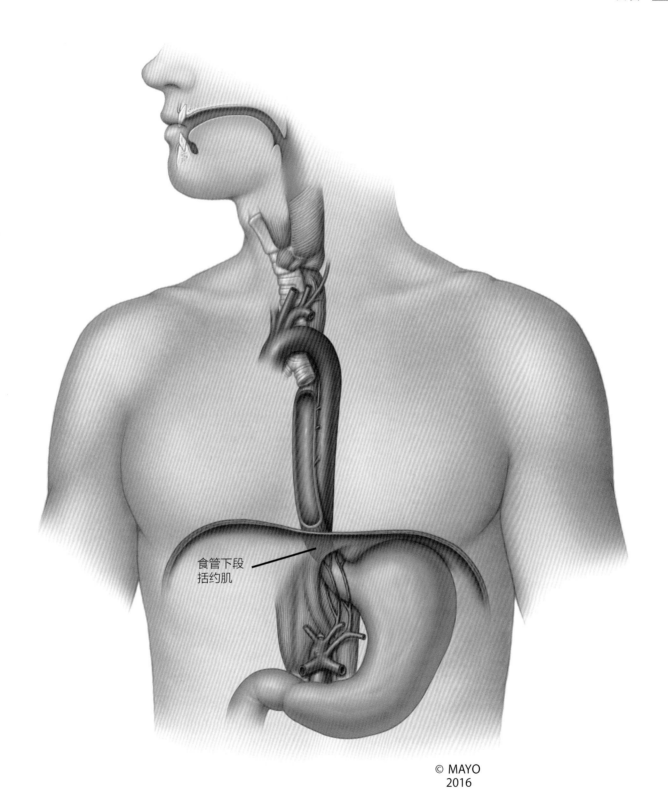

食管下段
括约肌

© MAYO
2016

图 7.5　食管下段括约肌的位置

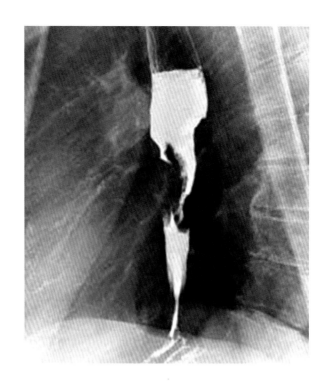

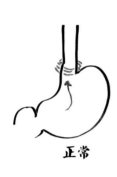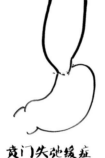

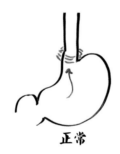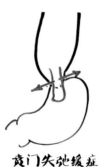

视频 7.2 食管贲门失弛缓症

大约有 1/100 000 的人患有"贲门失弛缓症"。在正常的食管与胃之间有低位食管括约肌,它防止食物反流,当低位食管括约肌适当松弛,则允许食物通过。如果这个部位有肿瘤或者神经节细胞失去功能,随着时间的推移,食管紧缩,低位食管括约肌不允许食物通过。因此,食管像水坝一样,梗阻使上方食管扩张,下方变窄,有时像鸟嘴一样。

贲门失弛缓症患者的钡剂造影显示为鸟嘴样改变。这是一种罕见的疾病,理想的解决办法是采用一种被称作"Heller 肌层切开术"的方法去分离食管下段括约肌。也可以放置探条进行球囊扩张,将食管下段括约肌延伸拉长,这在某些时候往往非常有效。还可以注射肉毒素等,使食管下段括约肌松弛,食管内容物得以通过。功能性的食管梗阻表现为食管食物潴留,典型的口臭,经常使用大量的液体来冲洗干净,这给患者带来许多麻烦,对其可以反复进行操作来治疗。正确的诊断及把癌前状态和鳞状细胞癌(SCC)区分出来显得尤为重要。所以,贲门失弛缓症的问题在于食管下段括约肌,可以通过外科手术、注射肉毒素或者扩张等方法缓解梗阻。

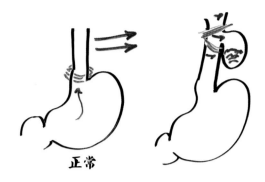

正常

视频 7.3　食管憩室

　　正常的食管是一个空心管道，看上去像一根没有小袋或气泡的软管。膨出，所谓的憩室便可能会发生。在结肠里，这种情况更常见，在食管里常见的有两个原因：①管腔外的牵引力，肺、心脏及心包的炎症，产生牵引食管的外在牵引力。在肺结核患者中可以看到膨出的憩室。②更常见的原因是肌肉收缩使管腔变窄，压力升高，压力推出及弹出而形成憩室，因为只有部分食管壁膨出在外，不能称之为真性憩室，因此被称为假性憩室——Zenker 憩室。憩室内的食物潴留导致口臭、颈部及上胸部的疼痛等症状相当普遍，夜间的食物反流是令人讨厌的事情。可以采取包括憩室切除及内镜下治疗等方法进行治疗。医师乐于采取将憩室固定的方法进行治疗，对于大于 3 cm 的 Zenker 憩室，大多采用外科手术治疗。

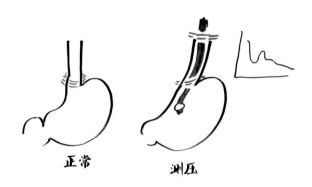

正常　　　　　　测压

视频 7.4　食管测压

　　偶尔人们会进行上消化道内镜检查，检查结果看上去完全正常。如果我们使用测压检测，可能并非完全正常。患者吞下一根可以测压的管道，你可以想象到，在胃里基本上没有压力，当测压管道通过下段食管括约肌时会检测到压力，这里应该是一个压力释放区。贲门失弛缓症患者压力可能会更高，而在其他一些疾病患者中可能会低很多。当环咽肌及其他的上段食管括约肌收缩时，正常的食管都有一定的压力；当食管松弛时，压力会随之下降。现在你可以想象到，当水被喝下并向下流动，食管的蠕动开始出现，放松，放松，放松，伴随着蠕动波的滑过，我们得以观察到食管的压力。压力测试图显示一些正常食管的证据，但这些也可能出现在贲门失弛缓症及其他疾病患者中。

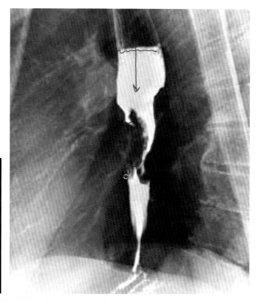

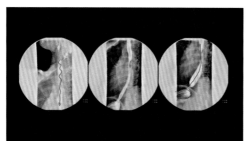

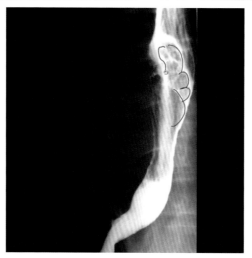

视频 7.5　钡餐造影

　　食管是一个令人惊叹的结构，它从咽部输送食物和液体到胃。如何去评估及观察呢？可使用钡餐检查，钡剂与少许水混合让患者吞下，就可以观察到一些情况。可以通过录像或者拍摄不同的照片来观察食物从顶部到底部的过程，这就是食管钡餐造影。这些照片虽然不是活动的视频，但是能帮助我们了解食物通过的情况。心脏会阻挡食物推进，我们可以通过正位片及侧位片观察造影剂进入胃的过程。这些是正常食管的图片。

　　让我向你展示异常的食管是什么样子。你可以看到钡剂顺流而下，钡剂在食管里滞留，食管蠕动并推进内容物通过。但这不是非常糟糕的情况，我们可以看到一个充盈缺损，有些人谈论到苹果核样病变及缩窄，这是食管癌的表现，这些表现极为不正常。

　　此病例的图像为另一种类的食管图，另一个患者的图像中，我们可以看到造影剂通过，此处的团块是一个肿瘤，黏膜癌，食管的腺癌或鳞状细胞癌。这不是一个好的迹象，这些东西需要被取出。

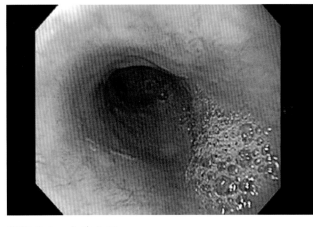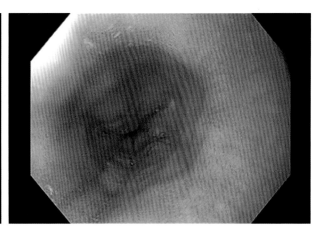

视频 7.6 食管内镜

在 20 世纪，随着医学的发展，通过食管的 X 线及钡餐检查可以真实地观察，活检，以及见到治疗的小件器械，这就是食管内镜。粉红色的，圆的，这就是内镜下正常的食管表现。当注入少量的气体并吹气时，我们会看到光滑的正常食管。

如果我们慢慢地接近胃，你可以观察到这里的褶皱，当食管的蠕动把组织推开，可以再次观察到正常的黏膜组织。这就是正常的食管内镜检查。

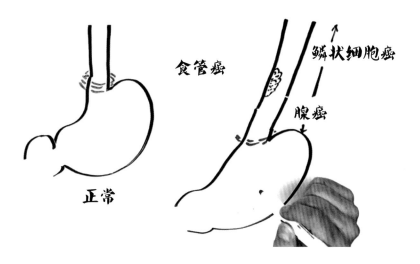

视频 7.7 食管癌

正常的食管是粉红色健康的组织，当患食管癌时就完全不是这样的了。一般从微小的病灶开始，最后发展成为管腔内侵蚀、溃疡形成及肿块。当我们在食管远端向下看时，靠近胃肠的食管病变倾向于腺癌，当我们朝着下颌及嘴向上看时，我们将会发现鳞状细胞癌。所以食管远端腺癌更常见，食管中上段鳞状细胞癌更常见。

下段食管括约肌的胆汁反流是引起食管腺癌的原因，它增加了细胞的损伤，容易癌变。鳞状细胞癌的转变与酒精、贲门失弛缓症、食管炎有关。误服碱液会增加鳞状细胞癌的风险，吸烟会极大增加鳞状细胞癌的风险。

任何类型的食管癌的典型表现是吞咽困难，并由此引起的疼痛及不适，体重减轻。不幸的是，不管哪种类型的食管癌，大约有 50% 或者更多的患者出现远处转移，这时的患者理论上是不可治愈的。当出现疼痛、吞咽困难及体重减轻等症状时，行食管胃十二指肠镜（EGO）检查。可以观察病变部位，并对其进行活检，甚至可以采用支架植入或者球囊扩张等治疗手段来改善患者的进食困难。食管癌在美国不是一种常见的肿瘤，我们能早期发现并治愈它。世界上某些食管癌及胃癌发病率高的国家采取预防性的内镜检查。在日本、芬兰或其他高风险的国家，对食管癌胃癌进行筛查，而在美国这种风险并不高。

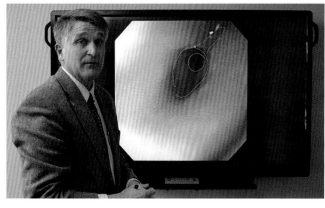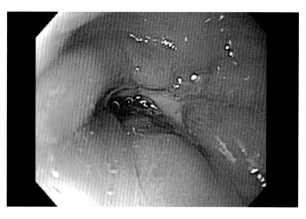

视频 7.8 *食管狭窄*

　　采用内镜观察食管，我们会发现异常。当我们试图向食管里面吹气，它看上去并不像被吹起的状态。事实上也是如此，食管狭窄，并且有瘢痕，这有可能是狭窄。各种各样的原因都可以引起，比如误吞酸性物质、胆汁反流、辐射等。

　　现在我们观察另外一个不同的患者，你可以观察到外部为粉红色，但其实可以感觉到管腔狭窄，伴瘢痕形成。这个区域显示为白色、质地硬。不能确定为肿瘤？或者瘢痕？内镜的好处是你可以通过其进行活检并取得组织标本。这是通过内镜看到的异常的食管。

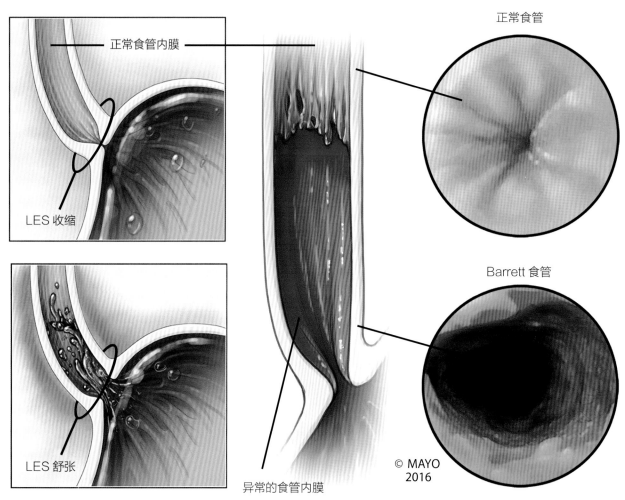

胃酸及胃内容物进入食管，损害食管内膜

图 7.6 Barrett 食管（LES 为食管下段括约肌的缩写）

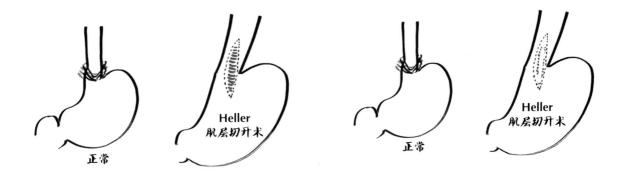

视频 7.9 Heller 肌层切开术

如果患者有鸟嘴样的贲门、食管失弛缓症，他们的食管尤其紧致。用来解决这种疾病的外科手术被称作 Heller 肌层切开术。典型的手术是通过腹腔镜手术来完成的。在胸部，食管位于膈肌的上方，在膈肌下方我们向膈顶上看，就会发现胃及部分食管。切开外层的腹膜及浆膜，就会看到下层的肌肉。通常使用电刀及超声刀切开。如果正确地分离食管肌层，就容易分开了。不切透食管黏膜，那会破坏贲门失弛缓的开放，并造成食管瘘。如果可以的话，可以一点一点地充分游离，因为这是黏膜中较为简单的一层。将胃底放置在顶部并固定，可以采取 Nissen 胃底折叠术、Dor 胃底折叠术等手术方式。有趣的是，游离肌肉并覆盖修补，使之不完全暴露并防止撕脱，这就是所谓的 Heller 肌层切开术。

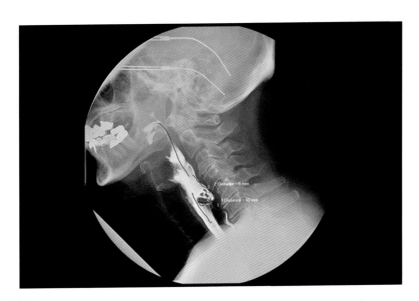

视频 7.10 Zenker 憩室

食管的钡剂造影图显示食管的上部，咽部移行向下成为食管，我们可以看到有趣的向外凸起的结构——憩室。它被命名为 Zenker 憩室。Zenker 憩室患者有食物及颗粒滞留的麻烦，并伴有口臭，有时会反流出 2 天前所吃的东西。在环咽肌的过度活跃及挤压下，形成向外凸起的结构。可以通过内镜及外科手术给予固定。Zenker 憩室虽然是一种良性疾病，但它经常会制造麻烦。

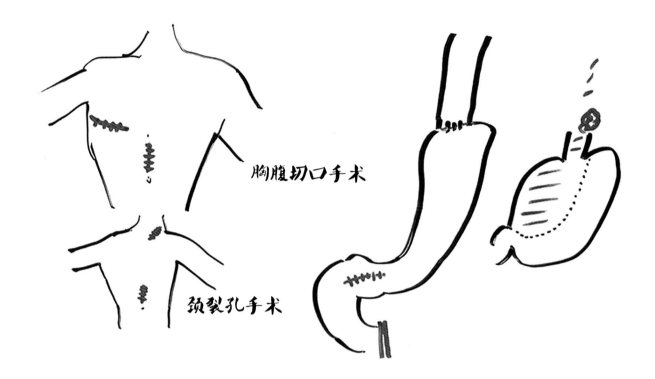

胸腹切口手术

颈裂孔手术

视频 **7.11**　食管切除术

　　当患者患有低位食管癌或者胃上部癌时，有两种不同的方法来进行肿块的切除及重建。Ivor Lewis 手术，一个外科手术的名字，它得名于一个人的名字（Ivor Lewis）。他讨论关于胸部及腹部的切口，通常是一个正中的腹部切口及一个右胸切口。另外一种选择是做一个腹部切口，通过膈肌从底部切除，这被称作经膈肌入路手术，另外还需要在颈部做一个切口。在这里讨论的是，关于 Ivor Lewis 的开胸及开腹手术。

　　胃看上去正常，或许食管会有肿瘤生长。我们手术时为了保持食物供给通路的完整，会切除部分胃及食管，并将胃裁剪成一管状，将这一管状胃与肿块上方的食管吻合，这就是食管胃吻合术，一个管状的连接。因为这个手术，胃及十二指肠和幽门的神经支配不再完整，我们还得去行幽门肌层切开术，切开幽门的肌层，使幽门得以放松，食物得以顺利地通过。食管 Ivor Lewis 手术包括开腹及开胸手术，对于一个食管及近端胃肿瘤患者，将管状胃拖入胸部并通过胸部进行吻合。

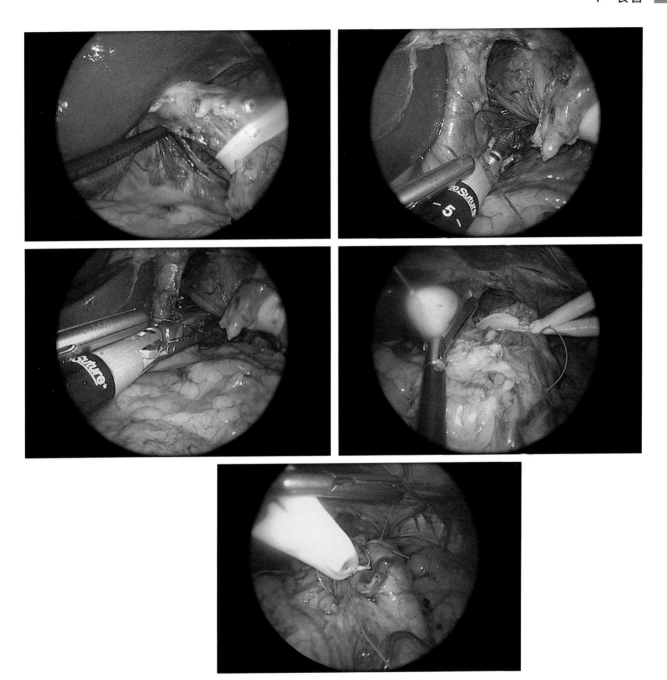

视频 7.12 Nissen 胃底折叠术：术中

　　Nissen 胃底折叠术对胃食管反流患者是非常有用的。胃食管交接处的上方靠近膈肌，我们可以看到上面的肝脏，还可以看见心脏有节律地跳动。在胃食管交接处的后方操作，这个节段有少许的出血，尝试着在另外一面自由地往返通过，围绕顶部放置一 Penrose 引流管。容易出血的血管围绕在胃食管交接处，这里我们要非常小心，并且要当心勿损伤迷走神经，钝性剥离，用少许力牵引并引导通过。

　　现在使用内镜手术缝合器械或者腹腔镜缝合器械进行操作。关闭膈肌脚，为了避免出现大的食管裂孔疝，我缝合肌肉并关闭缺损，尽可能使裂孔变小，以防止腹腔内容物疝入。外科医师在腹腔镜下缝合左、右膈肌脚并打结，使环绕食管及胃的裂孔变小。这种方法试图去减少令人烦恼的胃酸及胆汁反流入食管的机会。当缝合肌肉时要相当小心，主动脉及下腔静脉距离这个地方比较近。当进行操作时，外科医师常常容易损伤这两种结构，所以了解缝合深度是非常重要的。

　　如果膈肌脚关闭了，接下来就是经典的操作了，把胃的顶部以及底部绕着食管，并在前面缝合，这就是 Nissen 胃底折叠术。在胃的顶部将胃包裹，剩余的胃下滑，这从图片上看是非常艰难的。将这部分胃从后面拉出来，包裹胃并将它缝合，一部分缝合在胃上，并将缝合针转换，一部分缝合在食管壁上，要控制好缝合的深度，不要太深。然后再进行另外一边的胃与食管缝合。就如缝合膈肌脚一样，将缝合的稍微狭窄一点，

视频 7.12 （续）

以防止流体反流入食管，这就是所谓的包裹。Nissen 胃底折叠术是将胃底在另外一面与"自己"进行多点缝合，最后将其闭合。不要包裹得太紧，在这里，外科医师允许放开 Penrose 引流管，缝合得少一点，留意大的血管，保证胃的良好血供。要小心仔细地将胃拉拢在一起。将胃与膈肌缝合，希望通过缝线释放张力而将胃保持在固定的位置。不要让胃滑入胸腔，并且缝合时要特别小心，因为心脏、食管以及膈肌就在附近，容易被损伤。

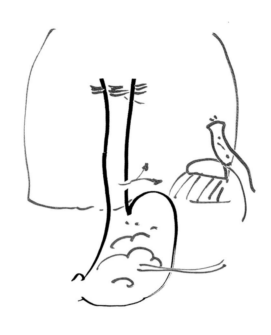

视频 7.13 食管穿孔

食管穿孔并非非常普遍，而是偶然发生的。如果出现食管穿孔，一般都会出现在环咽肌附近。吞咽薯片或者针、堵塞或者食管异物等，都会引起食管穿孔。典型的表现称为布尔哈韦综合征。患者进食大量食物并伴有呕吐，食管穿孔并有内容物流出。内容物流入胸腔并导致纵隔炎、心包炎及肺炎。当食管穿孔不能得到及时纠正时，患者将病入膏肓。因为食管穿孔的位置通常会比较高，患者经常会出现颈部疼痛。如果穿孔的位置比较低，将会是另外一种情况。患者吃得非常丰盛，在吃鸡时不慎将鸡骨头咽下，觉得不是非常舒适，突然出现心率加快，血压下降，并出现发热等一系列典型的表现。胸部 X 线检查会出现胸腔积液，因为有食管内容物的外漏，透视时会发现液体外溢及气体。患者在手术时我们会发现胸腔里有食物。食管穿孔是一种极其危险的疾病，常常发生于吞咽鸡骨，饮食过饱，或者其他的器械损伤，也可以发生在内镜诊治或者其他的医学干预过程中。

胸部 X 线检查是一个非常好的选择，另外一个选择是口服泛影葡胺造影检查。钡剂造影虽然有用，但钡剂外溢会产生很多问题，所以当考虑食管穿孔时不常使用钡剂。对于食管穿孔在 24 h 内的患者，通常会选择手术治疗。穿孔 24 h 之后或更长时间之后可以放置一个胸腔引流管并留置，将胸腔内容物引流出。此时，放置胃管或者颈部引流管，或者鼻胃管等，使胸腔内容物更多地排除。食管穿孔虽然很少发生，但常常是致命的。

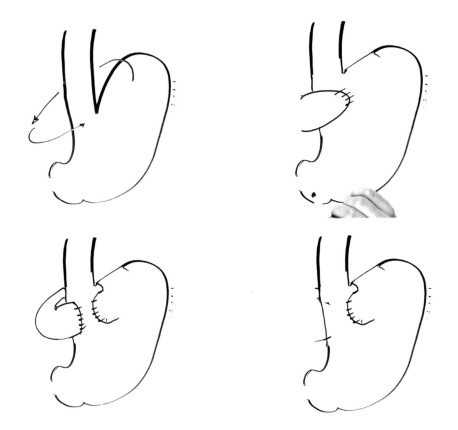

视频 7.14 胃底折叠术的类型

外科手术在食管周围形成的支撑或者包裹，在某种程度上是创造了一个低位食管下段括约肌，有几种不同的方法去处理：Nissen 胃底折叠术、Dor 胃底折叠术、Touper 胃底折叠术。最基本的你能想象到的就是切断胃短支血管并将胃底游离，在食管的后面将胃底从另外一边牵引出来并包裹食管。如果是这样的话，可使用胃包裹食管，在食管后面穿过并包裹食管，如何缝合取决于需要包裹多紧。如果完全包裹，就采取 Nissen 胃底折叠术。如果采取 Touper 胃底折叠术，需要将胃底缝合在食管的一侧，将另外一部分胃底缝合在食管的对侧，但不能像 Nissen 胃底折叠术那样完全折叠包裹食管。Dor 胃底折叠术通常限制更少，仅需要根据折叠多少而从前面进行覆盖。所以 Dor 胃底折叠术通常是 180° 的折叠，Touper 胃底折叠术是 270° 折叠，Nissen 胃底折叠术是 360° 的折叠。这有助于严重烧心的反流性食管炎患者及 Heller 肌层切开术、贲门失弛缓症肌层切开术患者的支撑及包裹。这就是胃底折叠术。

食管挑战问题

7.1 什么是 Killian 三角？

7.2 食管裂孔疝有哪 4 种类型？

7.3 哪部分食管对 SCC 和 ACA 产生影响？

7.4 布尔哈韦综合征是哪一部分的食管破裂？

7.5 最常见的食管良性肿瘤是什么？

7.6 如何去治疗？

7.7 谁是 Ivor Lewis？

7.8 胸腔里的 7 "鸟" 是指什么？

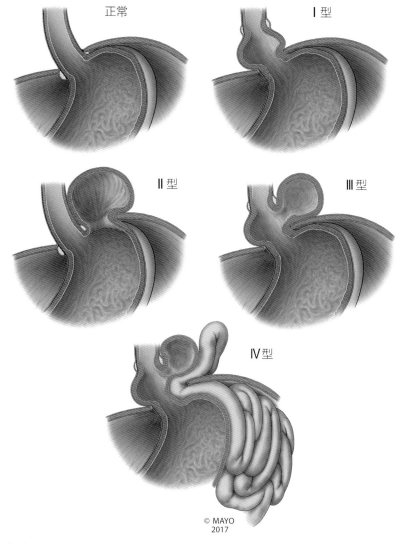

图 7.7 4 种类型的食管裂孔疝

食管挑战问题解答

7.1　Killian 三角是以咽下缩肌为中线，位于甲咽肌及环咽肌之间的区域。

7.2　I型：胃食管交界处疝入胸腔；II型：食管旁疝，胃疝入胸腔，胃食管交界处位于腹部；III型：胃以及胃食管交界处都位于胸腔；IV型：胃以及胃食管交界处都位于胸腔，还包含其他的器官，比如脾脏、肠等（图7.7）。

7.3　上 2/3 段食管对 SCC 产生影响，下 1/3 段食管对 ACA 产生影响。

7.4　末端食管。

7.5　平滑肌瘤（66%）。

7.6　平滑肌瘤采用外科剜除手术。

7.7　Ivor Lewis 是一位著名的胸外科医师，他首创了右边进胸的手术方式来治疗食管癌。

7.8　食管、迷走神经、奇静脉、半奇静脉、胸导管、咽、副半奇静脉。

8

胆囊

胚胎学

尾前肠的内胚层憩室发育为胆囊。

解剖学

胆囊位于肝 4B 和肝 5 段之间（●视频 8.1），由胆囊动脉（右肝动脉分支）供应。小静脉从胆囊静脉流入肝脏。胆囊管位于夏科三角内（●视频 8.2）。胆道系统通过胆总管经 Vater 壶腹进入十二指肠的第二部分。

生理学

胆囊激肽和迷走神经刺激导致胆囊收缩，将胆汁（在肝脏中合成）输送到十二指肠。胆汁可乳化脂肪，使其被吸收。肠肝循环通过回肠末端的主动转运来回收胆盐。

临床表现

超过 80% 的胆结石（胆石症）（图 8.1）属于胆固醇类型。胆色素结石发生于溶血性疾病、肝硬化或感染的患者，它们常导致原发性胆总管结石。大多数胆囊结石患者无明显临床症状，大多数患者为女性（育龄期女性、肥胖和 40 岁左右）（●视频 8.3）。如果胆囊管阻塞，可能会发生胆绞痛或急性胆囊炎（●视频 8.4）。胆囊癌是一种罕见的癌症，最好的治疗方法是切除周围的肝脏、胆囊癌和胆管区域淋巴结。

影像学

瓷化胆囊（●视频 8.5）可以在 X 线片上看到。右上腹部疼痛患者应接受超声检查（●视频 8.6），检查有无胆结石（●视频 8.7）、胆管扩张和炎症的迹象（●视频 8.8）。至少有 10% 的胆结石是不透射光的。胆道造影术或肝胆亚氨基二乙酸（HIDA）扫描（●视频 8.9）用于评估胆道运动障碍并筛选可能无法受益于胆囊切除术的患者。

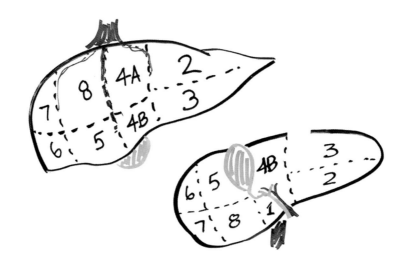

视频 8.1 肝段分布图，其中胆囊与肝 4B 段及肝 5 段紧密连接

　　胆囊是肝脏的附属器官。肝脏在解剖上可分为 8 段。位于右肝的 5、6、7、8 段，左肝为 2、3、4A、4B 段。当需要切除胆囊时，需要知道胆囊在肝脏 4B 段和肝 5 段下方紧密相连，如果翻转胆囊，从胆囊进行腹腔镜胆囊切除术，切除肝 4B、5 段。其余的，正如你所看到的，尾状叶在腔静脉附近。腔静脉对肝脏的解剖学很重要。坎特利线是肝中静脉的位置，左右分隔。左肝静脉向内滑动，右肝静脉也成为各扇区的分隔点。因此，肝脏分为 8 个节段 1、2、3、4B、5、6、7、8 段；从胆囊的角度来看，肝 4B 和肝 5 段与之相邻。

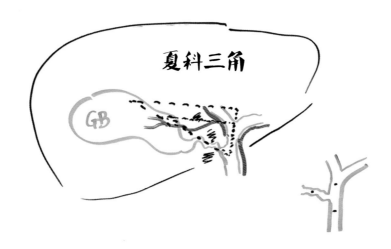

视频 8.2 夏科三角

　　夏科三角是一个虚构的三角形，讲的是肝总管、胆囊动脉和胆囊管。这是一个寻找胆囊动脉出处的地方。还有人谈论的是另一个三角形，那就是胆囊肝三角形，它是一个更大的三角形，从肝脏的边缘沿着肝总管和胆囊管滑下来。关键是找到胆囊管、肝总管和胆总管，当解剖它们时，必须考虑这个问题。为了寻找临界视图，要清理它的下面，在肝脏和动脉之间。找到并解剖夏科三角来找到一个进入胆囊的导管和一条进入胆囊的动脉。夏科三角对胆囊手术的安全完成十分重要。

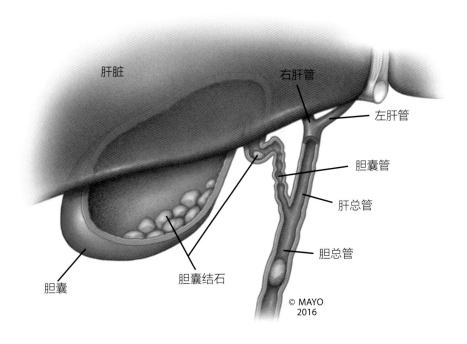

肝脏　　　　　　　右肝管

左肝管

胆囊管

肝总管

胆总管

胆囊　　　　胆囊结石

© MAYO
2016

图 8.1　胆囊和胆囊结石解剖图

胆囊问题主要发生人群

女性

育龄期

肥胖

40 岁左右

视频 8.3　胆囊问题主要发生人群：女性、育龄期、肥胖、40 岁左右

　　每年大约有 70 万人的胆囊被摘除，这在女性中更常见。这种情况经常发生在生育期前后，那时患者会出现症状。也许患者会吃了更多（更大）或高脂肪的食物。女性、育龄期是高危因素。通常情况下，患者会有点超重。而且，通常不发生于老年人。

手术

　　除非术前怀疑为胆囊癌，或可能出现密集粘连，否则一般均选择腹腔镜胆囊切除术（⊖视频 8.10 和⊖视频 8.11）。显露胆囊的完整视图（CVS 技术）可提高安全性（图 8.2）。开放手术意味着更高的死亡率和更长的住院时间。

并发症

　　损伤周围器官［包括胆总管（0.5%）、十二指肠和肝实质的损伤］，并不常见，但却是一类严重的并发症。

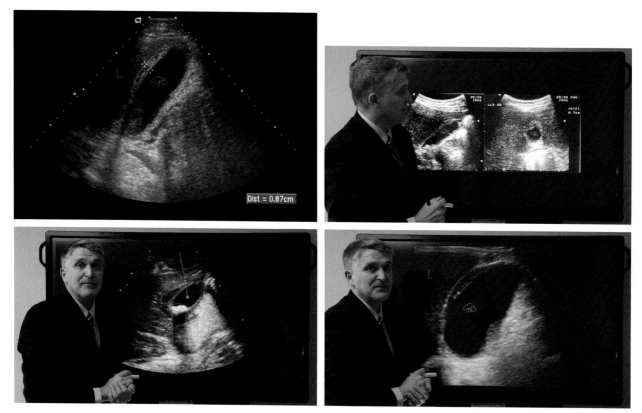

视频 8.4 急性胆囊炎

急性胆囊炎。"急性"指的是现在，在今天或明天之内。"胆囊"是指胆囊，"炎"是指炎症或感染。把这些都加在一起，这意味着胆囊肿胀、水肿、发炎，这是一件需要迅速评估和处理的事情。也许最好的方法是用超声，它也给了我们一些关于急性胆囊炎的展示。此例所示的是对胆囊的超声检查。这里显示有肝脏和胆囊。这个超声显示给我们的是胆囊壁的厚度。厚度为 0.87 cm，或 8.7 mm。如果它大于 3 mm，那就是胆囊壁增厚。这是发炎了。它可能是慢性的，也可能是急性的，这取决于患者的表现。

让我们来看看其他几张照片。这里有一个胆囊，记住，用超声检查你可以了解它；它并不总是像一个充满水的气球。现在面对的问题是壁厚还是不厚？标记显示为 7 mm。这是急性胆囊炎。

胆囊有时也会出现结石和显示一些回声。石头挡住声波，向后退，我们会看到一些有趣的模式。并不是每个胆囊看起来都一样。我们也可以在这里看到一些液体。这是胆囊积水。这是胆囊肿胀。这个患者感到疼痛。他们要么需要胆囊，要么需要经皮引流管排出内容物和细菌。另一张照片中可以找到肝脏。当我们在这里看到这种有趣的东西时，有时超声显示的空气不是很好，但我们可以看到胆囊。它很膨胀，但我希望你会注意到它太厚了，这里可能有一些液体。此例是急性胆囊炎，我们需要关注这个患者。

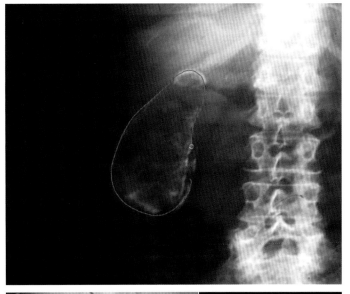

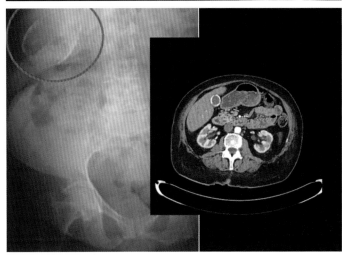

视频 8.5 瓷化胆囊

　　瓷化胆囊。瓷意味着很脆、会碎。瓷化胆囊只不过是胆囊壁内的钙成分。我们可以在椎体中看到钙，在肋骨中看到钙。这是一个普通的、老式的、很久以前的腹部立位片（KUB），可以看到钙化的胆囊。这是随着时间的推移必然发生的事情（不会在几天内发生），它是慢性胆囊炎的证据，通常发生在老年男性和女性身上，也许女性比男性多一些。关于瓷化胆囊，我们需要知道的是，有些人认为瓷化胆囊可能使患者患癌的风险更高，所以如果患者足够健康，人们通常会摘除这些东西。这是另一张照片。X 线片中可以看到瓷化胆囊。它并不能保证或绝对说那里有癌，但它表明在胆囊壁上钙沉积已经很长时间了。我们可以在 CT 扫描中看到瓷化胆囊；它只是告诉我们胆囊在哪里，并表明随着时间的推移，可能会产生疼痛。如果这个人 95 岁，面临死亡，没有什么治疗措施需要做的了；但如果这个人 25 岁，有一个瓷化胆囊，我建议把它切除。

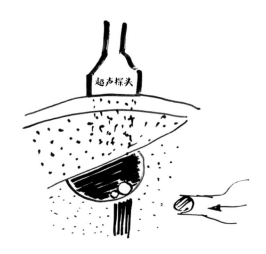

视频8.6　胆囊的超声表现

　　当男性和女性有胆结石或腹痛的症状时，首先做的测试就是所谓的超声检查。它是一种探测器，如果你愿意的话，在皮肤和肝脏下面发出信号，向下发送声波，它们反弹，击中结构。结构中的转换会返回很多东西，所以你会得到一个图像，通常它看起来是这样的。液体，或胆汁，看起来是黑色的；它是无回声的，没有回声。我们讨论用超声检查时的回声。可能会有胆结石，如果你愿意的话，它们可能会变成白色。因为那些声波掉下来，击中那些石头，然后弹回来，所以这里不会有回声，就像水没有回声一样。没有什么可以恢复它的，它只是滑过去。所以这就是所谓的声学阴影，它将会有一个非常有代表性的外观。你可以带着超声探头，让你的病人移动，当他们移动时，重力会移动这些胆结石，并把它们滚到胆囊中心。它们可以在胆囊内自由活动。有时，超声探头会看到胆管增厚，所以超声是一个很棒的工具。它没有辐射，便宜，无痛，快速，你可以看胆道解剖结构，你可以看胆囊壁，它有多厚，这让你感觉到炎症。你可以了解一下石头。这是一个很棒的工具。超声检查应该是人们对胆结石患者的第一次检查。

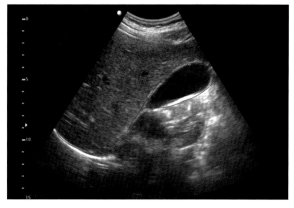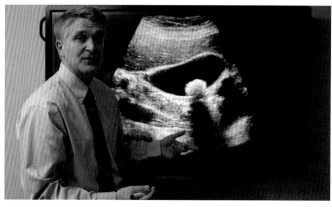

视频 8.7　胆囊的超声图像：正常胆囊和有结石的胆囊

　　超声下在侧面可以看到一个肝脏，可能是肝静脉。此处没有三联征。我们可以看到什么吗？我希望你能告诉我，那是个胆囊，而且很正常。它不厚，有一个普通的壁，而且它不到 3 mm。我没有看到任何石头，也没有声音阴影。这是个正常胆囊。在左外侧肝脏上方检查，得到同样的结果。下面的胆囊，我希望你能看到一个低回声的阴影。这意味着那里有一个肿块。它是息肉吗？它非常浓密。一个息肉会给我们更多的信号。这可能是一块石头。我们可以让患者改变体位，而这块石头也可以四处滚动。但胆囊壁厚度正常，没有囊周积液，只有胆结石漂浮在胆汁中。

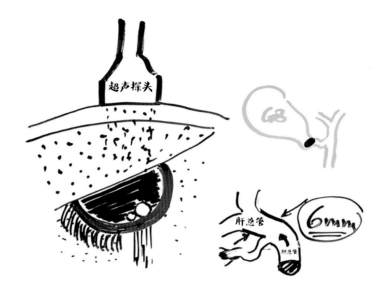

视频 8.8 超声下胆囊炎的表现

胆囊、胆囊管、胆总管和肝总管密切相关。当胆囊结石卡在胆囊管内时，胆囊就会增大，通常结石就会返回胆囊。有时它会滑下来，沉积在胆囊里。有时它会卡在胆囊管或胆总管内。如果它卡在胆囊管里，当用超声检查时，通常会有机会看到胆囊壁增厚，随着炎症加重，它就会超过 3 mm。所以放射学科医师和超声检查医师看到胆囊壁大于 3 mm 时，就会想到胆囊炎。炎症与症状性胆石症不同。胆石发作是一回事，其中有些人需要紧急治疗或紧急手术。这有一个征象，就是胆囊壁增厚。其他时候会在胆囊壁周围看到超声波液，即所谓的囊周积液。这意味着会有更多的炎症反应。如果有机会放大胆管，有时会看到一块结石卡在导管内，或者可能看不到；胆总管可能有一块结石，如果是这样，这会使肝内胆管非常一致地增大（通常小于 4 mm，大多数人是 3 mm 左右）。当看到普通的肝内胆管大于 6 mm 时，就要考虑——要么是肿瘤，要么是石头。所以超声检查发炎的胆囊可以看到囊壁增厚、囊周积液，以及肝总管或胆总管的大小。当这些结构开始变大，胆总管大于 7 mm，肝总管大于 4 mm 甚至 6 mm 时，就要考虑胆道梗阻。

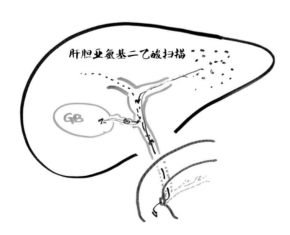

视频 8.9 HIDA 扫描

肝脏整天产生胆汁，胆汁从导管里流下来，如果我们不吃喝，它就会回到胆囊。有时要进行 HIDA 扫描，对外科医师来说，确保患者是否需要手术很重要。

有时患者会有疼痛，问题是，他们的胆管内有石头吗？它被堵住了吗？有时超声并不能帮助我们，当患者的十二指肠或胃中有大量的空气时，就要进行 HIDA 扫描。这是一项锝标记的研究，这些放射性标记的物质被肝脏吸收，进入胆道系统，如果有堵塞，染色就会停止，也不会进去。它应该进入胆囊，但如果有结石阻塞，它就不会进入。HIDA 扫描会帮助识别出有问题的人。当外科医师考虑进行外科手术时，如果染料一路穿过十二指肠进入胆囊，这里就没有问题了。

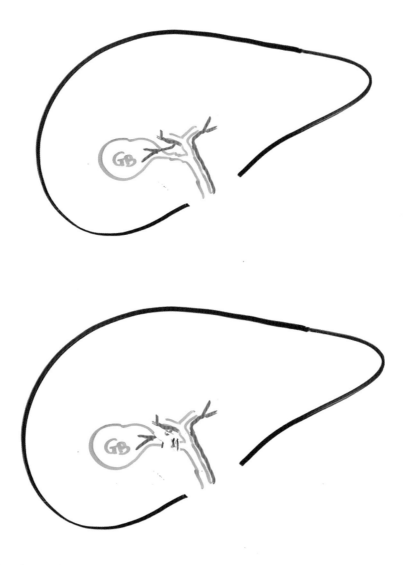

视频 8.10 腹腔镜胆囊切除术

  腹腔镜手术可以用一个机器人或以一种开放的方式来完成。腹腔镜手术的关键是安全地分离胆囊管，通常用几个夹子仔细分离胆囊动脉并结扎，而不损伤胆总管、肝总管或右肝动脉。这些都是摘除胆囊的主要目标，它会发生 70 万或 80 万次。不幸的是，大约每 200 例胆囊切除术中有 1 人会被损伤胆总管、肝总管或右肝总管。

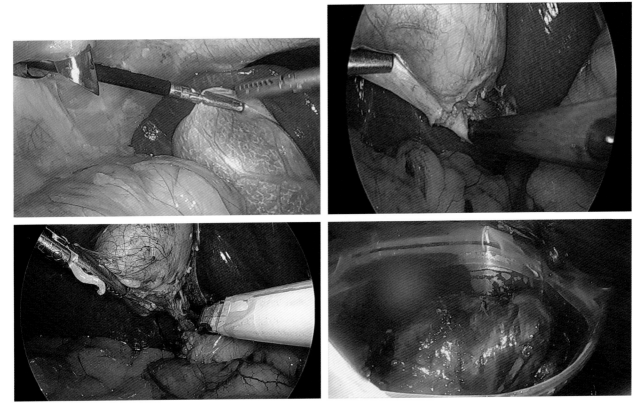

视频 8.11 腹腔镜胆囊切除术：术中过程

　　腹腔镜胆囊切除术，从肚脐进入，观察右上象限。大网膜被贴在了下面。这看起来像是一个良性的胆囊。它有一些淋巴管里充满了脂肪组织。用钩状烧灼器，试图找到胆囊管。用这个器械找到胆囊管胆囊动脉，并在它们之间分离，看到它们后面的肝脏，这就是所谓的对外科手术的胆囊全视角。左手里有一个抓手，拉着所谓的哈特曼袋，就像胆囊的底部。

　　现在我们可以看到胆囊管被游离了，我们有两个管状结构。一个是胆囊管，另一个是胆囊动脉。我们只需要确保它不是肝总管或胆总管。我们可以看到胆囊里有一点黄色的结石。将两个夹放在胆囊动脉上，两个夹放在胆囊管上。我们在标本侧放了第三个夹子，然后就可以在它们之间切开，从自下而上把胆囊取出来。可以看到它下面的胆管，靠近十二指肠。这里有很多紧密的结构，必须小心。这是胆囊标本一侧的一个片段，在胆囊管上，在穿过这些结构后，需要把胆囊从肝脏中取开。用恰当的张力、牵引力和反牵引力，轻触，稍烧灼，按下按钮，它就会分开。可以一点一点地看到它。必须小心，不要在胆囊上烧一个洞，这会溢出胆汁。胆囊出来了，这是我一开始给你看的胆囊。我们已经改变了一点。此处就是肝脏。它会在边缘有出血。接受腹腔镜胆囊手术的患者通常会在当天晚些时候出院。这就是那个发炎的胆囊。那个患者可能会在医院过夜，可能比简单胆囊切除患者严重一点。用小手术，小切口都很好。把胆囊放在一个标本袋里，把它取出来，通常需要 1~4 个小切口。患者会有一些疼痛，但通常会在当天晚些时候出院。

A

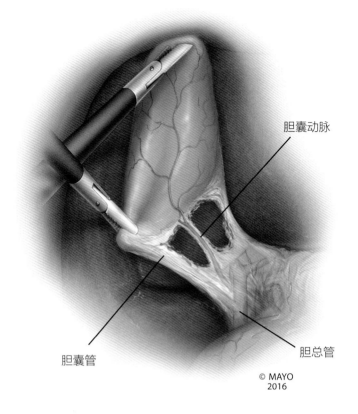

胆囊动脉

胆囊管

胆总管

© MAYO
2016

B

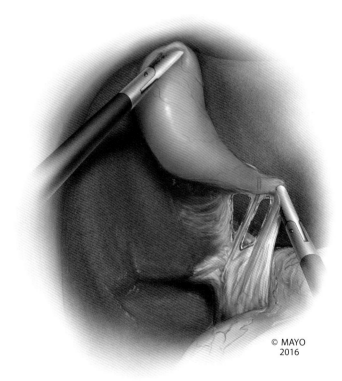

© MAYO
2016

图 8.2 胆囊术中视野。A. 胆囊切除术中关键安全视野。B. 移动胆囊，显露胆囊背面及血管视野

梅奥诊所普通外科学

胆囊挑战问题

8.1　什么是胆石性肠梗阻？

8.2　哪类人更容易得无结石性胆囊炎？

8.3　Mirizzi 综合征的定义？

8.4　John Benjamin 综合征是什么？

8.5　什么是无痛性胆囊肿大？

8.6　什么是胆绞痛？

8.7　什么是胆囊术中暴露（CVS）视图？

8.8　什么时候适用胆道造影？

8.9　拥有正常胆道解剖结构的人群比例为多少？

8.10　夏科结节位于哪里？

胆囊挑战问题解答

8.1　一个大的胆结石可侵蚀到十二指肠，通过胃肠道，并停留在回盲瓣。

8.2　患病或受损的患者，通常在重症监护病房，接受全肠外营养，卧床不起。

8.3　胆囊管内的胆结石会引起炎症，常继发性阻塞肝总管或胆总管。

8.4　John Benjamin 是一位来自芝加哥的著名外科医师，他首先描述了当一名胆囊炎患者深呼吸时，在肋下边缘的深触诊时的吸气停止。

8.5　在无单纯疼痛的黄疸患者中，可触及的胆囊可能伴有壶腹周围恶性肿瘤。

8.6　胆囊结石引起的胆囊管暂时阻塞，导致持续的右上腹部疼痛，持续不到 6 h。

8.7　CVS 视图即清晰地解剖和暴露胆囊管和胆囊动脉的视图，使肝脏在它们后面和之间可见，这两种结构都与胆囊相连。

8.8　胆管造影有助于评估胆总管、肝总管或左右肝导管的异常（如结石、碎片、肿瘤）。

8.9　25%~50%。各项变化均为正常值。

8.10　胆囊管的前部。

9

腹股沟区和疝气

胚胎学

腹膜鞘状突未能在儿童时期闭合（图9.1）可能是腹股沟斜疝发生的诱因，与腹膜腔连通可能会导致积液。

解剖学

腹外斜肌的下部分布在髂前上棘和耻骨结节之间；当它在自身下方折叠时，形成腹股沟韧带（图9.2）。在内侧，腹外斜肌腱膜有一个开口（腹股沟外环），精索（●视频9.1）（男性）或圆韧带（女性）从中穿过。腹股沟内环（●视频9.2）是腹横肌和内斜肌层内的缺损。腹股沟管从腹股沟内环向外环延伸约4cm。腹股沟管的底部位于海氏三角内（图9.3）。

生理学

疝是指中空脏器通过肌腱膜开口形成的突出。腹股沟疝是由于腹膜鞘状突未闭合，腹壁筋膜薄弱或腹内压升高（由于咳嗽、打喷嚏、抬高等）引起的。疝可以发生于任何年龄。

临床表现

常见表现为腹股沟不适和有明显的隆起（●视频9.3）。嵌顿疝中的疝囊是不可复位的（图9.4），它有可能产生疼痛也有可能不会，并且往往将来经常需要进行外科手术来处理。绞窄疝（●视频9.4）表示疝内容物的血液供应不足，需要紧急处理。嵌顿疝可能发展为绞窄性疝。

影像学

疝应根据体征和症状进行诊断。对于疝症状不典型或体格检查不确定的患者，应该选择CT（●视频9.5）、MRI和超声检查。

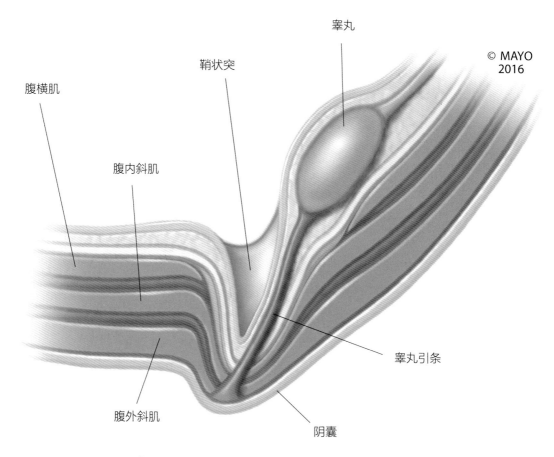

图 9.1　男性腹股沟区的胚胎学解剖

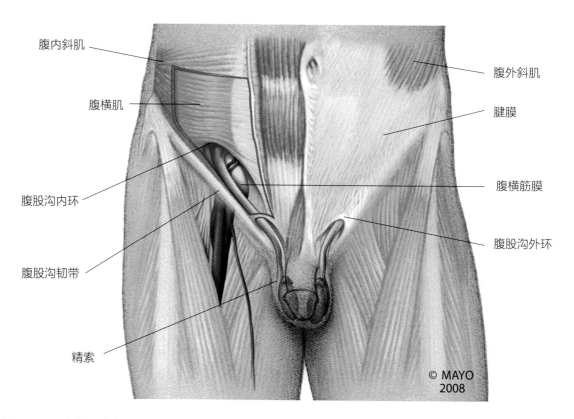

图 9.2　下腹部肌肉解剖

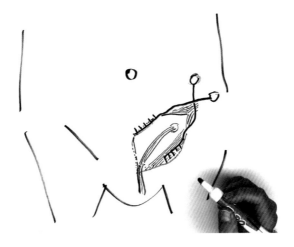

视频 9.1 精索

　　精索存在于男性中，女性是圆韧带。精索包括精子穿过的输精管、睾丸动脉、性腺静脉、髂腹股沟神经的分支和生殖股神经的生殖分支。精索穿过内环，这是较深的内环，并从外环或表层环出来。该图显示了外斜筋膜被切开，并且精索位于其下方。在女性中，这里将是圆韧带。

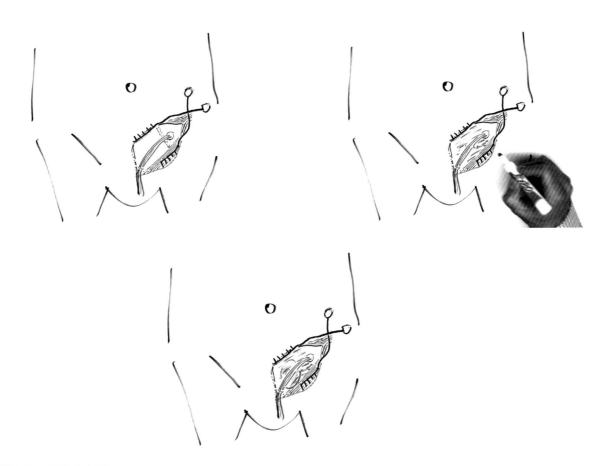

视频 9.2 腹股沟内环

　　腹股沟内环使精索内容物（女性的圆韧带）从尾骨向下滑向耻骨并进入男性的阴囊。内环的标志是深下腹血管，其正好位于内环的内侧。上腹部的深部正好在内环的内侧。看不到它们是因为这些血管很深，它们是髂外动脉和静脉，位于腹横肌和内斜肌的后面。所以，疝外科的医师需要小心，因为这些血管是有弹性的。内环是一个很重要的标志。当腹膜穿过内环时，斜疝被称为间接缺损。通过海氏三角的直疝位于更靠中间的位置。内环对于固定和识别男性和女性腹股沟疝至关重要。

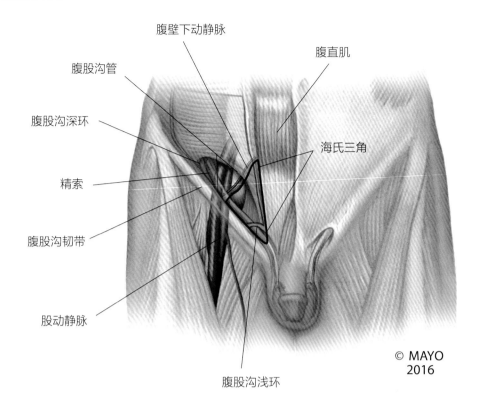

图 9.3 腹股沟管和海氏三角的解剖

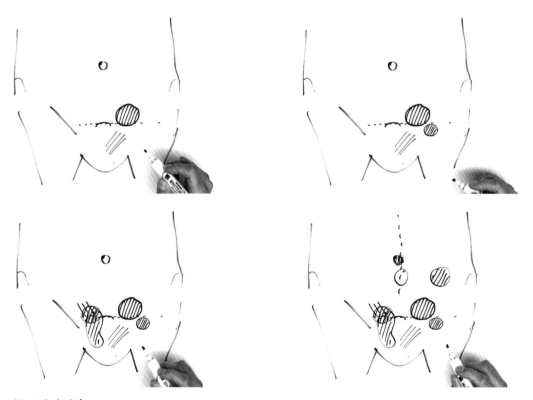

视频 9.3 可触及的疝隆起

　　疝经常会出现明显的隆起。需要在下面找到耻骨、阴囊和生殖器；触碰耻骨，然后滑动到侧面。对于男性患者，手指由阴囊向上滑向耻骨，然后侧向上滑入外环，将感觉到隆起。或者患者会向你指出它的位置，这一点非常重要。如果该隆起疝朝向耻骨边缘的头侧，则很可能是腹股沟疝。如果在耻骨线以下，很可能是股疝。因此，在检查患者时寻找疝隆起在哪里很重要。

视频 9.3 （续）

　　大多数隆起是腹股沟疝。它们位于耻骨头侧和外侧，男性腹股沟疝出口的位置就是外环，腹股沟疝的隆起通常会出现在这个位置。它变得更大，可以滑入阴囊，但是孔和缺损通常在耻骨上方。如果患者在腹部有明显的隆起，就可能是半月线疝，也可能是脐疝，或可能是切口疝。找到耻骨，看一下隆起在哪里。理想情况下，腹股沟疝在耻骨线以上。如果出现在腹股沟或折痕中，很可能是股疝。

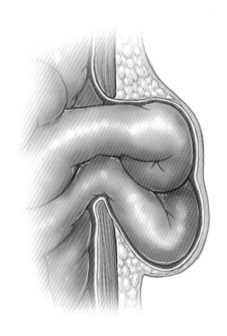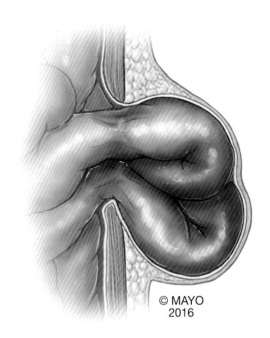

图 9.4 疝气：肠嵌顿（左）和肠绞窄（右）

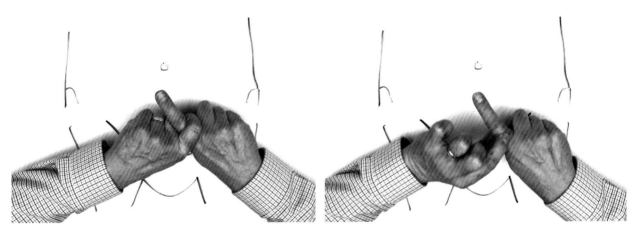

视频 9.4 绞窄疝和嵌顿疝

　　我们经常看到腹股沟隆起，并且患者担心疝发生了绞窄或嵌顿。让我做一个简单的示范。绞窄意味着您正在失去血液供应，处于缺血的状态。如果阻断手指的血流供应，手指将在 6 h 内坏死。嵌顿意味着被卡住了，它不会往任何地方去，也不会受到伤害，这通常不会有特别大的问题。

　　绞窄疝与嵌顿疝之间的区别——就像是一个囚犯被监禁，一日三餐，空调和暖气都有，他们头顶的屋顶——嵌顿不是一个坏问题。绞窄就像是囚犯头部的绞索，这是一个致命的危险。如果我们不松开止血带，那么将在 6 h 内失去一根手指。

　　当您在急诊室看到有人感到明显的疼痛时，优先考虑绞窄疝。如果您看到有人发生嵌顿的情况，他们正常进食和饮水，并且快乐又健康。他们紧张和害怕吗？不，那是嵌顿，被卡住了。也许能够自己恢复。

　　但是绞窄疝是紧急情况，患者需要紧急治疗。

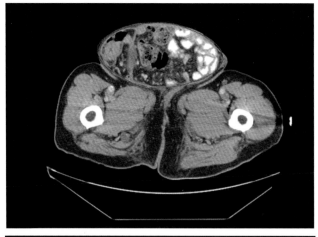

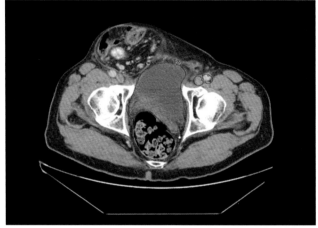

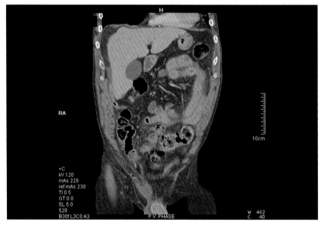

视频 9.5 疝的 CT 检查

CT 扫描并不是腹股沟疝的常规检查（如图所示）。上图的疝实际上是在大腿中部，是一个不错的 CT 扫描图像。要注意圆形，这都是疝囊。患者是一位年长的农夫，图中这里是小肠和结肠。这里是结肠中的粪便，与小肠有反差。此处是一个惊人的疝。

让我们看上面的几张，这是同一位患者，侧面是骨盆，下方是直肠，这是他的膀胱，外面是皮肤，左边是肌肉，有股动脉和股静脉，现在我们在右侧看到了一个大凸起，这是右腹股沟疝，很可能是内部疝，它滑落穿过内环，穿过外环，向下进入阴囊，甚至更远。皮肤、脂肪和肌肉层——这里是腹直肌（图片显示）。很难看到这里的任何东西。他患有疝已有 30 多年了。

我们来看看另一位患者的疝，在这里，我们看到腹直肌下降得很好，肌肉组织下降得很好，而生殖器下降到了下面。有趣的是，这位患者的阑尾正穿过内环。这是 Amyand 阑尾或疝。有时患者会感到疼痛和不适，但是对于外科医师来说，关键是要确保在修复腹股沟疝时不会伤害到阑尾。

手术

有症状的疝可通过开放式网状补片修补手术［Lichtenstein 修补术（●视频 9.6 和●视频 9.7）］或腹腔镜手术［完全腹膜外腹腔镜修复（●视频 9.8）；经腹腹膜前腹腔镜修复（●视频 9.9）］修复，而开放式组织修复术［McVay，Bassini 修补术（●视频 9.10），Shouldice 修补术（●视频 9.11）］较少使用。

并发症

术后短期并发症包括尿潴留（1%～10%）、血肿（1%～2%）和浅表皮肤感染（约 1%）。长期并发症包括疝复发（1%～10%）、慢性疼痛（2%～10%）和缺血性睾丸炎（＜1%）。

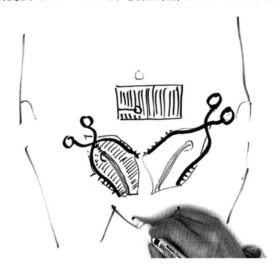

视频 9.6　平片无张力疝修补术

Lichtenstein 博士在修复疝这方面做了很多工作。到 20 世纪 80 年代，尽管人们会有争议，但他的平片无张力疝修补术是当时疗效最好的术式，并且未来可能也是。平片无张力疝修补术：左侧腹股沟带精索，右侧腹股沟带精索——将其暴露出来，取一块网片，像这样，它很柔软，是尼龙材质的。我们在上面做了几个小切口，一个有孔的切口。如果您可以将网孔放进去，那么现在网孔将位于精索的下方或后方，然后缝合到位。在这里剪下一条，穿戴者将其缝在一起，使精索穿过孔，穿过内圈，穿过网孔，然后向下滑到阴囊。网格布缝制在下方，并在其他地方进行钉扎，以避开潜在的神经——我们不想损坏任何器官。因此，这就是所谓的平片无张力疝修补术，即通常用由尼龙、缝线网缝制而成的面板固定到位，并位于精索的后方，但仍允许其穿过内环。在局部麻醉下进行疝手术是一种巧妙且安全的方法。患者可以通过门诊手术，术后几天之内就可以恢复工作。

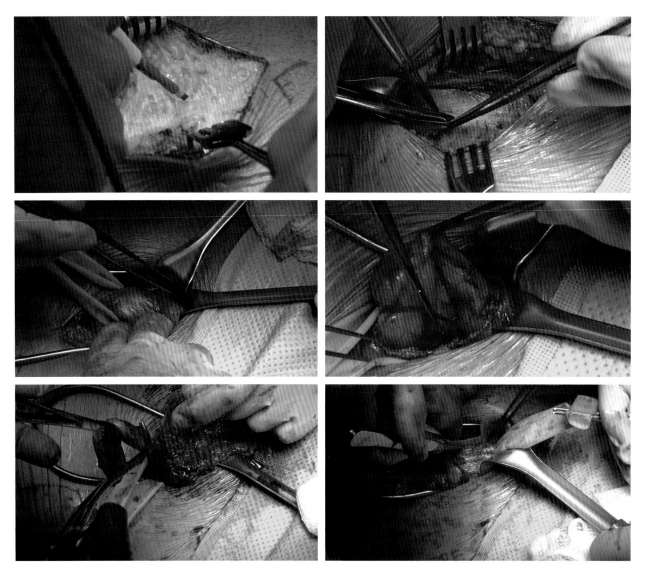

视频 9.7 *平片无张力疝修补术：术中*

　　本视频展示的是开放性右侧腹股沟疝手术。耻骨在右侧，髂前上棘在左侧，生殖器在下方。通过电凝将脂肪组织分开，牵引和反牵引会产生张力，使用电刀的尖端，将组织轻轻分开，整个过程流畅漂亮。在到达Scarpa 筋膜之前，通常视野中会有一条浅表的腹壁下动脉和静脉；我喜欢将它们绑在一起以最大限度地减少出血，特别是有些患者正使用抗凝药，（操作不好的话）术后会发生腹股沟血肿。

　　这里有很多不同的连接点，我们通过牵引和反牵引感知疝的具体位置。现在我们找到了腹外斜筋膜，我们要在筋膜上划一个切口（操作显示），拿起剪刀并撑开那一层，因为我们知道精索的位置很深。髂腹股沟神经，髂下腹神经，就在我们下方，因此您无法深入了解它。我们将耻骨向外环切，这样便创建了一个空间，现在我们已经进行了外部斜切。我们用 Weitlaner 或自动牵引器，推开筋膜，并将夹子从那里取出。找到精索，术者的手指绕在了精索上。（视频显示）脐带有睾丸的动脉和静脉、输精管，这个患者有很大的腹股沟斜疝。

　　因此，再次尝试找到腹膜，轻轻触摸患者的被烧灼部分的尖端。这里有一个大的隆起，拉动这个隆起，将其从阴囊和伤口中拉出。它是一大袋液状或网膜组织。右侧的结构是疝囊、腹膜、脂肪组织，此外，精索内的血管在右侧。只要囊中没有肠或没有恶变的部分，就将其夹紧。（视频显示）把它绑起来，要横切并摆脱那个疝囊。这些操作一旦完成，疝囊将会滑入腹腔。

　　现在，将疝囊放在腹部，在上面放一块网布，此术被称为网状疝修补术。我们要做的是将网眼放在内部斜肌和横向肌上，但要将网眼深到精索的位置。

　　这是一张很难得的照片，显示是沿着耻骨小韧带从耻骨结节缝制的。

　　必须小心缝制该网孔，因为股血管（髂外动脉和静脉）就在那一侧的深层。那里有小孔纱布，现在正在

视频 9.7（续）

创建一个新的内环。在那个网眼上切一个切口，缝制得很差，只缝了几针，此处有一个供精索穿过的孔。这些缝线是将网眼固定在内部斜肌上的长缝线，注意不要伤及神经（小腹股沟神经或腹膜下神经）。现在要关闭网状肌层和脐带上方的腹外斜肌筋膜。并且希望以无张力的方式进行此操作，并确保不会切断或伤害下面的精索。

这是即将闭合腹外斜肌的缝合线。年轻的外科医师主刀时，速度稍慢，但没问题，做得很好，那就是缝合线。（图片显示）这里是 Scarpa 筋膜，要将此筋膜关闭并在网状结构上留下另一层筋膜或屏障。我们需要考虑到皮肤感染的可能性。Scarpa 筋膜闭合后，要用可吸收缝线连续缝合闭合皮肤。理想情况下这种材料无张力，可以很好地愈合。这个手术做得不错！关闭皮肤就完成手术了。

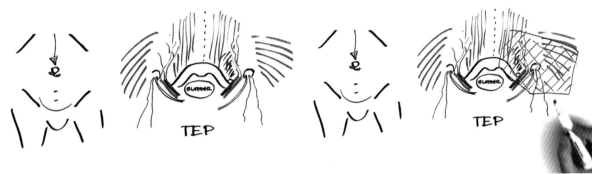

视频 9.8 完全腹膜外腹腔镜修复

与 TAPP 相似，TEP 最初从肚脐下方开始切，通过另外两个小切口可让我们进入腹膜前间隙。但是 TEP 代表完全腹膜外。与将照相机放在 TAPP 和 TEP 上不同，施术者手术时永远不会进入腹部。我们看不到胆囊，看不到阑尾，也看不到肠子。麻烦的事情是，我们在腹膜前部滑动并开了个气囊，然后我们看到了这个空间。这是一个很好的机会，我们可以看到内环，深处的腹壁下动脉和静脉、股疝、海氏三角。手术的好处是我们不会伤害肠道或在腹部形成粘连。不利之处在于，它的空间较小，且比 TAPP 更加混乱。这是我自己对如何治疗疝的个人想法，因为我认为这是一种很好的治疗方法。一旦找到疝在哪里，就切一块网片并覆盖缺损。TAPP 和 TEP 的另一个优点是可以同时修复 3 处疝：斜疝、直疝和股疝。这是腹股沟疝修补术的好选择。

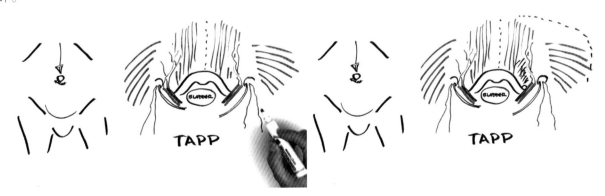

视频 9.9 经腹腹膜前腹腔镜修复

腹股沟疝可在腹腔镜下固定。我们通常通过脐下区域进入腹部。进入腹部，使我们能够进行腹膜前腹股沟疝修补术（视频中的 TAPP）。当滑入腹部时，向下看向骨盆。因此，摄像头正以这种方式向下看向这个骨盆，我们将看到白线、腹直肌、带耻骨联合的耻骨、膀胱，我们可能很幸运地看到外静脉和动脉。当进行游离时，可能会在内环中发现斜疝，或是在海氏三角及外静脉附近的股疝中发现直疝。

经腹进入腹腔，还可以看到小肠、结肠等各种结构。腹膜覆盖了该区域。疝外科医师要做的是切开腹膜，将腹膜下移，然后游离出疝囊，放置一块网片，然后将腹膜放回去。这样做的好处是，您可以看一下胆囊、阑尾，并查看其他腹部脏器。它为滑入提供了很大的空间。缺点在于可能会造成腹部穿孔，这可能会引起粘连问题，也可能会损伤腹腔内的脏器。当然这是安全性比较高的操作，大多数熟练掌握腹腔镜——疝修补术的外科医师都使用 TAPP 手术。

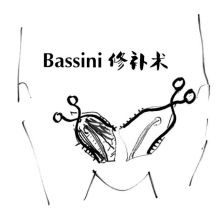

视频 9.10　Bassini 修补术

　　Bassini 修补术是历史上最有效的方法，源自意大利帕多瓦的 Bassini 博士于 19 世纪 80 年代就开始疝修复的工作。围绕内环还是海氏三角，他决定从内环一直切到耻骨小结。那个地方的组织会张开，那里有精索。他找到精索并移动它，然后从所谓的联合腱开始缝合；将横筋膜和腹内斜肌缝合到腹股沟韧带的边缘，即所谓的腹股沟韧带。因此，如果您想象一下要咬一口组织，则将其咬在脐带下，然后咬一口组织，然后将其递送回去，以使该韧带向下方移动，并向下方移动肌肉，从而使线的末端到达相应部位。但是 Bassini 修补术的不足之处是它将相连的肌腱移至腹股沟韧带处，将其缝合在精索的后方。因此，精索保持完整，可使用永久性缝合线（无网眼）将其缝合到位。这是一个很棒的技术，虽然复发率相对高一些，但是不需要使用网状补片。

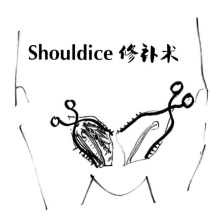

视频 9.11　Shouldice 修补术

　　Shouldice 修补术是由安大略省多伦多市郊的 Shouldice 诊所推广的疝修补术。这是一种优秀的操作，无网孔、无张力，尝试使用腹股沟韧带的边缘和相连的肌腱来缝合腹股沟韧带，而不是使用间断的缝合线，而是使用缝线来回缝合，此外，基本上缝合 3 层组织，试图制造更多的瘢痕组织，增加粘连度以将其固定在一起。这个术式的缺陷是有时很难将这些组织聚集在一起。这个术式的优点是它在门诊患者中已被验证有出色的效果、复发率低，Shouldice 修补术在专家的手中是一项卓越的操作。

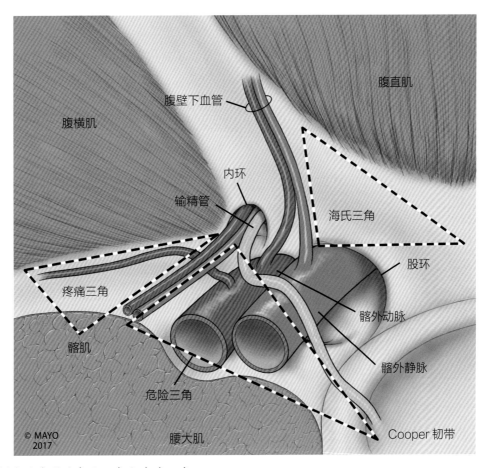

图 9.5 左侧腹股沟区的危险三角和疼痛三角

腹股沟区和疝气挑战问题

9.1 什么是 Bassini 修补术、McVay 修补术和 Shouldice 修补术?

9.2 腹腔镜修复的绝对禁忌证是什么?

9.3 腹腔镜修复的时机如何选择?

9.4 危险三角是什么? 疼痛三角是什么?

9.5 开放式修复适用于什么情况?

9.6 NAVEL 代表什么?

9.7 腹股沟区有 4 条重要的感觉神经是什么?

9.8 什么是圆韧带?

9.9 哪种类型的腹股沟疝最常导致急诊手术?

9.10 男性一生中患腹股沟疝的概率为多少?

腹股沟区和疝气挑战问题解答

9.1　Bassini 修补术：用缝线将联合腱缝至腹股沟韧带。
　　McVay 修补术：Cooper 韧带被缝合到联合腱上。
　　Shouldice 修补术：横筋膜、腹横腱膜和联合腱重叠缝合。

9.2　无法耐受全身麻醉（如低血容量性休克、严重的心脏失代偿）。

9.3　腹腔镜修补术适用于双侧腹股沟疝、复发性疝，或患者急需尽快恢复。

9.4　危险三角：腹腔镜腹股沟修复中避免受伤的区域（内侧为输精管或圆韧带，外侧为精索血管，下部为髂外血管）（图 9.5）。疼痛三角涉及感觉神经（腹股沟肌神经、腓肠肌神经和生殖股神经），位于髂骨外侧，腹股沟韧带后方，髂前上棘内侧，且在腹膜反折之上。

9.5　开放修补术则适用于先前曾进行过腹腔镜修补术，禁止使用网状补片（感染），或者要去除网眼补片。

9.6　NAVEL 代表股骨三角内侧的内容物，神经、动脉、静脉、空间、淋巴管。

9.7　胃旁神经、腓肠神经、股外侧皮神经和生殖股神经的股支。

9.8　圆韧带是女性残留在腹股沟中的管道（而不是男性的输精管）。

9.9　股疝。

9.10　男性一生中得腹股沟疝的概率是 25%。

10

空肠和回肠

胚胎学

在发育过程中，中肠出现生理性突出进入脐带，然后逆时针旋转滑回。中肠旋转不良可导致肠扭转。

解剖学

空肠（约 1.5 m 长）和回肠（约 3.5 m 长）占据中腹部和骨盆（图 10.1）。与回肠相比，空肠壁更厚，管腔更大，肠系膜脂肪更少。环形皱襞（圆形黏膜皱襞）（图 10.2 左）增加了营养吸收的表面积，这是空肠的特征，这些褶皱在回肠中较小。空肠和回肠动脉分支从 SMA 发出并形成襻、弧和直肠血管（图 10.3）。与回肠相比，空肠的拱廊更少，直肠血管更长。静脉引流是通过无瓣膜门静脉系统进行的。

生理学

空肠参与钙和镁的吸收。回肠在肠前缘含有淋巴组织（Peyer 斑）（图 10.2 右）。胆汁盐、脂肪酸、维生素 B_{12} 和脂溶性维生素在回肠末端吸收。

临床表现

小肠感染会出现一系列症状，从腹泻到严重脱水再到败血症。其他常见的小肠疾病是炎症性肠病（🔘视频 10.1）、乳糖不耐症、乳糜泻（🔘视频 10.2）和小肠梗阻（SBO）（🔘视频 10.3）。SBO 的体征是呕吐、腹胀、发热、酸中毒、心动过速和白细胞增多。全世界 SBO 的主要原因是疝气，在发达国家则是术后粘连。

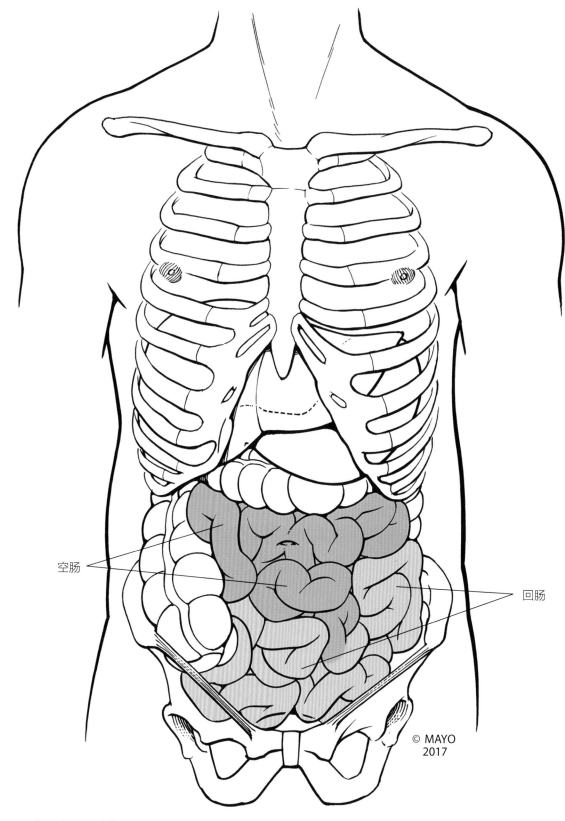

空肠

回肠

图 10.1 空肠和回肠的解剖

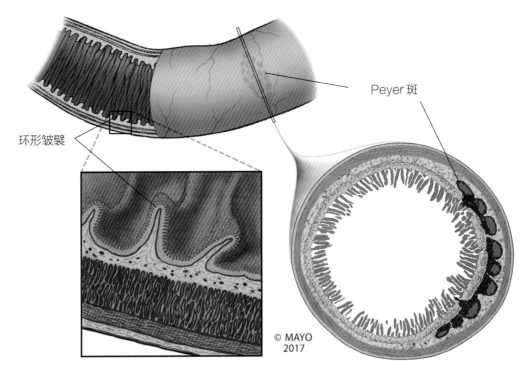

环形皱襞

Peyer 斑

© MAYO
2017

图 10.2 环形皱襞（左）和 Peyer 斑

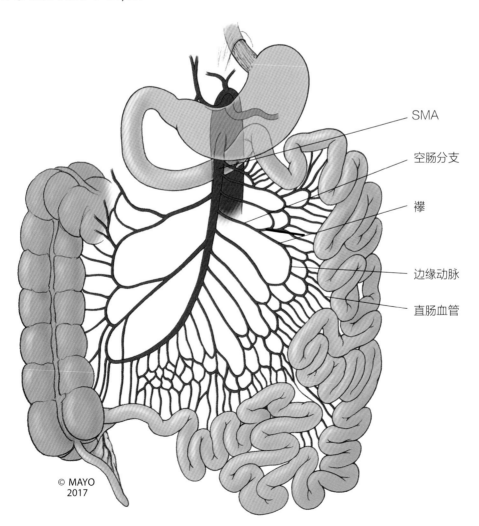

SMA

空肠分支

襻

边缘动脉

直肠血管

© MAYO
2017

图 10.3 空肠和回肠动脉分支

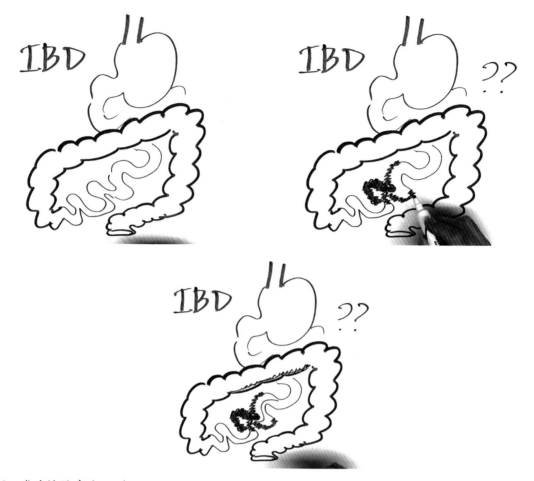

视频 10.1 炎症性肠病（IBD）

　　炎症性肠病对患者来说是一组有问题的、痛苦的，使人恼怒的，有时甚至是致命的疾病。当我想到肠易激病时，我会想到克罗恩病，它可能从口腔发生到肛门。我想到溃疡性结肠炎，或一般的结肠炎，通常只发生在结肠，但有时会发生在直肠。还有其他疾病、口炎性腹泻和各种导致问题的疾病。这些疾病中的大多数始终具有环境和遗传因素，但老实说，我们不知道是什么导致了这些——尤其是克罗恩病，我们正在研究治愈它的方法。克罗恩病患者通常会出现整个肠壁增厚，这通常会导致肠梗阻。克罗恩病有时会导致出血，可能有阻塞性症状，包括恶心、呕吐和体重减轻。人们会感到非常痛苦。

　　患有溃疡性结肠炎的人，通常结肠内壁会发炎和发红，并可能导致血性腹泻。但这是一系列症状，而IBD患者除了结肠和小肠外可能还有其他问题，肝脏、关节、脊柱、皮肤和眼部可能都有问题。这些疾病表明在全身范围内肯定发生了一些事情。致病因素包括炎症性肠病、克罗恩病、溃疡性结肠炎和许多其他疾病。

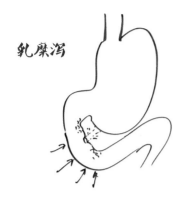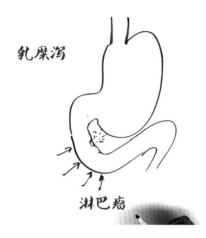

视频 10.2 乳糜泻

　　乳糜泻并不少见。人们患上它会遇到真正的难题。通常人们会在上消化道相关研究中看到它，小溃疡、外露、口疮性溃疡，尤其是指十二指肠溃疡。吃麸质食物并对麸质食物敏感且产生抗体的年轻人，基本上，身体正在与自己斗争。好处是，如果我们可以避免食用面筋蛋白或麦醇溶蛋白，基本上身体会稳定下来，这些溃疡会愈合，而且人们在这方面可以做得很好。

　　现在关于乳糜泻，或者我以前称之为口炎性腹泻，导致其他问题的风险增加了，包括淋巴瘤。因此，需要持续随访已感染口炎性腹泻的患者。他们不仅仅是需要在家关注自己，他们还需要避免食用麸质食物；否则，将遇到严重的麻烦。乳糜泻比你想象得更常见。

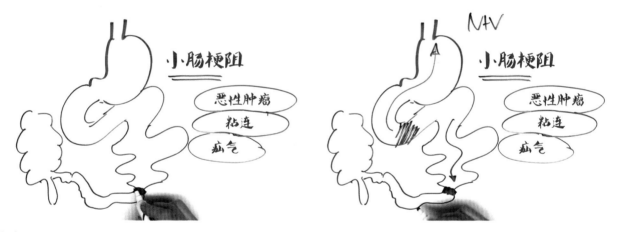

视频 10.3 SBO

　　小肠梗阻的发生有多种原因。大多数情况下，小肠梗阻在手术后就会消失。有部分人需要因此进行手术。

　　在一个拥有良好医疗保健系统的发达国家，小肠梗阻通常与恶性肿瘤、疝气或粘连有关。在一个不发达的国家，导致小肠梗阻的第一大原因是疝气。在手术较多的发达国家，粘连是首要因素。但也可能存在潜在的癌。看看小肠梗阻这个词语，这是什么意思？阻塞物，被缩小了，却无法通过——它被堵住了。当事物被阻塞时，就会出现问题。如果早期阻塞发生在小肠、十二指肠，人们会迅速出现恶心和呕吐。如果阻塞在回肠，在以后这里会胀大。回肠梗阻的患者在最后会出现恶心和呕吐，但首先他们会出现阻塞、小肠扩张、腹部鼓音和胀大的肚子。如果在结肠中有阻塞，那么将在很久很久以后发现，而且人们会有不同的症状。因此，近端阻塞越多，您就越有可能出现恶心和呕吐。如果阻塞发生在远端，就容易有鼓音、有大肚子特点。

　　小肠梗阻可能是致命的问题。如果存在与缺血相关的粘连和一段肠坏死，这可能是由于癌造成的，会在数小时内成为致命的问题。即使是疝气、嵌顿或绞窄的肠道，也可能是一个麻烦问题。幸运的是，大多数患有小肠梗阻、粘连、扭转的人都会好转。如果是恶性肿瘤，我们通常可以将其切除并取出。如果是疝气，我们绝对可以修复它。

　　但是关于小肠梗阻，如果有人患有小肠梗阻，要立刻处理，也要找出发生这种情况的原因。

影像学

疑似SBO可通过X线片（🔘视频10.4）、上消化道造影（泛影葡胺与钡剂）或CT进行评估。扩张的小肠或气液平是很显眼的。扩张的小肠可能看起来像一堆硬币（由薄的黏膜皱襞引起，称为环形皱襞或皱褶）（🔘视频10.5）。胶囊内镜检查、传统内镜检查（🔘视频10.6）、UGI（🔘视频10.7）和CT可能有助于评估小肠疾病。

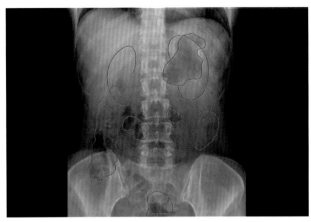
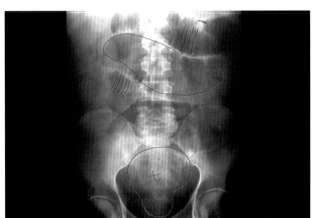
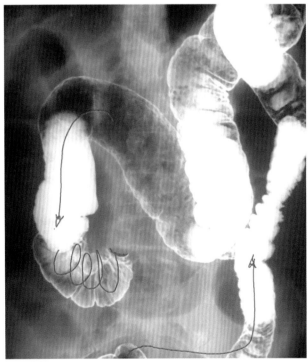
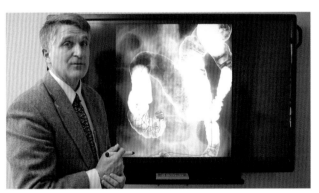

视频10.4 腹部平片。CAT（旁白处），计算机断层扫描

腹部的普通X线片常常被称为KUB——肾脏、输尿管和膀胱。视频中这是一张KUB，一张腹部的普通X线片——而且是正常的。有很多不同的东西要看。我们可以看到脊柱和肋骨，但大多数普通外科医师和大多数外科实习生都在关注其他结构，他们在看盲肠。我们可以看到结肠、盲肠、降结肠和升结肠中的粪便。我们看到胃里有空气，这是一个胃气泡。如果我们仔细观察，我们实际上可以看到肾脏在那里，在这里更难看到，但它们就在那里。

通常，当您查看KUB或腹部平片时，会去寻找气体。可以在这里看到一些气体，在肠道中看到一些空气，在结肠中看到粪便。然后理想情况下，向下看直肠底部是否有气体。

视频 10.4 （续）

　　如果你愿意的话，让我们看看几张不正常的图片，以及它们的KUB。那么这里有一张年轻人的检查照片，他来到急诊时存在腹痛、压痛、肚子变大了等表现。仰卧时他的腹部呈板状。我希望你能看到有扩张的肠子，它们有这些细细的小线，即所谓的瓣膜狭窄。这是一个小肠皱褶，里面有很多空气。那么我们要思考为什么身体里面有很多气体？大多数人的小肠内没有大量气体。它们快速地进入结肠。但是这个人一定在某个位置有一个阻塞点。仰卧时，我们不知道阻塞点在哪里。这里有气体或粪便吗？我没有看到。我在这里看到的不多，但我确实看到了小肠的大环。我在想他可能有小肠梗阻，或者他的结肠在某个地方被阻塞了。

　　让我们改变他的体位让他直立。当直立时，重力是你的朋友，因为你可以看到所谓的气液平。这些通常发生在小肠中。那么我们看到这里存在很多气体，周围有一些空气和液体混合。除非另有证明，否则此人确实患有小肠梗阻或非常近端的结肠梗阻。这些检验并不能确切地告诉我们发生了什么，但它们能让我们感觉到这个人没有伪造他的症状，他需要帮助。

　　因此，有几种不同的思考方式，我们可以进行CAT扫描或其他检查，或者这是您以前可能见过的检查——钡剂灌肠。钡通过直肠并在压力下，一路前行，如果有足够的时间，它会进入升结肠，进入盲肠，然后我们在这里看到一个有趣的东西，钡剂的前行停止了，而这里正在发生着什么。这就是所谓的肠套叠——回肠的一部分偷偷穿过，但它太紧以至于被扭断，对比剂无法通过，食物也无法通过。所以这个人有紧急情况，要么需要手术，要么减轻这一状况。有时，钡实际上可以将肠道向后推动，肠套叠可以因此治愈——这在儿童中很常见，经常发生在2~4岁时。但在成年人中，这种肠套叠通常会因为存在肿瘤、癌、类癌、息肉而发生。于是这个人去了手术室，切除了一个癌，或一个类癌，那个肠套叠就被治愈了。KUB让我们想到这是一个严重的问题。

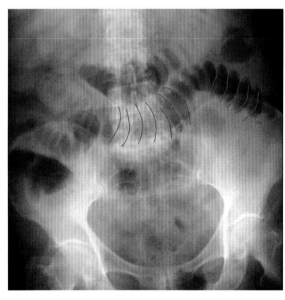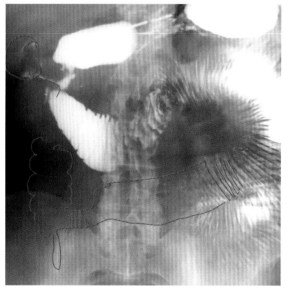

视频 10.5 阀瓣（环形皱襞）

　　回肠和空肠是惊人的吸收器官。它们的表面很广，它们有瓣膜，有环状皱襞，这些线条基本上是帮助对比剂通过并吸收它的。但是我们不应该在腹部的平片上看到这些线条。这里的气体太多了。这是一个KUB，显示有人患有小肠梗阻。这些线取决于它们是否定向，有时看起来像堆叠的硬币。

　　这是一项很棒的钡剂检查，它准确地展示了用一条线堆叠的"硬币"。所有东西都应该能通过，而不应该滞留在那里。这是一张美妙的图片，向我们展示了一些堆叠的"硬币"；回肠和空肠轻度阻塞，还有结肠或下游的东西。有趣的是，胆囊也有问题，有一些钡剂漏出。这可能是患有胆石性肠梗阻（一种发炎的胆囊）问题的人。石头侵蚀胆囊，且一路偷偷穿过；但是因为靠近阑尾的回盲部瓣膜和升结肠不是很大，所以石头卡在这里，后面的一切都扩张得很大。这是一张很棒的照片，展示了对患有胆石症的人进行的钡剂对比检查。

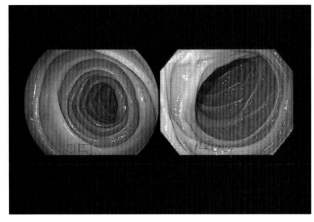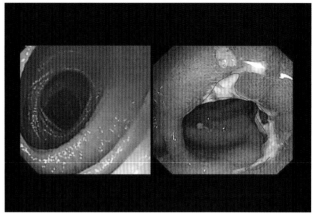

视频 10.6 内镜检查

现代医学，除了手术，回肠或空肠的最佳检查方法通常是使用内镜。视频中这边是空肠，它更厚，更结实一点。回肠往往有点薄。话虽如此，这些都是空肠和回肠的正常照片，它们是敞开的、光滑的，它们很漂亮，是健康的，但并不总是这样。

再拍几张照片，左边的空肠有点珠状，不是那么光滑，看起来也不是很健康。这很可能是乳糜泻，它有一些结节，也许血液供应不是那么好。也许他们正在吃麸质食物。如果他们停止吃麸质食物，他们会好很多。这里的回肠，通常可以通过结肠镜看到，与空肠相反，它是从上方看的内镜。这不正常。这是瘢痕组织，这种东西不应该在这里。这很可能是克罗恩病。这是一种肉芽肿病，肠道全层增厚，呈木质样，潮湿松软，对患者来说没有任何乐趣可言。但是，无须在某人身上做大切口即可进行诊断，对于那些患有克罗恩病或口炎性腹泻的人这是多么美妙的方法。这些问题的治疗通常是医疗范畴的。避免摄入麸质食物，这里有药物、类固醇和其他可以暂时或长期缓解这种情况的药物。内镜检查是进入小肠的绝妙方法：从上方通过食管、胃和十二指肠、空肠，然后从下方通过结肠回肠。小肠内镜检查的难点在于小肠的中部——空肠越远，近端越近。

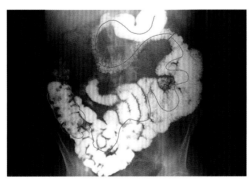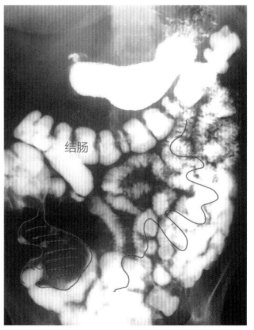

结肠

视频 10.7 UGI 射线影像

这张图片描绘了一项上消化道检查。我要说的是上消化道小肠入路。这意味着您已经等待了足够长的时间才能看到钡剂通过。所以视频显示此处在胃、胃窦、幽门、十二指肠，从这里开始是空肠和回肠。它蜿蜒穿过，最终到达盲肠和升结肠的回盲瓣。这是正常的上消化道小肠入路。此检查可能需要 1 h 或 2 h，如果某些患者的身体运动缓慢，则可能需要 6~8 h 才能获得这样的照片。你立即喝下它，是不会拍下这样的照片的。你必须看这个，所以每隔几分钟或 30 min 就会拍摄一张照片，看看它是如何渗透的。

视频 10.7 （续）

　　让我们来看看一些可能不完全正常的情况。在这里能看到胃，我们的钡剂在这里，它正在一路前行，实际上我们可以感觉到它一直在渗透。我们没有等待足够长的时间来了解结肠的其余部分。到现在为止还挺好。

　　但是，随着大量的钡剂潜入，我们在这里发现了一些有趣的事情。这个区域与其他区域没有任何对比。那么，这是炎症吗？这是癌吗？这是克罗恩病吗？这是阑尾脓肿吗？这显然是不正常的，他是患有慢性疼痛、右下腹疼痛或饮食问题的人。这是要让大家知道这里有异常。如今，CT 扫描或内镜检查可能会为我们提供更多的信息。但这是一个很好的筛查测试，可以让我们知道问题出在哪里。

手术

　　SBO 的治疗最初是非手术性的（IV 水化、胃肠吸引减压、禁食），大多数阻塞物（90%）能在几天内解决。存在腹膜炎、游离气体或内科治疗不成功的患者需要进行腹腔镜检查或开腹手术。SBO、癌症、缺血和其他疾病可能需要行粘连松解术或正式的小肠切除术。胰空肠吻合术（用于 Whipple 手术）通常用于治疗胰腺、肠道和胆管的肿瘤（●视频 10.8）。

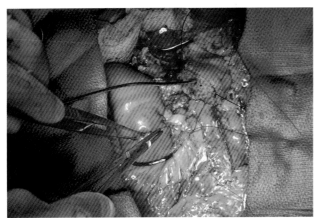
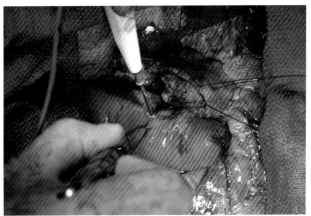
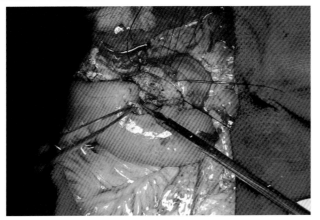

视频 10.8　胰空肠吻合术：术中

　　这是一个开放的胰腺手术——这是一个 Whipple 手术——空肠和胰腺都在那里。看起来胰腺内的胰管直径可能是 2 mm 或 3 mm。这就是 Bakes 扩张器，滑进去只是为了确保胰管没问题，它的直径可能有 3 mm 或 4 mm 大小，不是很大，所以很容易狭窄。所以我们用几条丝线缝合线标记胰腺，现在我们将使用一些缝合线，可能是 PDS，可能是 4-0 或 5-0，我们要扎紧胰腺，旋前我们的手腕，把针旋出来，再大口扎一下小

视频 10.8 （续）

肠，就是空肠。最后，我们将非常用力地拉动胰腺的颈部，或胰腺的切割边缘，使其紧贴空肠。

　　我们在那里缝了好几针。您可以看到胰腺和小肠都灌注良好。这是一个相对健康的人。另一针将把这个胰腺缝入小肠。但最终我们想做的是一个黏膜到黏膜的吻合术。现在这是一种处理后壁的方式，我们能够将肠子拉到紧贴胰腺的位置。这里有点出血。每当针头穿过胰腺或小肠等血管化良好的结构时，都会有一点出血。而其中大部分出血会自行停止。外科医师正在处理这一点。从旋前到旋后，从旋后到旋前，哪个角度最好就在哪个角度旋转针头。

　　至此，后壁部分的手术全部完成。现在我们需要在空肠上开一个小洞，进入那个内腔，我们必须将胰管缝合到这个小开口上。通常我们会在这里放一个小支架来帮助我们，但是视频里的外科医师正在缝小肠，可能会把它拉回来并自己打开它，打上一些单手结。每个外科医师都有一点不同的策略。黏膜现在被缝到小肠的浆膜上。缝一针，小心地穿过胰管。抓住导管的底部或后部，用小缝线；这一切都被放大了。非常棒地一针穿过胰腺，我们已经看到黏膜、胰管，现在我们要缝几针，抓住浆膜的外面，带一点黏膜，把它们缝合在一起。之后是后壁，可能需要使用其他几条缝合线才能做到这一点，缝 4~6 针。这是胰空肠吻合术，黏膜到黏膜修复。

并发症

　　麻痹性肠梗阻（●视频 10.9）发生于许多腹部手术后，并使用静脉输液、禁食且用电解质替代治疗的患者中。这些患者可能发生吻合口漏、出血和粘连性 SBO。

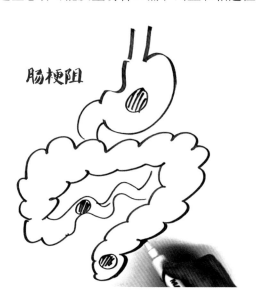

视频 10.9 麻痹性肠梗阻

　　肠梗阻对于外科医师和患者来说都是一个难题。肠道失去功能——暂时是出错了。那可能是处理它，可能是进行手术，可能是代谢问题，电解质异常，或者肾功能不好。但是当你想到肠梗阻时，你必须考虑一些不同的事情。肠梗阻意味着整个肠道处于某种关闭状态，但直肠中应该有空气。小肠里应该有空气，胃里应该有空气。如果整个小肠都有空气，但结肠或直肠内没有空气，那么您需要考虑阻塞。所以关键是，如果有人发生肠梗阻，纠正代谢电解质异常，但要确保他们没有小肠或大肠梗阻。早期判断的最好方法是用一个腹部 X 线片观察整个肠道的气体。如果有人下端的直肠或远端结肠中没有任何空气，并且他们没有气体或粪便通过，那么您需要考虑阻塞。肠梗阻的治疗会花费很多时间。停止使用麻醉剂，让您的患者起床，下床四处走动，静脉输液，确保电解质正常，并避免使用麻醉药物，这对您的患者十分有帮助。

　　肠梗阻是一种暂时性刺激，通常不是严重的致命问题。

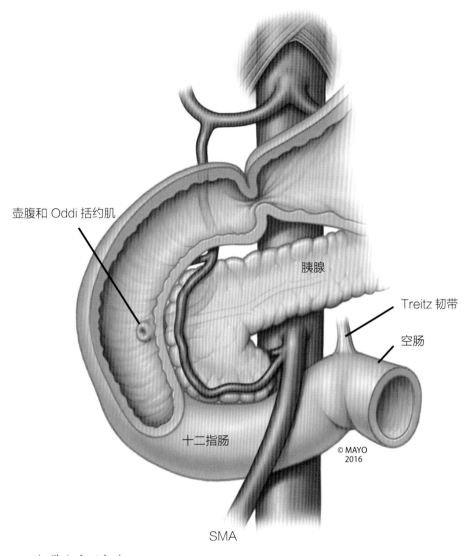

壶腹和 Oddi 括约肌

胰腺

Treitz 韧带

空肠

十二指肠

SMA

© MAYO
2016

图 10.4 Treitz 韧带和空肠起点

空肠和回肠挑战问题

10.1 小肠的"三原则"是什么?

10.2 什么标志着空肠的开始?

10.3 哪种恶性肿瘤与小肠转移有关?

10.4 麻痹肌恢复运动的顺序是什么?

10.5 小肠淋巴瘤最常见的部位是什么?

10.6 抗凝剂诱发的 SBO 最常见的部位是什么?

10.7 饮用溪流中的水导致肠道感染的最常见原因是什么?

10.8 什么是盲环综合征?

10.9 小肠维生素 B_{12} 缺乏的可能原因是什么?

空肠和回肠挑战问题解答

10.1 小肠的正常尺寸：肠壁厚度＜3mm，肠皱襞厚度＜3mm，肠直径＜3cm。

10.2 Treitz 韧带（图 10.4）。

10.3 黑色素瘤。

10.4 小肠，胃，然后是结肠。

10.5 回肠（Peyer 斑是淋巴组织）。

10.6 近端空肠。

10.7 贾第虫种。

10.8 小肠细菌过度生长。

10.9 切除末端。

11

肝脏

胚胎学

肝脏起源于前肠和中肠的交界处。内胚层分化出肝细胞（肝和实质）和胆管细胞（胆管上皮细胞）。

解剖学

肝脏外被 Glisson 囊，由镰状韧带将其固定于前腹壁（图 11.1）。一条连接下腔静脉（IVC）和胆囊（GB）的假想线——Cantlie 线，将肝脏分为左、右叶。Couinaud 分段法（图 11.2）将肝脏分为 8 段。每个肝段的中心都有肝门系统的分支（图 11.3），包括肝管、肝动脉、门静脉。肝脏的血供主要来自门静脉（75%）和肝固有动脉（25%）（图 11.3）。门静脉三联体（图 11.3）由肝固有动脉、门静脉和胆总管组成。

生理学

肝细胞具有近 500 项生理功能，在代谢、解毒、激素生成、蛋白合成、造血、脂质类固醇转化和糖原储存等方面发挥作用。胆汁则由肝细胞生成并分泌至胆小管，经由胆管转运。

临床表现

慢性丙型病毒性肝炎、酒精性肝病（在美国首要病因）和非酒精性脂肪肝肝炎可能会导致肝硬化（◉视频 11.1），进而引起肝衰竭和肝细胞癌（HCC，最常见的原发性肝癌）（◉视频 11.2）。肝硬化的临床症状并不典型，可表现为乏力、纳差、恶心、腹痛、水肿、腹腔积液、黄疸、肝掌、消化道出血等。其主要并发症有腹腔积液、食管静脉曲张、自发性细菌性腹膜炎、肝细胞癌和肝肾综合征（◉视频 11.3）。

影像学

MRI、CT（◉视频 11.4）和 US（◉视频 11.5）有助于确定肝硬化的程度和检测腹腔积液、肿瘤（HCC）和血流。

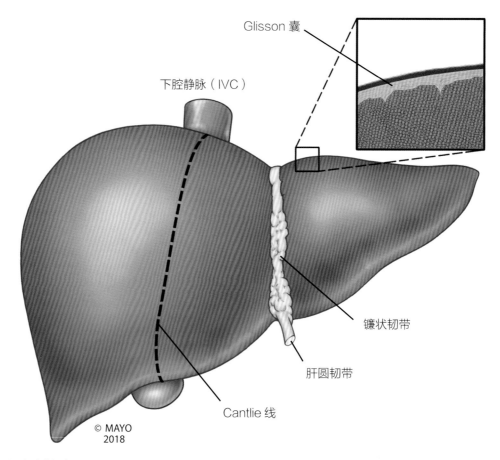

Glisson 囊

下腔静脉（IVC）

镰状韧带

肝圆韧带

Cantlie 线

© MAYO
2018

图 11.1 肝脏的解剖

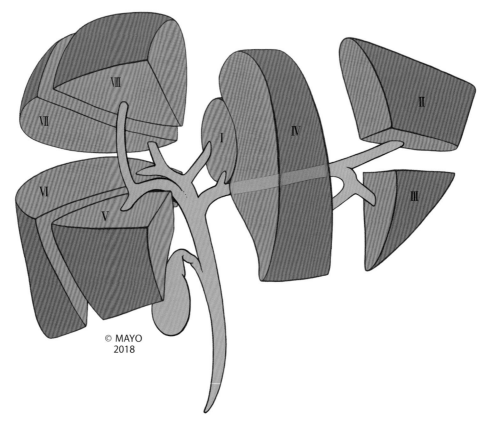

© MAYO
2018

图 11.2 肝脏的 Couinaud 分段法

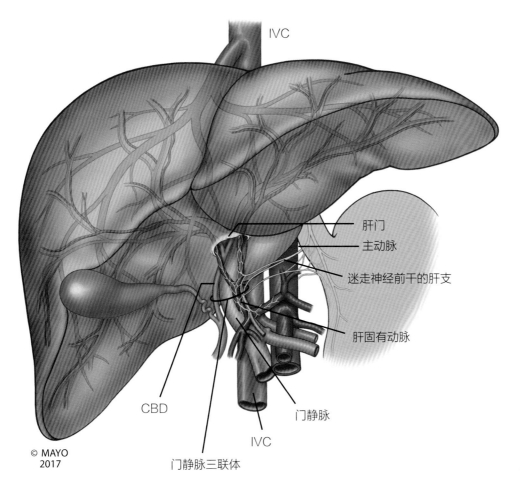

IVC

肝门
主动脉
迷走神经前干的肝支
肝固有动脉
CBD
门静脉
IVC
门静脉三联体

© MAYO
2017

图 11.3 肝脏的血供

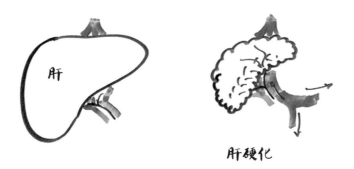

肝

肝硬化

视频 11.1 肝硬化

　　肝硬化是一种毁灭性的疾病。视频所示为一个正常的肝脏，拥有正常的解剖结构。硬化的肝脏有时会变大、肿胀和水肿，但通常随着时间的推移它会缩小并留下瘢痕；随之发生，门静脉内进入肝脏的血液因为肝硬化引起血流受阻而难以进入肝脏。血液倒流并试图找到一条不同的路径回到心脏，这会导致真正的问题门静脉高压—门体分流。

　　肝脏为人体完成 500 多项功能。肝硬化患者面临很多问题：腹痛、恶心、厌食、水肿、腹腔积液、黄疸和出血。当病情不断恶化后，他们甚至会死亡。肝硬化是一个棘手的问题，是肝脏内的纤维化反应，引起肝脏缩小。动脉具有足够高的压力将血液送入肝脏，但门静脉是一个低压系统。人入肝血流的 75% 通过门静脉进入肝脏，但肝硬化时却不是。肝发生纤维化，血流受阻无法到达肝脏，它会流向其他地方；当它流向其他地方时，会引起腹腔积液和出血，并使肝功能异常。肝硬化会带来各种各样的问题。

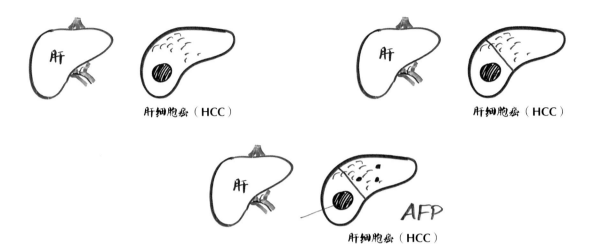

视频 11.2　肝细胞癌

　　肝细胞癌是一种源自肝细胞的癌，是最常见的原发性肝癌类型。肝脏转移瘤（Mets）可能是肝脏中最常见的癌，但HCC是一个致命的问题。它是一种侵袭性肿瘤，通常由慢性肝病和肝硬化发展而来，尤其是对于慢性活动性乙型和丙型肝炎患者。因此，随着时间的推移，肝硬化、纤维化、增生结节会改变这些肝细胞的生长和增殖方式。在某个时间点，肿瘤会发生。单个较大肿瘤可以切除，其中50%的患者恢复良好。问题在于，HCC有时会发展成多个肿瘤，也可能会变成具有卫星灶或发生其他问题。这种情况通过手术治愈的可能性小。如果可以手术，那则可能是肝移植手术。

　　当在肝脏中寻找肿块时，需要检查的一项内容是甲胎蛋白（AFP）水平，它是肝细胞癌的标志物。它并不是一个完美的标志物，但如果它升高了，应该引起我们的关注。

　　通常，我们可以通过CT引导或超声引导下活检获取组织并诊断肝细胞癌。如果没有骨、脑或肺转移，那么首选的治疗方法是手术切除。肝脏的好处在于，只要肝脏的残余部分功能正常，就可以将其切除一半甚至更多。如果肝脏无法切除，那么化疗和其他药物治疗或者肝移植是可考虑的选择。

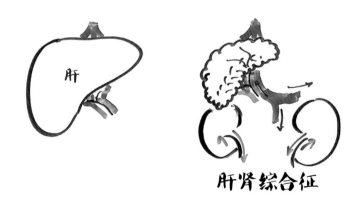

视频 11.3　肝肾综合征

　　肝肾综合征是肝功能不良的一种表现，肝功能的恶化使得正常肝脏发生衰竭。在某个时间点，肝脏相关的500种不同的因素会影响肾脏，引起尿量减少并损害肾功能。

　　肝肾综合征有几种不同的分型。1型进展迅速，肾脏基本停止工作，不再起作用。2型并不那么引人注目，但患者会产生腹腔积液。这是来自肝脏受阻的液体积累，导致肾脏不起作用。发生这些的根本原因是肝脏问题，肾脏没有什么问题。但是因为肝脏功能恶化太严重，不管是肝炎、酒精性肝炎、肝硬化、恶性肿瘤还是其他原因引起的，肾脏开始衰竭，出现这种情况时就称为肝肾综合征，它可以是一种毁灭性的并发症。

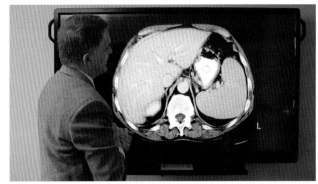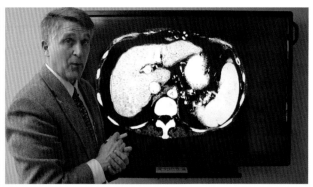

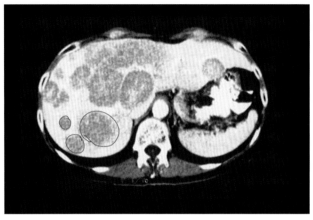

视频 11.4　肝脏的 CT 表现

腹部 CT，尤其是肝脏的 CT，非常准确且有说服力。视频中是正常患者的 CT 扫描。在胃部有一些对比剂，在主动脉和下腔静脉中可能有一点造影剂，此处是肝脏。这是一个外形很好的肝脏。它在这里占据了大约一半的腹腔。如果没有任何造影剂，那么脾脏和肝脏的密度应该是相同的；在 CT 中，一切都是有密度的，当你看到像这样有趣的小东西，和脂肪一样的密度，其实是镰状韧带。在这里我们还可以看到一些血管。这些都是正常的。让我们来看一些不太正常的 CT 表现。

这是一个 CT 扫描，在主动脉和腔静脉中有很多造影剂，所以它表现得很亮。这个肝脏有一点锯齿状的感觉，有一点粗糙。我们再往下，这里更明显。这是一个硬化的肝脏，也许不是你见过的最严重的肝硬化，但这是一个纤维化的肝脏，有时肝脏会变大，但最终会变小，肝硬化会使得血流难以灌注肝脏。这个穿过肝脏的大血管是门静脉，它几乎和主动脉同样大小，这是不正常的。这是一个很大的管道结构，它被阻塞了，所以血管里的血反流回到脾脏。这就是所谓的门静脉高压症。

让我们看一下另一个 CT——这是一个不同的患者。我们可以看到肝脏很大，但我猜测并希望你能看到顶部的疙瘩。这也是一种肝硬化——非常严重。这是一个外形不好看的肝脏，你可以看到有这种被切开的特征，它不一致，也不均质。这是一个功能极差的肝脏。

让我们看一下不同患者的片子。你可以看到一些肿块；不幸的是，这些肿块都在肝脏内部。这些是正在生长的肿瘤。这可能是一个致命性的病症。这是转移性癌。对这个患者来说幸运的是，它是类癌，一个神经内分泌肿瘤，其中一些人可以罹患有这些肿瘤几十年并且能够带瘤生存，而其他肿瘤则不能。

这看起来像转移性疾病。这可能是结直肠癌转移而来或是黑色素瘤？这是一个致死性的高级别转移。事实上，你可以感觉到患者很瘦，没有多少脂肪。体重的丢失是因为这些肿瘤耗尽了患者的所有营养。

另一张片子——这是一张漂亮的 CT 扫描，主动脉和下腔静脉强化，此处是门静脉，左分支和右分支。但是，问题是这应该是均匀的密度，我们看到这里有肿瘤。这很可能是肿瘤转移患者。

同样的事情发生于这个患者，甚至更严重，几乎整个肝右叶都被肿瘤取代了。外科医师可以切除病灶，但问题是这个年轻人的肿瘤负荷太大了，人不能没有肝脏。

CT 扫描是一种非常有效的肝脏检查方法。

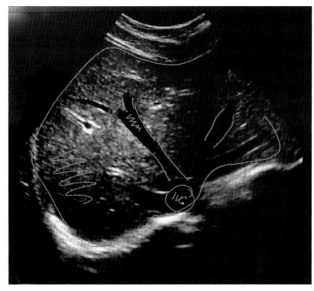

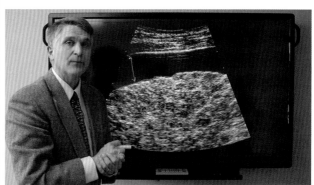

视频 11.5　肝脏的超声表现

　　超声是一种非常有效的肝脏检查方式。当我想到超声时，我就会想到回声。根据回声的强弱，可分为低回声、无回声、高回声或等回声。将超声探头放在皮肤上，我们看到腹壁、肌肉，现在我们进入肝脏。这里都是肝脏。接下来我们看什么？这是肝脏的正常纹理。我们看到一些血管，基本上是无回声的，没有回声，它们是黑色的——就是这些。如果它的外部或边界周围没有白色屏障，则可能是肝静脉。肝静脉血流运行方向与所谓的门静脉三联体即胆管、肝动脉和门静脉相反。你在这里看到这个白色的东西，它将进入门静脉三联体。与没有那种白色结构的肝静脉不同。肝静脉通向下腔静脉。这是上半部分肝脏的正常超声。

　　再看别的东西，近一点，这个无回声结构就是下腔静脉，在肝脏和肾脏或后腹膜之间，很好区别，在中间我们看到很多正常回声，然后我们看到一个白色的边界。这是什么？这是门静脉三联体，所以那很可能是门静脉，因为不太可能是肝动脉或胆管，所以可能是门静脉，旁边还有其他结构。它周围有个纤维环。（肝内）任何一个无回声结构可能都是肝静脉。所以，如果你看到一些没有任何边界的结构，就可能是肝静脉的一个分支。

　　当患有肝硬化时，超声检查表现如何呢？让我给你看一张图。探测皮肤、脂肪肌肉、腹膜。这是肝脏，它有结节，凹凸不平，是肝硬化，有纤维化的表现。而且，你可以看到，它不是等回声的。它有些区域回声高，有些则低。但是，对这个人来说重要的是，他腹腔里有很多液体，称为腹腔积液。血液基本上无法进入肝脏，大量液体漏出到腹腔。这就是超声检查时腹腔积液的表现。

手术

　　如果肝脏残余部分功能良好（⬤视频 11.6），则可以切除 50%~80%。在急性肝衰竭或肝硬化进展为终末期肝病时应考虑肝移植。终末期肝病模型（MELD 评分）（⬤视频 11.7）用于确定器官分配的优先顺序。

并发症

　　肝切除术可能会引起出血、胆漏或感染（胆管炎、肝炎、脓肿）。凝血功能障碍、缺血和血管阻塞是危险的问题。

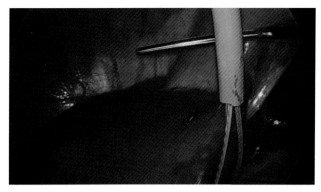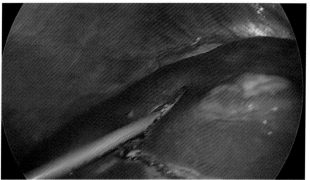

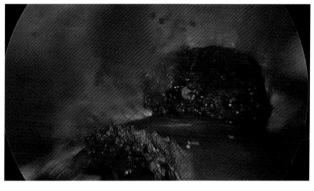

视频 11.6 腹腔镜下肝楔形切除：术中

　　我们将在这里做一些腹腔镜肝脏手术。我们把腹腔镜镜头放进去，用二氧化碳建立气腹，把 5 mm 的穿刺鞘放进去。从肚脐那里探查到患者的右上腹。这是肝脏，我们正在切除胆囊。我们可以看到一点点的胃和十二指肠。外科医师一开始就要做的是安全地控制入肝的血流。这是 Pringle 手法，术者在肝十二指肠韧带周围，经 Winslow 孔，将止血带缠绕这个血管束（门静脉、肝动脉、胆管）），并将它悬吊起来，以更好地控制它。因为肝脏血供几乎完来自门静脉和肝动脉，这恰好是术者想要控制的。

　　所以，现在我们在肝十二指肠韧带上放置了 Rummel 阻断带。无论是腹腔镜手术还是开放手术，如果术中有问题，我们可以把它收紧，达到控制出血的效果。这是肝脏的顶部，左、右肝汇合处，超声探查是否有任何其他转移或肝细胞癌？非常理想，这里只是 1 个病灶。

　　手术团队现在正在使用能量器械，也可以应用结扎、超声刀、电刀、CUSA，有很多不同的手段。理想状态下，距离肿块周围至少有 1 cm 切缘，因为这是癌。这个设备就是 CUSA，它的刀头会振动并喷水，震碎分解肝脏实质，在切割肝脏时更容易看到血管。遇到大血管时，你可能需要用切割闭合器或其他工具进行处理。这个是吸引器，可以吸引部分肝脏组织，减少术野中的出血，使得术野更清晰。

　　现在我们取出了一个网球大小的肿块，连同这个转移瘤或原发肿瘤。之后我们要把这个肿瘤处理掉，主要还是担心发生胆漏和出血。手术医师在这方面会花费大量时间，他们这样做很重要。另一件要小心的事情是肝脏还有一个大洞，在二氧化碳的压力下，可能会出现空气栓塞。说话间，一切都清理干净了，看起来很不错。我们可以把它放在一个小标本袋里，如果切口扩大一点，就可以把它拉出来了，通常 2 cm 或 3 cm 的切口就可以了。患者可能会在当天晚些时候或在第 2 天就出院回家。

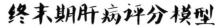

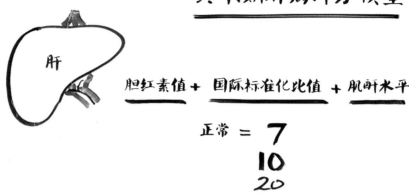

视频 11.7 终末期肝病评分模型（MELD 评分）

　　MELD 评分就是所谓的终末期肝病评分模型。基本上，我们观察肝硬化或肝病患者，可以从 3 个简单的数字获得信息。这有计算公式，包含对数函数和乘法；基于患者的胆红素水平、国际标准化比值（INR）和肌酐水平进行计算，相加得到结果。地球上大多数健康人的 MELD 评分约为 7。慢性肝病患者的评分也可以正常，但随着时间的推移，病情进展，这个数值会上升，这是一个重要的数字，如果它上升到 10，就意味着该患者如果进行手术，那么他术后可能有 6% 或 10% 的死亡率。如果数值是 20，那么术后 3 个月内的死亡率可能达到 20%，甚至更高。MELD 评分在 30 或者 40 的患者，在未接受任何手术的情况下都具有显著的死亡率。因此，外科医师尤其需要重视慢性肝病患者的 MELD 评分，无论他们是要做疝气修补术、脾脏切除术，还是心脏手术。如果 MELD 评分高于 7，就是异常，并且会使他们面临更高的风险。

肝脏挑战问题

11.1 什么是 Kasabach-Merritt 综合征?

11.2 Denver 和 LeVeen 分流术有哪些并发症?

11.3 如何描述 Pringle 手法?

11.4 细菌性肝脓肿最常见的病因是什么?

11.5 什么是胆管缺失综合征?

11.6 什么生物容易因为"鳗鱼膏"形成肝脓肿?

11.7 女性服用非处方药会形成什么类型的肝脏肿块?

11.8 哪些药物用于治疗肝性脑病?

11.9 哪种实验室检查项目被认为与肝性脑病的严重程度相关(不是原因)?

11.10 肝脏会产生哪些凝血因子?

肝脏挑战问题解答

11.1　巨大的海绵状肝血管瘤引起溶血性贫血＋血小板破坏＋纤维蛋白原的丢失。

11.2　弥散性血管内凝血、感染和导管功能障碍。

11.3　压缩肝十二指肠韧带，包括肝动脉和门静脉。

11.4　胆道梗阻。

11.5　慢性肝排斥。

11.6　阿米巴。

11.7　肝腺瘤。

11.8　含或不含新霉素的乳果糖。

11.9　血氨。

11.10　凝血因子 2、7、9、10。

12

胰腺

胚胎学

胰腺由背侧和腹侧的内胚层芽形成，它们在前肠 – 中肠交界处发育。胰腺发育异常，包括胰腺分裂（图 12.1）和环状胰腺（图 12.2）。

解剖学

胰头（图 12.3）位于十二指肠 C 襻，IVC 和左肾静脉前。胰颈位于 SMA 前（左）和肠系膜上静脉（右）（●视频 12.1）。钩突位于这些血管的后面。胰体位于胃的后部，胰尾位于脾门。血液通过腹腔干动脉和 SMA 的分支供应（●视频 12.2）。

生理学

胰岛朗格汉斯细胞（图 12.4）执行胰腺的内分泌功能。α 细胞分泌胰高血糖素，β 细胞分泌胰岛素细胞和生长抑素细胞。胰腺外分泌物（●视频 12.3）包括胆囊收缩素和分泌素，在迷走神经的控制之下分泌。

临床表现

急性胰腺炎是由胆结石（40%）、酒精（40%）和创伤（15%）引起的。向背部放射的背腹痛很常见；大多数患者通过支持治疗得到改善，但有些患者可能病情危重。Ranson 标准（●视频 12.4）经常被医师用于评估急性胰腺炎患者的死亡风险。慢性胰腺炎可导致胰腺实质的纤维化，并伴有内分泌、外分泌功能障碍和疼痛。胰腺癌（●视频 12.5）患者可能表现出无痛黄疸或 Courvoisier 征阳性（●视频 12.6）。

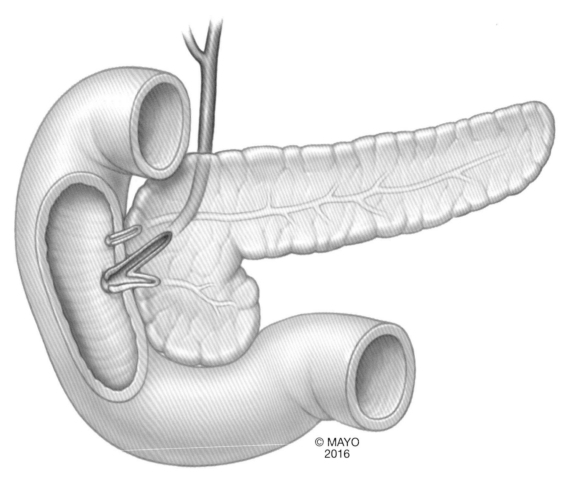

图 12.1 胰腺分裂

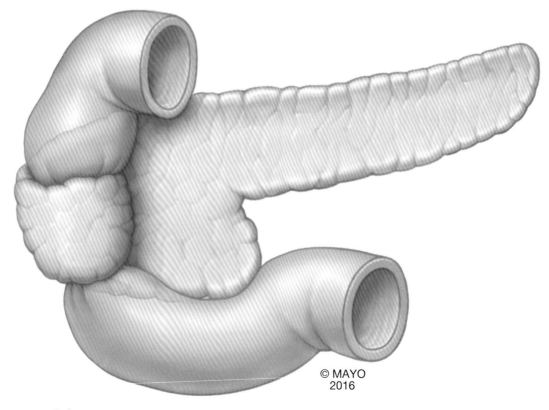

图 12.2 环状胰腺

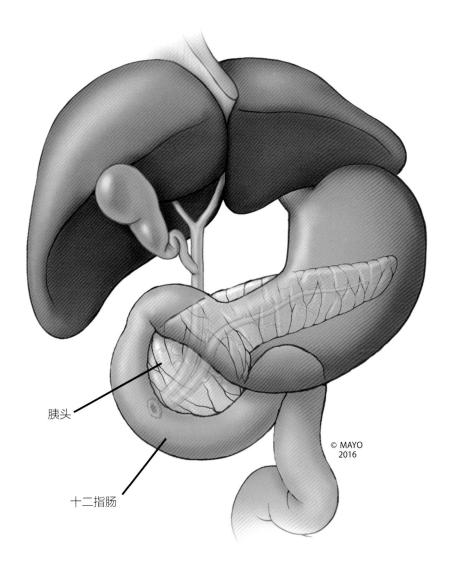

图 12.3 十二指肠 C 襻的胰腺解剖

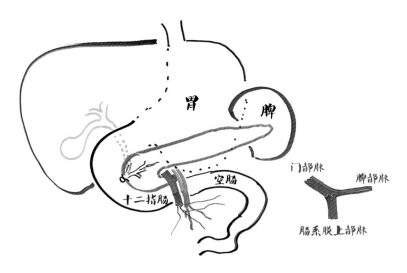

视频 12.1 肠系膜上的静脉和胰腺

肠系膜上静脉就位于胰腺的钩状突起的前面。它延伸到十二指肠的顶部。十二指肠是小肠中连接到空肠的这一部分。SMV 由空肠和回肠血管回流，并将所有的营养物质带回肝脏。SMV 连接到脾静脉，成为门静脉进入肝脏。SMV 正好位于患者肠系膜上动脉的右侧。

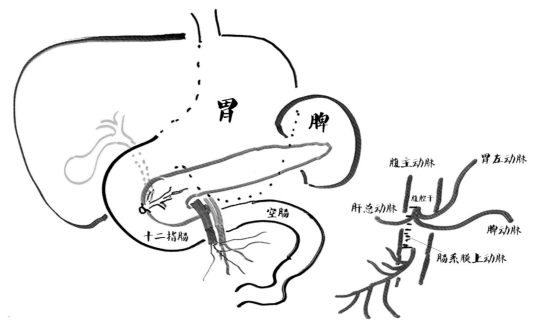

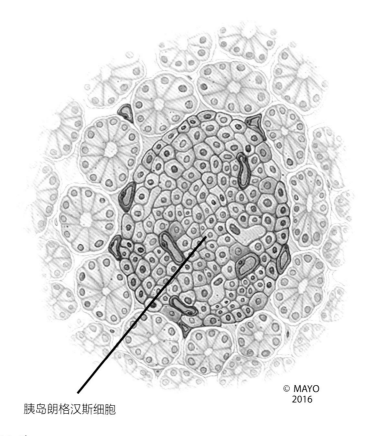

视频 12.2　SMA 和胰腺

　　肠系膜上动脉发自腹主动脉，它就在胰腺的钩状突起的前面走行。它与肠系膜上静脉关系密切。来自 SMA 的血液流向空肠、回肠、右结肠和横结肠。它也会有血管供应部分十二指肠和胰腺。我们更仔细地观察主动脉。腹部主动脉的第一个分支是腹腔干动脉，它是肝总动脉、左胃动脉和脾动脉的汇合体，长 1~1.5 cm，不超过 1.5 cm。这是一个小空间，在腹膜后。SMA，第一个分支发至十二指肠和胰腺，其他的到中结肠、右结肠，一直到回盲瓣至阑尾动脉，然后血液供应到整个小肠。SMA 是影响腹部血液流动的关键动脉。

胰岛朗格汉斯细胞

© MAYO
2016

图 12.4　胰岛朗格汉斯细胞

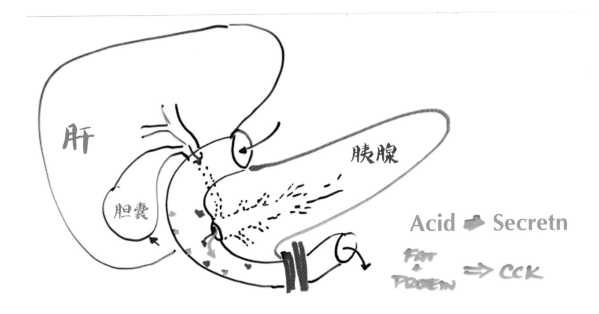

视频 12.3　胰腺外分泌物

　　胰腺每天分泌（Secretn）多达 1~2 L 的液体。这种液体会从胰腺进入十二指肠，帮助分解食品。通过简单的蠕动进入十二指肠，十二指肠进入空肠。

　　胰腺受到十二指肠壁的调节。十二指肠壁制造肠激酶，它将激活来自胰腺的脂肪酶和淀粉酶。十二指肠本身会分泌分泌素，当周围有酸时，分泌素也会刺激胰腺，所以分泌素引起胃酸（Acid）启动。胰腺分泌碱性的分泌素，它是一种基本的溶液，可以帮助中和管腔内的内容物。当我们看到脂肪和蛋白质进入十二指肠时，胆囊收缩素（CCK）也会从肠壁中排出，刺激胆囊分泌胆汁入腔，有助于分解食物。这是一个复杂的过程——胰腺对食物的消化分解至关重要。如果你失去了你的胰腺，这意味着你因为胰腺炎或手术而失去了整个胰腺，你仍然可以服用胰酶去分解食物。但是，这样做会非常不容易。

Ranson 标准

1. 白细胞 > 16 000
2. 年龄 > 55
3. 血糖 > 200
4. 谷草转氨酶 > 250
11. 液体 > 6 L

0~2	< 1%
3~4	16%
≥ 5	> 40%

视频 12.4　Ranson 标准

　　Ranson 标准是在大约 30 年前制定的，试图治疗和护理急性胰腺炎患者。它一开始有一些标准，现在已经发展到有 11 个标准。当一个患者因严重急性胰腺炎进入急诊室时，他们感到非常困惑。如果他们的白细胞数量超过 16 000，那么这是一个不好的迹象。如果患者年龄超过 55 岁，那就是个问题。如果患者的葡萄糖 > 11.1 mmol/L，天冬氨酸转氨酶（AST）> 250 U/L，需要在 48 h 内使用超过 6 L 的液体来维持他们的血压，他们会有很高的死亡率。

　　如果有 0~2 个 Ranson 标准，这些患者大多会表现良好，只有不到 1% 的人会死亡。我们在这里再次讨论的是死亡率：有 3~4 个标准，会有 16% 的死亡率；≥ 5 个标准，则死亡率 > 40%。所以天堂禁止有人进来，如果白细胞计数 20 000×10⁹/L，60 岁的患者，葡萄糖是 12.2 mmol/L，肝功能测试异常，患者、家属、外科医疗团队需要明白，这是一个严重的问题，死亡率近 50%。Ranson 标准非常有预测性。

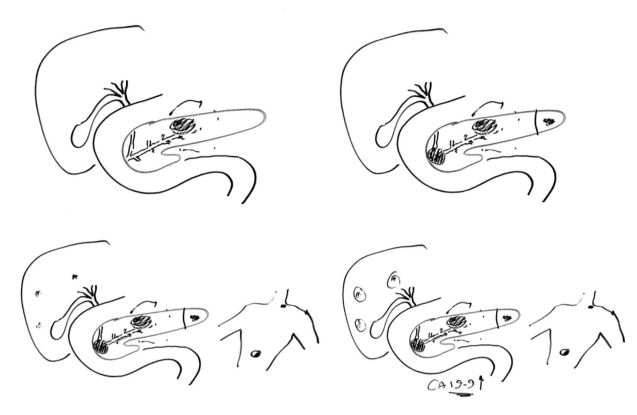

视频 12.5 胰腺癌

　　胰腺癌是在美国由于癌症死亡的第五大原因。它通常在晚期发现。如果肿瘤位于胰体或胰颈的某个地方，它很少会引起症状，直到它延伸到神经和血管，此时，患者有体重减轻、背部疼痛的症状，他们很痛苦。

　　幸运的是，一些癌开始于壶腹附近或靠近腺头的近端部分。如果是这样的话，那么胰腺、胆管会有症状，人们就会有所谓的无痛性黄疸。肝功能检查将会出现异常。如果及早发现，Whipple 手术就可以切除整个肿瘤。或者通过意外发现，或运气，或症状，胰尾部的小肿瘤也可以被切除。这取决于肿瘤从哪里开始和肿瘤生长的速度。大多数胰腺癌是腺癌，是导管腺癌。导管给我们带来了胰液，这是一个致命的问题。大多数患者死于胰腺癌。话虽如此，如果及早发现并切除，手术治疗是可能的。有些人会因消瘦、背痛来看医师，他们很痛苦。他们将会有肝转移。他们的腹部在肚脐处可能有一个实性的小结节，这叫作玛丽·约瑟夫修女的标志，这表明脐附近淋巴结的转移。他们的颈部也可能有所谓的 Virchow 淋巴结，这意味着肿瘤已经从腹部一直延伸到颈部。这不太可能是一个可以治愈的疾病。

　　血液检查能在早期发现胰腺癌吗？通常不能。其中一个标志物是 CA19-9，当它升高时，它是一个非常糟糕的预后因素，通常是转移性标志物。胰腺肿瘤不会早期出现。通常情况下，在切除了一个肿瘤后，我们会检查患者的 CA19-9 水平，并跟踪观察它的情况。如果它保持在低位，那是令人鼓舞的消息；如果它在上升，那就意味着肿瘤可能会在全身扩散。

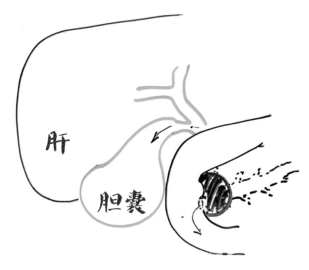

Courvoisier 征

视频 12.6 Courvoisier 征

　　这是一个不祥的征兆。它基本上与一种阻塞胆管的肿瘤有关，可能是十二指肠的肿瘤，可能是胰腺的肿瘤，可能是壶腹的肿瘤，也可能是胆管本身的肿瘤。所以有 4 种不同的疾病，一旦阻塞了胆管，正常流过的胆汁就会被阻断，它就会填满胆囊。对于黄疸的人来说，体检时不过是发现一个可触及的胆囊。如果你的奶奶或爷爷肤色看起来很黄，你感觉他们的上腹部有硬球，这个硬球不再隐藏在肝脏下，因为它像一个葡萄柚，这很可能是一个膨胀的胆囊，由于肿瘤位于胰腺、胆管、壶腹或十二指肠所致。

影像学

　　使用静脉造影剂的影像 CT 成像（●视频 12.7）可用于诊断胰腺炎（●视频 12.8）、胰腺癌（●视频 12.9）或并发症（●视频 12.10）。ERCP（●视频 12.11）和 MRI 也可能被使用。

手术

　　大多数急性胰腺炎患者采用保守治疗（●视频 12.12）。手术清创术适用于感染性胰腺坏死和脓肿。Whipple 手术（●视频 12.13）可能适合于胰头腺癌。Puestow 方法（●视频 12.14）、Beger 方法（●视频 12.15）、Partington-Rochelle 方法、Child 方法或 Frey 方法（●视频 12.16）等手段是治疗严重慢性胰腺炎疼痛的治疗选择。远端胰腺切除术见●视频 12.17。

并发症

　　胰腺漏发生在大约 20% 的胰腺手术中。出血、胃排空延迟和感染确实会发生。需要长期的全肠外营养，是罕见的。

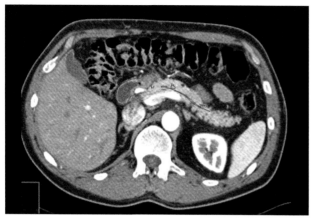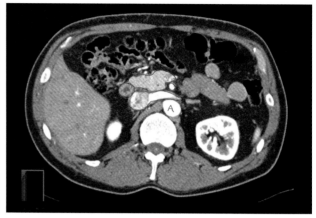

视频 12.7　正常胰腺的 CT 检查

　　视频中有一个轴向位 CT 与对比。主动脉被强化，腔静脉也被强化，所以它被混合起来。我们看到了左肾和脾脏。胰尾到达脾脏的肺门。这是一个外观正常的胰腺。健康的组织，也许里面有一点脂肪组织，它是一个健康的胰腺。中间的这个小结构是在一个切面上捕获的胰管。如果我们上下跟进，我们可能会看到整个胰管。此处是腔静脉，这是十二指肠，这是胰颈、胰体和胰尾。这个结构很可能是门静脉。这是一个正常的胰腺 CT 扫描图像。

　　这个 CT 扫描更靠近下端。十二指肠就在那里。这里有腔静脉和左肾静脉，有 SMA 和主动脉。这是正常的胰头，有一小部分胰管被确定。这是一个正常的胰腺部分。这是小肠，这是胰腺。让我们再看看没有这些标记的情况，正常的胰腺，十二指肠有一些液体，IVC 有强化，请记住左肾静脉。这是主动脉、左肾静脉、SMA、胰头。

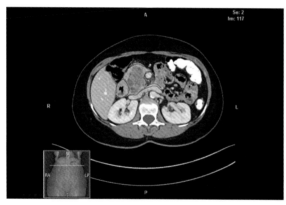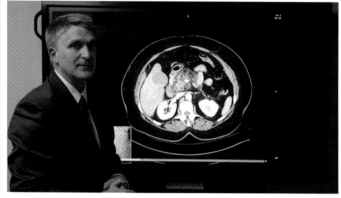

视频 12.8　胰腺炎的 CT 表现

　　IPMN，导管内乳头状黏液性肿瘤。CT 扫描可能是发现胰腺肿块的最好方法。我们看到了一些正常的肾脏和肝脏。此处的胰腺是胰头，靠近肠系膜上静脉和肠系膜上动脉——静脉和动脉。下面有腔静脉，这是肾静脉向上延伸到左肾。在中间的这个结构是一个胰腺肿块。看起来有点像囊性肿块，需要注意的是，这里是十二指肠，这里是胰腺，全是胰腺。胰腺肿块，当我们想到这个，我们认为 80% 的情况下它们是癌，导管腺癌阻塞胆管使人出现黄疸。CT 扫描将显示一个致密的肿块，这是一种囊性肿块；希望这是良性的，或者所谓的 IPMN 是可以切除治疗的。

　　另一个切面显示：我们看到肝脏和胆囊就在这里，这里全是胰腺。它明显发炎了，它可能有原来的 2 倍大，而且里面装满了"水"。这是这里更正常的颜色，这基本上是"水"。这可能是胰管扩张，但这是一个真正的问题。这个腺体是由于胆石性胰腺炎，或酒精性疾病，或者创伤事故，或者其他医源性问题。向尾或下部，我们可以看到肠系膜上静脉、肠系膜上动脉和肾静脉。这是一个很好的标志。左肾静脉穿过 SMA、动脉和 SMV，我们应该看到的是这种正常的密度。这是十二指肠，壶腹会陷进去。这个腺体的其余部分都发炎了。这个患者将会有腹痛、肿胀、白细胞计数升高，这就是水肿。这个患者有典型的胰腺炎。

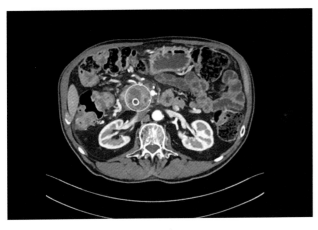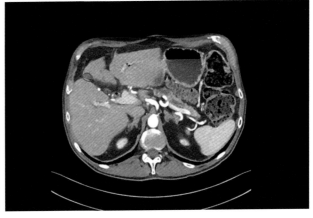

视频 12.9　胰腺癌的 CT 检查

　　这是一个癌症患者的 CT 扫描图像，他的 CA19-9 水平升高。希望你能在中间看到胆道支架。患者有黄疸，胰头有一个大肿块。这是胰头，它周围有许多小血管被癌侵犯了。如果我们往头部看一点，我们能看到肝脏，我们没有看到任何明显的转移，但也许我们看到一个潜在的转移点。如果我们看胰腺，你能发现脾血管旁边吗？这个胰管的下部扩张，也就是整个胰体和胰尾，因为它被癌阻塞了。这是一个严重的胰腺癌患者的 CT 扫描。

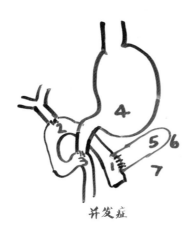

视频 12.10　胰腺手术并发症

　　在胰腺手术后可能发生任何并发症。有 10%~20% 的患者会有胰漏。当我们想施行 Whipple 手术，将胰腺缝合到肠，胆管缝合到肠，胃或十二指肠缝合到肠，我们首先应该考虑的是胰漏，胆漏和肠漏。这是其中的前三个并发症。最常见的是胰腺管空肠造口术。当物质泄漏时，那是淀粉酶和脂肪酶，这可能是消化问题导致脓肿出血等。所以我们首先担心的是胰腺空肠吻合术后的泄漏。肝空肠吻合更容易进行，因为组织更强，血供更好，更不容易漏。但漏是可能发生的。

　　胃排空延迟，经缝合后胃有时不想工作，这会导致恶心和呕吐，并需要长时间放置 NG 管。幸运的是，这种情况相对不常见，但 100 人中有 2~5 人在治愈后会出现这个问题。当切除胰腺的一部分时，大多数人会做得很好，但有些人有内分泌问题，有些人有外分泌问题。这意味着有些人可能患有糖尿病，他们的糖代谢可能不正常，因为他们失去了胰腺。其他有外分泌问题的人将不能正确地消化他们的食物，并会有严重的脂肪溢出或腹泻。用酶制成的药丸将有助于解决这个问题。还有脓毒症、脓肿或伤口感染等并发症，也会发生心脏病发作、卒中、肺炎等。所以，在胰腺手术中，有 10%~20% 的人在手术后会出现并发症。

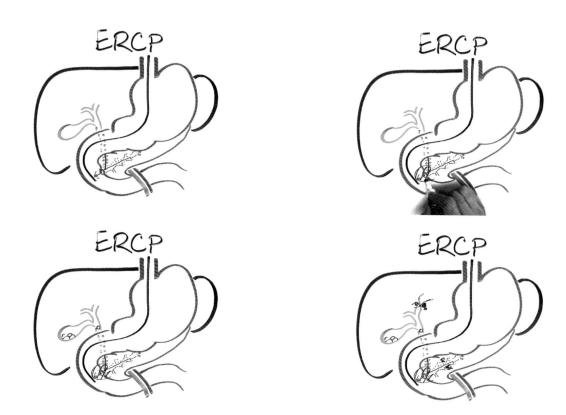

视频 12.11　ERCP

　　内镜逆行胰胆管造影基本上是使用内镜器械，内镜进入胃和十二指肠，有一个侧视范围的壶腹，然后可以应用仪器，插管壶腹，把一个导丝插进胰管，把一个导丝或探头插进胆总管。这样做的原因有很多。这是一个奇妙的检查。它会引起很多问题，任何时候你检查壶腹、胰管或胆管，都会导致严重的胰腺炎。话虽如此，它是一个很好的方法，用来评估各种不同的东西：①它寻找壶腹周围区域的肿瘤。你可以看它，也可以进行活检。②除了那个区域周围的肿瘤，还可以爬上胆道树。

　　也许有人有胆结石，可能是胆总管内的胆结石，可以用网篮和工具掏出。你也可以检查胰管或胆管，注射造影剂，得到图像，发现有一个高狭窄，可能有胆管癌或胰腺癌下移。各种工具可以做到这一点，通常由胃肠病学家或外科医师使用内镜来完成；通常厚度为1~4mm，通过胃进入十二指肠。患有梗阻性黄疸、胆结石、创伤、胆道树和胰腺周围区域肿瘤的患者，可以从中获益良多。可能发生引起胰腺炎或胆管穿孔的并发症，但并不常见。

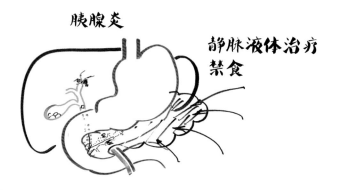

视频 12.12　胰腺炎的管理

　　胰腺炎就是这样，"炎"的意思是炎症，"胰腺"就是腺体本身。某人患有胰腺炎可能出于某些原因：40%与酒精有关，40%为胆结石卡在这里，15%可能是创伤或某种医源性损伤，然后5%可能是我们也不明白的原因。但我只想说，这个胰腺变大肿胀了。在胃后面，它变得巨大，发生了水肿。患者可能会有致命的病态。

视频 12.12 （续）

　　所以首先，如果胰腺异常发炎，这是一个致命的问题，他们需要在医院而且是在重症监护病房治疗。历史上，外科医师会进行手术治疗，我们现在试图避免这种情况的发生。所以，首先，静脉输液是必要的。之后，停止进食；胰腺喜欢分泌激素，外分泌，这是有问题的。我们想让胰腺安静下来。在胃里放一个胃管来去除胃里的任何液体。随着液体进入胰腺和大量水肿，电解质可能会失控。钙含量可能很高，需要降低。钾和钠可能会不正常。所以我们必须考虑补充其中的一些东西，我们必须知道它们是高的还是低的。所以，胰腺炎患者需要进行静脉注射，需要抽血，有时他们可能会病得很重，需要插管。他们很少需要做外科手术。现在，如果我们确实发现了问题的原因是胆结石，那么最终就需要进行胆囊切除术。但如果疾病与饮酒有关，那么我们就需要患者永远停止饮酒，这是理想情况。

　　胰腺炎的治疗：大多数人会感到腹痛，并想知道发生了什么。有些人病得很严重，在急诊室就医，CT扫描显示胰腺发炎，这些人需要进行静脉输液，需要禁食，需要处理紊乱的电解质，应用管减压，使胰腺安静。大多数人在几天内就会好转。如果不是，那可能会是一个很长时间的住院治疗。

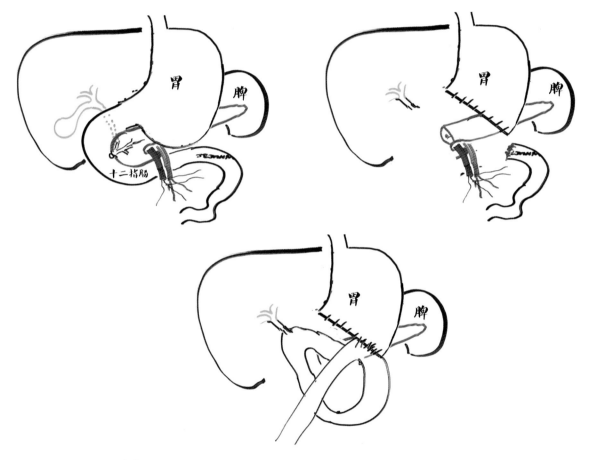

视频 12.13　Whipple 手术

　　Whipple 手术是以艾伦的老父亲医师的名字命名的，他是纽约罗切斯特的一名外科医师，在 20 世纪 20 年代和 30 年代发表了一种处理胰头或十二指肠肿块的手术。这是一个很难处理的地方，因为如果你切除胰头、十二指肠、胆囊和部分胆管，你还需要重建。那时 Whipple 这样做的时候，他会取出至少一半的胃和部分空肠。结果你会有一半的胃，一点胆管，你的胰腺被切断了，我们可以看到胰腺上有一个小洞。所以现在我们要做的是，把空肠、胃、胆管和胰颈重新缝合起来。我们该怎么做呢？从理想上讲，它可以在 1 min 内完成，在现实生活中，这个手术大约需要 4 h。

　　首先是把肠缝到胰腺上，缝到胆管上，然后再缝到胃。现在的问题是这些结构都将被隐藏在下面，最后吻合，就像这样。所以 Whipple 手术切除了胰头、十二指肠，还有一小部分空肠，胆管和胆囊的一部分，胃的一部分。现在要把它重新综合起来，需要胰空肠吻合术、肝空肠吻合术和胃空肠吻合术，这就是 Whipple 手术。

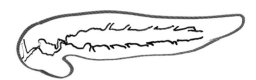
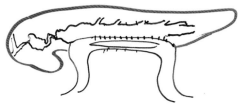

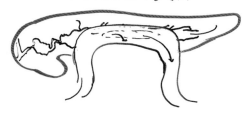

视频 12.14 Puestow 方法

　　当患者患有慢性胰腺炎时，他们通常会有一个较大的导管。有时它会钙化。也会发生狭窄，你可以想象这个胰腺是由于多年酗酒的折磨或者胆结石问题被阻塞，胰腺不能通过这里分泌胰液。打开它的一种方法是切除胰头，然后做 Whipple 手术。它往往会更危险一些。

　　所以外科医师，尤其是法国外科医师，一开始就说，我们可以把肠道缝到胰腺的这个部位。所以理论上他们做的是提出一个循环肠，允许胰腺排水入肠的循环，现在他们要打开这里，在胰管处削一个洞，要缝合，这是缝在一起的情况，当我们都完成时，肠道会覆盖缝合处，胰腺的胰液会流进来，穿过里面的一个洞，这种连接就是所谓的吻合术，让胰液滑动到肠内，对消化很有帮助。这就是所谓的 Puestow 方法。简单地说，是从肠侧到胰腺侧的缝合，即胰腺空肠吻合术，这是一种双侧的手术。

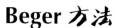
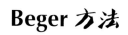

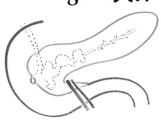
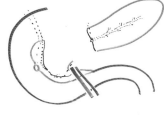

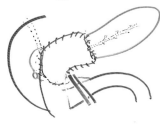

视频 12.15 Beger 方法

　　Beger 医师是一名德国外科医师，他因为发明了一种 Beger 方法而声名鹊起。它这个手术与患有严重胰腺炎的人有关，主要在胰头，可能在胰颈。患有剧烈疼痛的胰腺炎患者，有时能得到缓解。这种纤维化反应是由于酒精中毒所致，但有时也是由于胆囊疾病所致，人们可以考虑做一个手术，除了 Whipple 手术，切除胰头、十二指肠和胆管。Beger 博士建议保留十二指肠，这样人们仍然可以正常地吃东西，但要考虑过几乎去

视频 12.15 （续）

掉整个腺体的头部，要保持十二指肠的完整。所以他选择做的基本上是胰颈和胰体，如果你愿意，切离胆管，也许只是一个薄的胰腺，然后留下一个开放的组织，提出一个循环肠覆盖这里。所以如果我们往下走，上面的一个肠环就会被缝好。

所以这个操作的优点是它使远端胰腺相对正常，胰液可以进入肠道和分解，食物，保留壶腹和胆管完整，一个正常的小残余，留下一点点的胰腺，切除导致疼痛的区域。缺点是它可能会从这些地方发生泄漏，但好处是不会破坏十二指肠，人们可以吃得更好。在他的研究中，大约75%的患者在手术之后感觉好多了，实际上得到了更好的营养，这对他们来说是一个非常积极的过程。

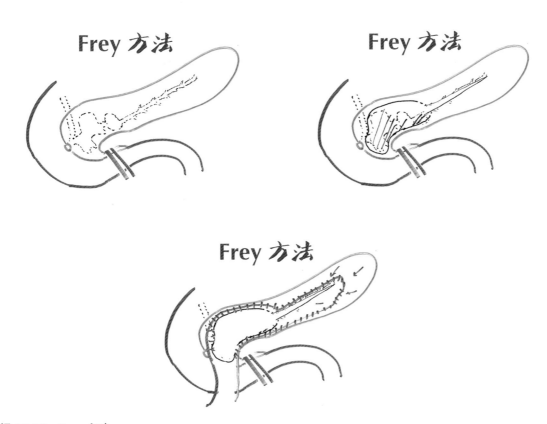

视频 12.16 Frey 方法

Frey 医师是一名美国外科医师，与 Beger 不同的是，他不喜欢在胰腺远端进行吻合，要确保不会从背面泄漏。他决定只切除那个有问题的区域，如这个扩张的胰管，有钙化的斑点和沉积物。然后打开这个管道使它敞开，这是一种类似的过程，因为胰腺的一部分已经消失了，创建一个剥离，把一块肠缝到原始位置的边缘。所以，这被称为 Frey 方法。它和 Beger 方法没有太大的区别，除了它延伸了胰管的开口，所以所有胰液理论上进入这个开放的导管应该没有任何问题。这是一个很大的空腔，所有疼痛的阻塞都是由导管造成的，他把导管缝在胰腺的外缘。而且，缝合胰腺治疗胰腺炎的好处是它很结实，而且它能很好地缝合。同样，就像 Beger 医师手术后的患者一样，酒精性胰腺炎患者在手术后感觉更好，但这也是一个很大的手术。可能会进行胰空肠吻合术，出血可能会导致并发症，比如出血。但是，这对严重和慢性胰腺炎患者是有用的。

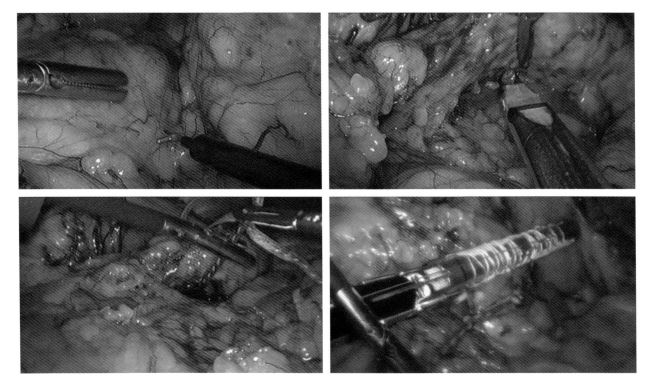

视频 12.17　胰远端切除术：术中

　　这是一种腹腔镜下的远端胰腺切除术。用超声刀切割脂肪组织，左手握分离钳。外科医师会用一些工具来拉胃，让胃不要挡住视野。有很多巧妙的、不同的方法。把胃暂时绑起来，手术完成后再解开。胃可以缝一针。所以胃是向上朝向横膈肌。你可以看到上面跳动的心脏，我们有各种各样不同的小工具，用于找到胰腺。这是一个肥胖的患者，所以我们是在小袋子里操作，胰腺就在脂肪的左边，它有点像鲑鱼色。左手抓住胰腺的上方，但不要抓住整个胰腺。这是一个在胰腺底部工作的 L 形钩状烧灼器。外科医师很有天赋，他们操作的速度很快。在胰腺的背面有一些纤维脂肪组织，沿着脾静脉的小血管操作。脾静脉从脾脏中分出，脾动脉会留在那里。他们试图挽救这些血管，这样脾脏就不会分裂了。摘除脾脏更容易、更快，但为患者保留脾脏是较好的。他们会很欣慰自己有脾脏功能。所以胰腺覆盖在上面，现在我们试图进入它的下面，就在那里，是胃和胰腺。一根小绳子塞入下面可以让我们把胰腺拉回腹壁。这也是另一个把手。你不会真的不想抓住胰腺的。它很容易被压碎，患者可能会发展出胰腺炎，你可以处理它，并引起另一个问题。所以有一种叫作鲁梅尔止血带的东西是很好用的，如果你愿意，让我们用这些带子保持一些牵引力而不伤害胰腺。

　　这个患者很可能有一个肿瘤，我想你能感觉到在右侧有一个肿块。现在我们要使用一个吻合器来切除胰腺，它周围有一些白色的组织，通常有助于降低瘘管率和出血率，把它封闭起来。脾动脉就在它的下面，小心地保留下来。标本在右边。脾静脉就在脾动脉的深处。外科医师正试图吸引，试图保持清洁。他们使用超声手术刀来分离纤维脂肪组织而不分离脾静脉。现在我们必须确定，要分离脾静脉还是要分离脾动脉？看起来他们确定了，这太困难了，太危险了；我们不能保留它，所以我们要切除脾血管。这是一个血管吻合器，它可以穿过血管。重要的是，它要以一种不流血的方式进行操作。

　　现在我们可以更大胆地切除胰腺和脾脏了，因为血液供应已经被截断了，而且不会那么危险。你可以看到，当加热器进入，我们可以看到有东西在空腔中飞行，当你使用一个热烧灼工具时，这是正常的。会有一点颗粒物流动。后面有一点出血，我们必须处理出血。外科医师必须弄清楚是哪里的出血，也许是从胃到脾的短胃血管。同样，在手术中，我们经常对肥胖的患者感到紧张，很难看到他们的血管。左边是胃，右边是脾脏和胰腺，有少量的血管进出脾脏组织。分离后，我们把标本装在袋子里，那里没有脾脏。我们只得到了标本，希望这是一个良性的肿块，患者能在几天后回家。

胰腺挑战问题

12.1　脐周（Cullen）和侧面（Grey Turner）的标志是什么？

12.2　急性胰腺炎的致病原因有哪些？

12.3　为什么禁止使用吗啡对急性胰腺炎患者镇痛？

12.4　胆源性胰腺炎消退后需要进行什么手术，为什么？

12.5　慢性胰腺炎有什么常见的 CT 表现？

12.6　如何处理胰腺脓肿、感染性坏死和假性囊肿？

12.7　艾伦的老父亲 Whipple 是谁？

12.8　如何进行幽门保留胰十二指肠切除术？

12.9　用远端胰腺切除术还可以切除哪些其他器官呢？

胰腺挑战问题解答

12.1 脐周（Cullen）或侧面（Grey Turner）斑。

12.2 特发性，ERCP，括约肌成形术，病毒，细菌，高钙血症，或药物。

12.3 它收缩了 Oddi 括约肌。

12.4 腹腔镜胆囊切除术，以消除进一步的胆结石的产生。

12.5 纤维化瘢痕胰腺，有钙化的链状胰管。

12.6 多模式的工作范围包括观察、应用抗生素、经皮引流、内镜检查和施行坏死切除术。

12.7 一位来自纽约罗切斯特的外科医师，他研究并发表了为缓解与壶腹周围恶性肿瘤有关的黄疸的术式。

12.8 通过十二指肠空肠吻合术、肝空肠吻合术、胰空肠吻合术重建胃肠道的连续性。

12.9 脾脏。

13

甲状旁腺

胚胎学

甲状旁腺由内胚层发育而来：上位旁腺由第四咽囊发育而来，下位旁腺由第三咽囊发育而来。

解剖学

甲状旁腺通常位于甲状腺的后面。上位旁腺始终在喉返神经（RLN）的交叉附近或气管食管沟内，下位旁腺的位置更多样（⊙视频 13.1）。通常甲状腺下动脉（图 13.1）为上、下位腺体提供血液供应。

生理学

甲状旁腺主细胞分泌甲状旁腺激素（PTH）（⊙视频 13.2），半衰期为 3~6 min。甲状旁腺切除术成功后 10~30 min，术中评估甲状旁腺激素值将下降至少 50%，并转变到正常的甲状旁腺激素范围（10~60 IU/dL）。

临床表现

原发性甲状旁腺功能亢进（HPT，⊙视频 13.3）通常无症状，在常规检测血清钙值（⊙视频 13.4）升高时偶然发现。75% 的患者是绝经后女性。症状可能包括疲劳、失忆、疼痛（肾结石）和便秘。甲状旁腺癌（⊙视频 13.5）很少见，它与高钙水平（> 12 mg/dL）有关，50% 的患者有可触及的肿块或声带麻痹。

影像学

甲状旁腺的影像学检查包括超声、CT、MRI 或锝扫描（⊙视频 13.6）。

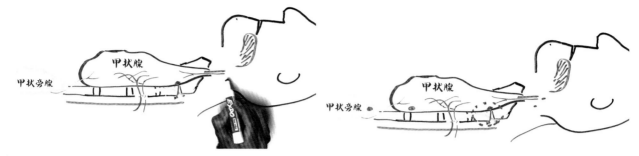

视频 13.1 甲状旁腺的位置

　　胚胎学上，甲状旁腺来自咽囊，这个区域在颅骨的基部和舌头的背面。它们随胚胎的发育而变化。我们看视频中的喉返神经在这，上位旁腺通常在这条线的后面。所以，它们总是在甲状腺的后面或者它们会掉到所谓的气管、食管沟里。这是气管，这是食管，上位旁腺的位置相对一致。

　　下位旁腺来自第三咽囊，在胸腺下面。它们可能位于舌头的底部，头骨的底部，更有可能位于甲状腺的背面，或者（通常）在胸腺内。如果更进一步，可能在胸腔前纵隔内。所以下位旁腺的变异性很大。上位旁腺基本一致地位于甲状腺的背面。

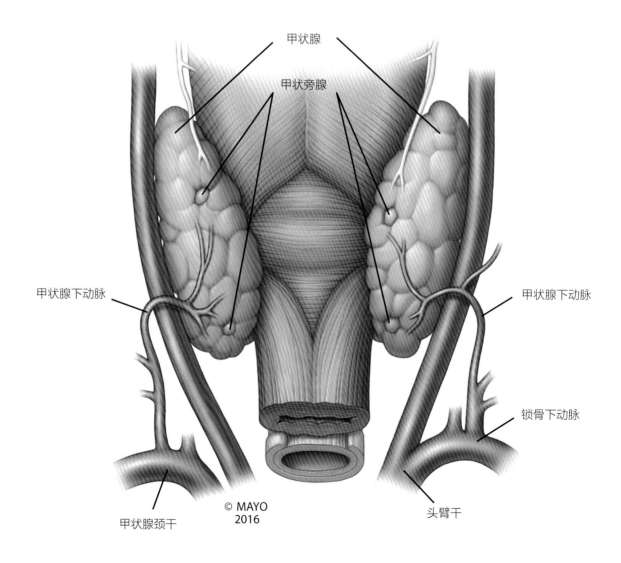

图 13.1 甲状腺和甲状旁腺的解剖

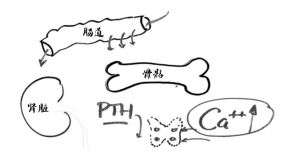

视频 13.2　甲状旁腺激素的功能

　　甲状旁腺激素，或所谓的副甲状腺素，是一种 84 个氨基酸组成的代谢物，甲状旁腺对骨骼、肠道和肾脏有着惊人的影响，可增加体内的钙和血液中的钙。

　　这是一个了不起的系统！甲状旁腺激素作用于骨骼，"告诉"骨骼放弃钙和磷酸盐，提高血液中的钙和磷酸盐水平。它会进入肾脏，"告诉"肾脏要抓住钙，不要让它从尿液中流失。同时，在肾脏内，它会将维生素 D 转化为 125 维生素 D，这能更好地让人体从饮食中吸收钙。随着钙的增加，负反馈会影响甲状旁腺，当钙的含量足够高时，它会抑制，并降低甲状旁腺激素水平，从而逆转这个系统。

　　这是一个控制严格的系统，因为钙是我们身体中非常重要的代谢物和元素。

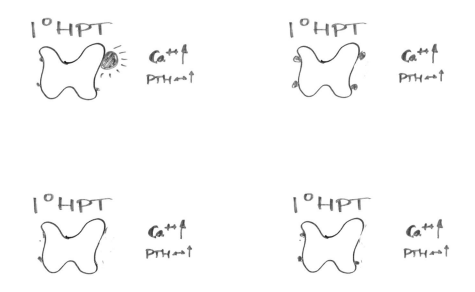

视频 13.3　原发性甲状旁腺功能亢进

　　原发性甲状旁腺功能亢进是一种钙水平升高、甲状旁腺激素正常或升高的疾病。重要的是，要记住高钙血症与甲状旁腺激素相对应，要么是高血钙，要么是正常的。当血液中的钙含量高时，甲状旁腺激素水平就会降低。这是怎么发生的呢？通常情况下，不是 4 个正常的该腺体（80%~90% 的概率）增大，而是 1 个腺体变大，这就是所谓的甲状旁腺瘤。这不是癌，也不是恶性肿瘤。这是一种良性的甲状旁腺生长，它分泌甲状旁腺激素。甲状旁腺激素会"告诉"骨骼、肾脏和肠道提高钙含量。这不再是在负反馈控制下，所以甲状旁腺激素水平将是高或正常。在一个钙含量高的正常人身上，甲状旁腺激素水平是检测不到的。所以 80%~90% 的情况是一个腺体变大。在 10%~15% 的情况下，是 4 个腺体都比正常情况下更大、更活跃。它们的大小可能不同，但它们是 4 个活跃的腺体，这被称为四腺增生。治疗方法是切除 3.5 个腺体，留下一小部分腺体。腺瘤（大腺）的治疗方法是简单地切除该腺体，留下正常的剩余腺体。

　　这是一个非常成功的手术。它通常发生在女性身上，而且是绝经后的女性。大约每 200 名绝经后女性中

视频 13.3 （续）

就有 1 人患有原发性甲状旁腺功能亢进。它也会发生在男性身上，但不太常见。

这些症状来自高钙水平——至少有一半的患者没有任何症状。大多数患者都是通过简单的血液检查测出来的。但如果人们真的有症状，那就是典型的结石，骨头痛，呻吟，还有精神方面的暗示。这是什么意思呢？骨头痛，是因为骨骼变弱，钙质流失；恶心、呕吐、便秘和胰腺炎引起呻吟；精神方面的暗示是焦虑和抑郁。这是一个微妙的东西，但随着病情恶化，当钙含量高时，就成了一个真正的问题。原发性甲状旁腺功能亢进通常在绝经后的女性中出现。

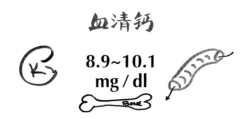

视频 13.4 血清钙

在人体内，血清钙有精确的数值，取值范围为 9~10 mg/dL。在我们自己的身体机构，它是 8.9~10.1 mg/dL。98% 以上的人的血清钙将受到严格监管。钙是心脏收缩、肌肉收缩和身体其他部位发挥不同功能的关键元素。

这种钙直接由甲状旁腺控制调节。甲状旁腺激素会影响肾脏。它能产生活跃的维生素 D，帮助我们从肠道吸收钙。它"告诉"骨头放弃钙。这一切都与甲状旁腺激素和钙有关。这是一个很棒的负反馈系统，就像内分泌学中的很多东西一样。所以当钙含量上升时，甲状旁腺和甲状旁腺的主要细胞看到钙含量高，就立即从甲状旁腺分泌甲状旁腺激素。所以，如果你发现你身边的人的血清钙含量偏高，甲状旁腺激素就会降低；身体会纠正这个错误，让这个数值恢复。负反馈是至关重要的，从来没有比血清钙调节更重要。

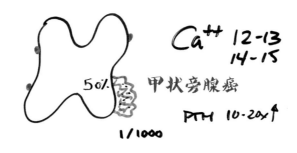

视频 13.5 甲状旁腺癌

甲状旁腺癌是非常罕见的。在这些有甲状旁腺问题的人中，只有不到 1/1000 的人可能患有甲状旁腺癌。腺瘤是最常见的。四腺增生发生率 10%。这种（甲状旁腺癌）发生率 < 1%——更有可能 < 0.1%。

我们是怎么知道人患有甲状旁腺癌的呢？钙的含量会非常高。正常的钙是 9~10 mg/dL。甲状旁腺癌患者，通常是 12~15 mg/dL 或更高。这些都是钙的危险水平，甲状旁腺癌时属于高钙水平。

甲状旁腺激素水平，在我们机构正常值为 10~65 单位，这里是 2 倍、3 倍、10 倍、20 倍或更多。甲状旁腺激素水平非常高，钙含量也很高。

关于甲状旁腺癌的另一件令人担忧的事情是，如果你看到某人的脖子上有一个肿块，那是甲状腺结节。但是对于甲状旁腺癌，50% 的人会有可触及的结节，可能有 50% 的人会有喉返神经损伤或功能障碍，他们会有沙哑的声音。

所以当你遇到一个高钙、高甲状旁腺激素水平，甚至有肿块或变声的人，你需要考虑到甲状旁腺癌。谢天谢地！这是罕见的。话虽如此，当我们看到它时，它是可以治疗的。对于那些患者，我们通常会切除甲状腺的腺叶、异常的甲状腺以及任何可能涉及这一侧的淋巴结。

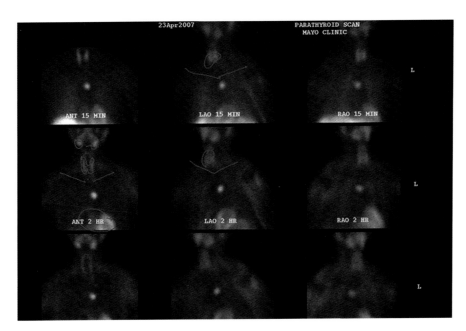

视频 13.6 锝扫描

这是一个锝扫描图像，这是令人惊讶的检查；将这种染料注射到血液中，它会在血液中流淌，任何血液流通状况良好的地方都会亮起来，包括心脏和甲状腺。

我们这里有9张照片。这是一个年轻的女人，他们在15 min和2 h的时候各拍一张前向图片，几小时后再看看发生了什么。这是前视图，左边的前斜肌，从侧面进来一点，右边的前斜肌。它可以让放射科医师告诉我们哪里出现了异常。

我想你可以看到颈部的甲状腺。锁骨在甲状腺下方。我将重点放在这张图上因为我们有一张很好的甲状腺图，如果你愿意的话，它有点像蝴蝶，上面是下颌腺。我们在骨头上看不到太多的血，但我们能看到下面的心脏纵隔处有某种异常。问题是，是前纵隔还是后纵隔处？

这张锝扫描图显示的是一位钙含量很高的年轻女性的检查影像。这是原发甲状旁腺功能亢进。所以大多数情况下病变都在颈部，但是1%的情况下会有一个异位腺体，那很可能是在胸腺的前纵隔处。不幸的是，这个年轻的女人，她做了手术，她的外科医师切除了3.5个腺体，却没有发现异常。现在手术完成后，锝扫描显示亮起来。她的腺体被错误地切除了。这里才罪魁祸首，我们需要进入胸腔取出它，她会被治愈的。

手术

原发性甲状旁腺功能亢进采用颈部探查术，约85%的患者中，涉及单发腺瘤的切除。10%~15%的患者因4个腺增生需要切除3.5个腺体。继发性甲状旁腺功能亢进患者需要切除3.5个腺体或4个腺体全切除，并在前臂、胸肌或皮下脂肪上重新植入甲状旁腺组织。甲状旁腺癌患者的最佳治疗是完全切除恶性肿瘤和同侧甲状腺叶和淋巴结。 ◯视频 13.7 显示右侧甲状旁腺切除术。

并发症

并发症有喉返神经损伤（◯视频 13.8）（声音嘶哑）和喉上神经损伤（图 13.2）（声音疲劳）。颈部血肿并不常见，但如有发生应立即进行评估和治疗。术后暂时性的低钙血症是可以治愈的，但严重的低钙血症可能是由骨饥饿综合征引起的（◯视频 13.9）。

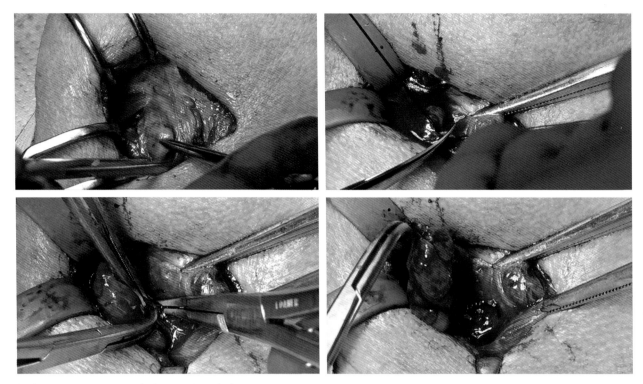

视频 13.7 右侧甲状旁腺切除术：术中

　　甲状旁腺切除术通常是一个简单的过程，除非你找不到畸形的甲状旁腺。在脖子上开个小切口，大概在胸骨切口上方 2 cm，通常在皮肤皱褶中。这个切口看起来有 3~4 cm 长。我们要把颈阔肌分开，你通常会看到肌肉收缩。颈阔肌处的关键在于颈前静脉很深，两边各有 2 条。一旦穿过皮肤、脂肪组织和颈阔肌，就必须找到中线，必须在带状肌肉之间，也就是所谓的中缝中间，这是一个没有血管的区域，就是这里。这个术者是一个年轻的外科医师。术中必须看到下面的甲状腺。我们看到左侧的带状肌肉是胸骨嵴。我们处于患者的右侧，从下面看，上面是肌肉，下面是导管，要小心切口。有时把它关闭，然后划过去。就这样，好！Kocher 钳现在在甲状腺上，有两个钳子，把它旋转到内侧。这里有一个有趣的小结构悬挂在喉状体的背面。它看起来像一颗青豆。它在左侧，下面有一点带血的组织。夹取了一条小血管，用 3-0 缝线连续结扎。小血管进入甲状旁腺，通常甲状旁腺有动脉和静脉。一旦你能看到这些，通常，你就能把它拉出来。一定要小心，不能撕裂甲状旁腺。这些细胞可以存活和生长。

　　这个人患有原发性甲状旁腺功能亢进，钙和甲状旁腺激素水平过高。

　　左边是甲状旁腺腺瘤。这有一个小血管被夹住，应该可以把静脉分开，然后这个腺体就可以出来了。用一个小的直角夹子夹住侧边。大多数情况下只有很少的血管从甲状腺的后面延伸出来。我们可以清楚地看到这里有一根小血管。也许还有别的东西，小心电刀。腺体的深处很可能是喉返神经，不能伤到它。轻触开关，小心不要碰到组织。如果电刀碰到了不好的东西，那就有问题了。就像很多甲状旁腺腺瘤一样，它越来越大，我们越解剖，它长出来就越多。它可能不是一个小青豆大小，而是半个高尔夫球大小或更大。这个东西重达 1000 mg。一个正常的腺体重 35 mg。

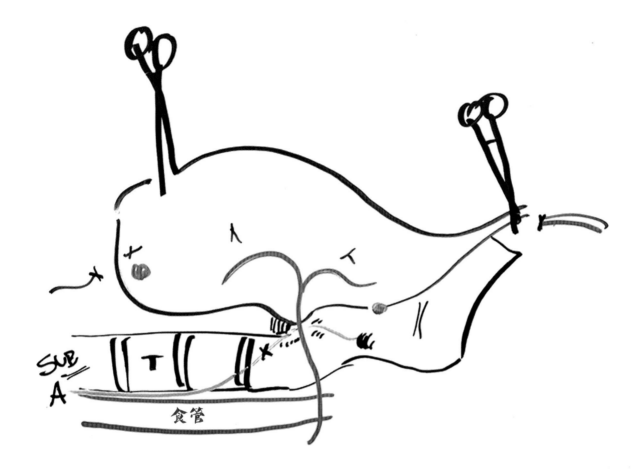

视频 13.8 喉返神经

　　这是一幅手术侧面画。我想这幅画的头在这里，身在这里。这是上位旁腺。甲状腺被旋转离开食管和气管。甲状腺下动脉进入，为两个甲状旁腺提供血液。气管在下面和后面，就是所谓的 Berry 韧带，还有 Zuckerkandl 结节，喉返神经膝部有一个小肿块，这呈小曲线状。喉返神经位于气管、食管沟内。在左侧，它包裹着主动脉。右边是锁骨下动脉。不能损伤这条神经，因为它支配着所有的内在肌肉，除了喉部的环甲肌。这是控制语音的神经。如果你损伤一侧的神经，声音就会变得嘶哑。如果把两边的神经都损伤了，就会造成阻塞或者必须大开口吸气。我们承担不起这个结果，所以必须保留神经。我在气管、食管沟发现喉返神经沿着气管蜿蜒进入喉部肌肉组织，支配在喉状软骨下面的声带。每侧都有 1 根。1% 的人会有一种非返性喉返神经，它通常在右边，不在锁骨下缠绕，直接进入喉部。

　　1%～2% 的甲状腺手术以不良方式结束。要么是由于热灼伤或切断神经造成的永久性损伤，要么是暂时性损伤，即所谓的神经失用症。如果用力挤压这个甲状腺，拉伸这个神经，它可能几个月都不起作用，这种情况时常发生。

　　关键点：喉返神经位于气管、食管沟内，它走行至 Zuckerkandl 结节，并在神经的膝部形成一个曲线，它支配声带。甲状腺下动脉通常在它的前面，但有时也可以在后面。发现动脉，找到 Zuckerkandl 结节、Berry 韧带，这就是喉返神经的位置。

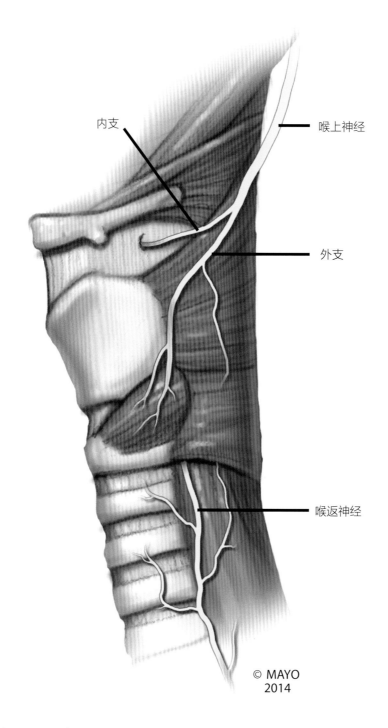

内支
喉上神经
外支
喉返神经

© MAYO
2014

图 13.2 喉返神经和喉上神经

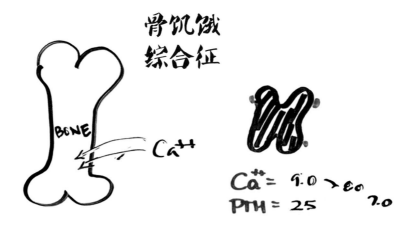

视频 13.9 骨饥饿综合征

　　骨饥饿综合征是很不常见的，但经常发生在有高钙水平、高 PTH 水平的老年女性中，并与甲状旁腺腺瘤并存很长一段时间。腺瘤的甲状旁腺激素"告诉"骨骼放弃钙和磷酸盐。它"告诉"肾脏更好地产生维生素 D，吸收和制造更多的钙。你可以想象，如果一个老年女性接受了甲状旁腺切除术，现在的钙含量不是 12 mg/dL，而是 9 mg/dL，她的甲状旁腺激素现在是正常的，在 25 岁时，她的骨头已经失去了钙。负反馈消失了，这位老年女性并没有完全让钙流失，而是试图让她的骨骼更强壮。所以，即使在手术之后，钙也会被骨骼吸收，从而使骨骼发挥更好的功能。钙离子会直线性下降，可能是 8 mg/dL，也可能是 7 mg/dL。有些人的嘴、指尖和脚趾周围会有刺痛感，通常口服钙会得到治疗。但是，有些人会手足搐搦，那是肌肉收缩所致，这是一种痛苦的状态，是危险的。随着钙的下降，人们可能会有心脏问题。

　　所以，当你听到骨饥饿综合征这个词时，患者可能是一个长期处于高钙水平和高 PTH 的老年人，他们的骨骼终于愿意反抗了。不仅是外科医师纠正了钙质，现在他们的身体纠正过度了，有低钙血症的症状，实验室检查会检测出钙含量低。

甲状旁腺挑战问题

13.1　甲状旁腺激素的半衰期是多少？

13.2　Martell 上尉是谁？

13.3　甲状旁腺腺瘤通常藏在哪里？

13.4　什么是良性家族性低钙尿高钙血症？

13.5　谁得了原发性 HPT？

13.6　正常的甲状旁腺是什么样子的？

13.7　什么是继发性甲状旁腺功能亢进和三发性甲状旁腺功能亢进？

13.8　什么时候上位旁腺可以位于下位旁腺的下方？

甲状旁腺挑战问题解答

13.1 甲状旁腺激素是一种由 84 个氨基酸组成的肽，在大多数人中 3~6 min 就会分解。

13.2 20 世纪最初 10 年的一位美国船长，因持续性甲状旁腺功能亢进多次行颈部探查术。

13.3 深入甲状腺，但也可以在颈部或胸部发现。由于下甲状旁腺不能正常迁移或与胸腺分离，导致了解剖学上的大部分差异（如舌底或颅底、甲状腺内、颈动脉鞘、胸腺）。

13.4 一种常染色体显性遗传病，受影响的家庭成员通常有轻度高钙血症和正常的甲状旁腺激素水平，甲状旁腺切除术治疗无效。

13.5 大多数是女性（75%），但所有年龄段的人都可能患有这种良性疾病。儿童可能有原发性 HPT，有时是 MEN-1 或 MEN-2 的早期特征。

13.6 蜂鸟的舌头样：重 35 mg 的淡紫色、橙色、淡黄色的软组织，大约一粒米大小。

13.7 继发性甲状旁腺功能亢进通常与肾衰竭有关。钙水平下降，但甲状旁腺激素水平上升。当钙代谢功能障碍时，旁腺切除 3.5 个有时是有用的。三发性甲状旁腺功能亢进通常是由原发性甲状旁腺功能亢进在多年继发性甲状旁腺功能亢进（由于肾衰竭）和成功的肾移植后发展而来的。

13.8 当它位于气管、食管沟内时。

14

直肠

胚胎学

直肠由内胚层发育而来，从后肠末端（泄殖腔）出现。齿状线（图 14.1）标志着肛管内胚层向外胚层转变。

解剖学

直肠长 12~15 cm（直肠乙状结肠交界处至肛管）。直肠的上 1/3 大部分在腹膜内，远端 1/3 在腹膜外。3 种不同的黏膜皱襞（Houston 瓣）（图 14.1）将直肠下、中和上 1/3 分开。在后方，直肠系膜（图 14.2）被固有筋膜包囊。直肠由 3 条直肠动脉灌注（图 14.1）：上动脉（IMA 分支）、中动脉（来自髂内动脉）和下动脉（阴部内动脉）。有广泛的侧支循环。痔疮组织（图 14.1）位于肛管内。

生理学

静止直肠压约为 10 mmHg（1 mmHg=133.322 Pa）。在排便过程中，直肠压力增加，引起肛门外括约肌松弛，从而排出粪便。长期用力排便紧张可能会导致痔疮组织充血。

临床表现

内痔（⬤视频 14.1）导致无痛性鲜红色出血。外痔变成疼痛的急性血管内血栓。直肠癌可能会出现出血、里急后重或粪便粗细改变。大多数肛周脓肿可以在患者局部麻醉下引流。

影像学

外科医师主要通过直肠指检、肛门镜、直肠内超声（⬤视频 14.2）和 MRI 来评估直肠，以确定疾病的范围。CT 用于评估远处病变。

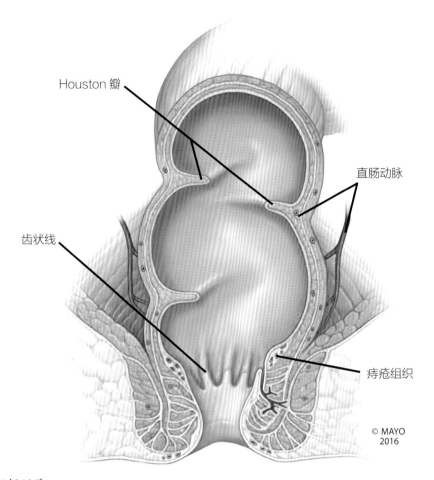

Houston 瓣

直肠动脉

齿状线

痔疮组织

© MAYO
2016

图 14.1 直肠解剖学

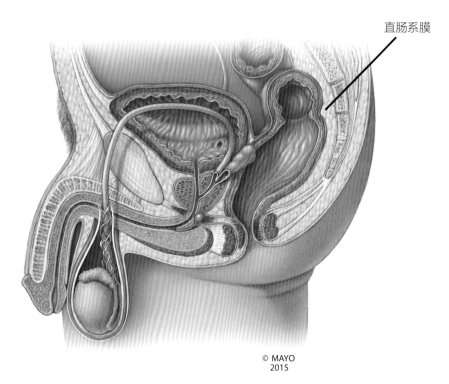

直肠系膜

© MAYO
2015

图 14.2 直肠系膜的位置

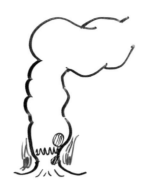

视频 14.1　外痔和内痔

这是肛门、直肠、乙状结肠、肌肉、肛门括约肌。这就是所谓的齿状线。这是受神经支配的外胚层和不受神经支配的内胚层之间的区别。所以如果你有外痔，在齿状线以下会有一点血凝块和一些奇怪的组织，这是非常痛苦的。而在齿状线以上可以有一个凸起，一个没有疼痛纤维的内痔，它一点也不疼。我们可以看到有这两种结构的患者。

外痔，它们会出现疼痛，当擦屁股时有时还会出血。

内痔，不痛，但直肠可有出血。这是外胚层、内胚层和齿状线之间的重要区别。

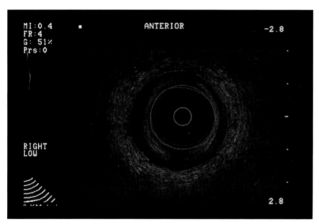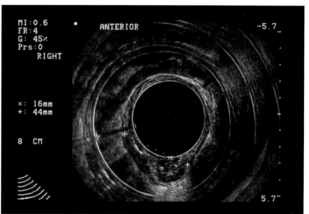

视频 14.2　直肠内超声检查

直肠内超声检查是一项直接的检查。对患者来说有点不舒服，但这个检查的好处是它是动态的。你可以上下看，看看直肠壁里面是什么。它不太贵。与其他成像技术相比，它没有辐射。这是直肠内超声，探头在直肠内。前上方，男性的前列腺可能在那里，或者女性的膀胱。然后外面的每一层都变成了一个明确的组织类别：黏膜、黏膜下层、肌层以及脂肪。重要的是，我们一定是在直肠指检或结肠镜之类的检查中发现了一些东西，所以我们在检查直肠。

让我给你看一个异常的直肠内超声。这里的关键部分是典型的，是同心圆，它们的宽度应该是一样的。但我们可以从后面看到一些异常的东西。这是前面。我们测量一下，深 1.6 cm，宽 4.4 cm。这是一种潜在的癌，重要的是它有 1.6 cm 深。这可能是一种通过黏膜、黏膜下层和肌层进展的癌。可能有淋巴结转移。我们可以上下移动这个探针看看这里是否有淋巴结，甚至可以对其进行活检。

直肠内超声是一种非常有用的直肠病变检查方法。

手术

胶圈套扎术（图 14.3）和痔疮切除术（●视频 14.3）之间的选择取决于内痔的位置（内痔与外痔）和程度。低位前切除术（●视频 14.4 和●视频 14.5）适用于近端直肠癌（距肛缘 12~16 cm）。腹会阴联合切除术（●视频 14.6）适用于不适合保留括约肌的手术的远端直肠癌（距肛缘 7~8 cm）。新辅助放化疗适用于局部晚期直肠癌（Ⅱ期和Ⅲ期）。

并发症

痔疮切除术的并发症包括出血、尿潴留和剧烈疼痛。吻合口漏和盆腔脓毒症是直肠手术术后潜在的并发症。

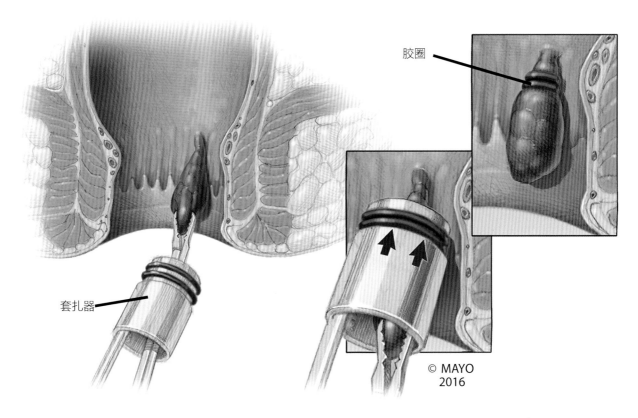

图 14.3 胶圈套扎术的步骤。左图，直肠内痔的位置。中间，套扎器的应用。右图，胶圈套在痔上

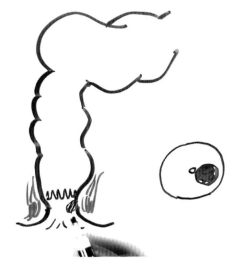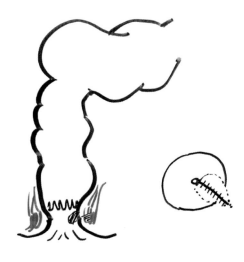

视频 14.3 痔疮切除术

痔疮成为让人困扰的问题，摸起来很痛。手术通常是在麻醉下进行的。如果这是肛门括约肌，这是臀部侧面的区域。外科医师通常会在它的外部做一个小切口，切除血块，取出组织，然后根据是哪个部位，他们可能会把它重新缝合在一起，或者用一小块纱布敷料把它打开。这里的关键是不要切断肌肉，而且不能剥离得太深，因为如果剥离得太深，可能会导致失禁，使人们无法控制自己的排便。

现在要切除这个令人疼痛和悸动的痔疮。通常我们不必动手术，但有些人的疼痛非常剧烈，开始出现皮肤肿痛。外痔切除术是一种简单的小手术，清除血块，切除痔疮组织，有时会有点出血。这是一个简单的门诊手术，但它非常疼。

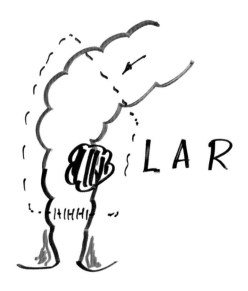

视频 14.4 低位前切除术（LAR）

低位前切除术是一种切除距肛缘 10~18 cm 的肿瘤的外科手术。下面的肌肉将完好无损。我们要做的是大范围切除肿瘤，所有这些组织都会在低位前切除术中显露出来。现在把乙状结肠带到直肠进行吻合。这将是一个可行的吻合，因为肛门和肛门括约肌是完整的。这是一种在有一个距离肛缘 12~18 cm 的肿瘤时使用的手术。

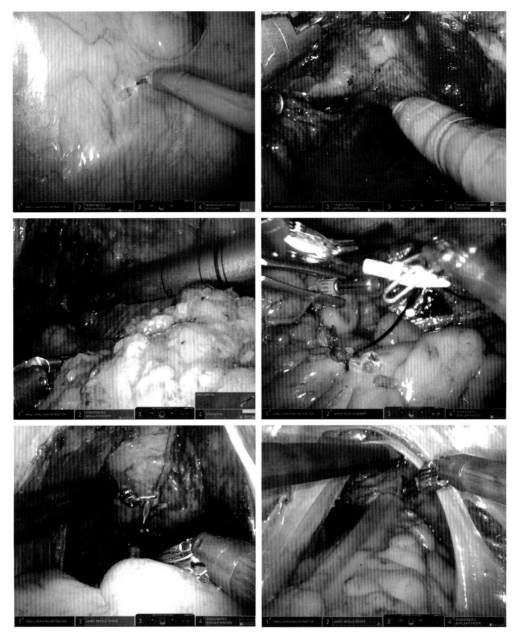

视频 14.5　低位前切除术：术中

　　这是一个机器人低位前切除术，意味着我们要切除直肠，并在肛门附近缝合乙状结肠。我们从肚脐向下看这个男人的骨盆。屏幕右侧上方有一个右侧腹股沟疝。

　　现在我们往下看骨盆。直肠是可移动的，这里是乙状结肠，我们有很多设备，它们是机器人设备。我们正在寻找输尿管。就在那里，它是一个白色的结构，会蠕动，会不时挤尿。髂血管和其他结构在下面，所以我们必须小心使用电灼器。对于已经做过几百次手术的人来说，这简直是小菜一碟。进行过 1~10 次这个手术的人需要一点帮助。我们有机器人剪刀，它和烧灼器相连，可以加热。操作者想要的是轻轻碰一下腹膜。你可以看到这个受训者刚好错过了腹膜。但现在只要切开它，就能看到下面的小血管。所以我们要做的就是远离髂血管，松解肠系膜、乙状结肠和直肠。用一些无损伤的夹子在前面提起乙状结肠和直肠，并试图找到通往直肠的血管。因此，必须要考虑上痔和下痔。而且有各种不同的结构，必须加以注意。这是通过机器人完成的，下面有很多数字，你可以看看这些工具和相机的方位。

　　当操作多次后，这个手术就很简单了。我们正在接近底部，朝着肛门方向前进。一边抽吸，一边剪，一边烧灼。在直肠后部进行游离。我们可以看到 3 点到 9 点方向，有一条从左向右的小血管。剪刀就快碰到它了。操作者说这是一条小血管，你可以用烧灼器碰它。

　　现在可以使用吻合器，因为已经使直肠底部松动自如，尝试放置一个吻合器，它有 6 组夹子，一侧有 3

视频 14.5　（续）

排，另一侧有 3 排，向下挤压，然后在它们之间切割直肠。现在这个吻合器压扁了直肠，把它切开，只剩下一端有一小部分直肠相连，所以我们必须把它分开剥离出来。所以这条线代表肛门和直肠的下部，现在需要把上面的东西清理干净，这样就可以分离出乙状结肠，将其带到直肠下段。

这有一个铁砧，一个放在乙状结肠内的小装置。我们已经把直肠放在下面，我们可以把乙状结肠连接到直肠上。我们已经切除了有癌或息肉或有其他病变的直肠，现在我们已经做完了所谓的低位前切除术。我们将做结直肠吻合术。这是一个器械吻合术。我们已经有一个铁砧在乙状结肠内，就是那个金属仪器。现在从底部用一支小矛穿过肛门，小心地把它放在吻合器中间附近，然后拔通，推通，现在它将连接到另一个小工具中。把这两个东西放在一起，然后以相反的方式将其向后转动，将乙状结肠拉回到直肠。这里的关键是确保没有张力。现在我们将把铁砧滑动到柱子上，测量它，你会看到它向下旋转，它会越来越近，一边有一个圆圈，另一边有一个圆圈。吻合器将展开并放置多层吻合钉，几次挤压，很好，现在有了空气和水。目前正在使用结肠镜或直肠镜，可以看到它没有渗漏，也没有气泡。我们在里面放了一些液体，这是一个漂亮的无张力吻合。直肠被切除了，现在将它们缝合在一起。这是一种低位前切除术。

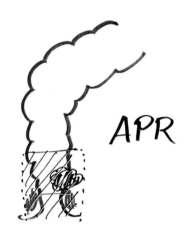

视频 14.6　腹会阴联合切除术（APR）

乙状结肠与直肠相连，向下进入肛门。直肠下段癌通常能在肛门 7~8 cm 范围内感觉到，是低位癌。如果想把它切除，把组织缝在一起，肌肉就会被破坏，人就会失禁。这是不可能的，这不是一种好的方式，因为如果造瘘口位于肛门外，人就无法控制排便。所以不幸的是，低位直肠癌需要进行所谓的腹会阴联合切除术。

做一个腹部切口和一个会阴切口，切除肿瘤，然后取出乙状结肠来做造瘘口。

腹会阴联合切除术，即所谓的 Miles 手术，意味着你可以感觉到肿瘤，并将其根除，但患者不再能从下方排便。他们需要做腹部结肠造口术。

直肠挑战问题

14.1　直肠前腹膜反折的名称是什么？

14.2　结肠带在哪里融合？

14.3　直肠上、中、下静脉流入哪里？

14.4　CT 和 MRI 哪个更适合评估直肠癌？

14.5　进行直肠内超声检查最常见的原因是什么？

14.6　什么是 J 形贮袋？

直肠挑战问题解答

14.1 男性为直肠膀胱间隙，女性为直肠子宫间隙。

14.2 结肠带位于乙状结肠变成直肠上部的位置，就在骶骨的前面。

14.3 它们流入门静脉系统的肠系膜下静脉。

14.4 MRI 能更好地评估原发肿瘤（T 期）和淋巴结受累（N 期）的范围，CT 对肝转移（M 期）的诊断更为准确。

14.5 直肠内超声可能是 T+N 评估的最佳方法。它成本更低，具有动态性，并且没有辐射暴露。

14.6 回肠的一个改良部分，形成 J 形，在进行回肠囊吻合术的患者中成为大便的贮存器。

15

软组织

胚胎学

表皮系统由中胚层发育形成。

解剖学

皮肤及其附件构成人体最大的器官，覆盖面积达 $2\,m^2$，占体重的 15%~20%。皮肤由表皮层和真皮层组成（图 15.1），乳头间嵴连接两个层面（图 15.1）。表皮较薄，由 4 层结构组成（厚的表皮可有 5 层），其不含任何血管。真皮大约比表皮厚 25 倍，内有神经、血管和淋巴管。皮肤系统附件包括毛发、指甲（图 15.2）、皮脂腺、小汗腺和大汗腺（图 15.1）。

生理学

皮肤系统和皮下软组织（脂肪、筋膜和肌肉）保护身体免受损伤和感染。皮肤及其附件能够维持体内平衡和调控体温，并具有分泌和排泄功能。

临床表现

皮肤损害往往没有症状，偶尔会出现瘙痒、出血或者溃疡。最常见的皮肤恶性肿瘤是基底细胞癌（约 75%，⬤视频 15.1），其次是鳞状细胞癌（20%，⬤视频 15.2），之后是恶性黑色素瘤（3%，图 15.3，⬤视频 15.3）。

软组织肉瘤直到变大之前都是无痛的，可通过血行转移（最常见的部位是肝脏）。其主要的危险因素是辐射、免疫抑制、淋巴水肿、化学暴露、慢性伤口和烧伤瘢痕。

影像学

软组织肉瘤的诊断包括 CT、MRI 和活检，转移灶的影像学检查包括 CXR（⬤视频 15.4）、胸部 CT（⬤视频 15.5）和肝功能检查。

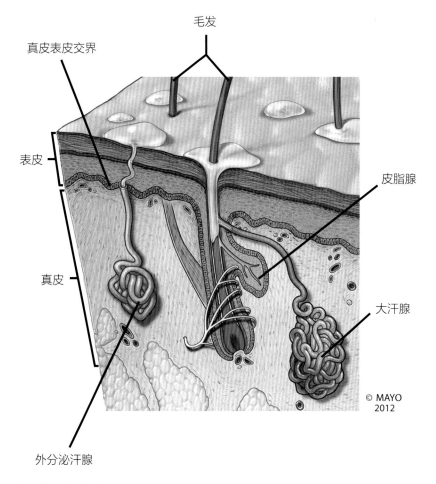

毛发

真皮表皮交界

表皮

真皮

皮脂腺

大汗腺

外分泌汗腺

图 15.1 皮肤系统的附件及皮肤层次

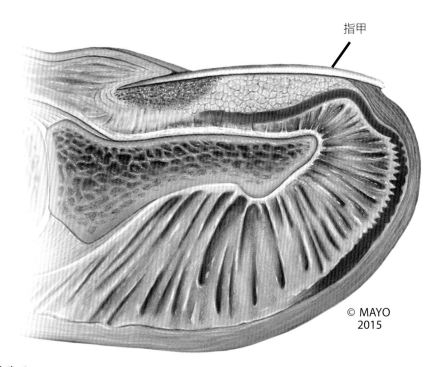

指甲

图 15.2 甲床的横截面

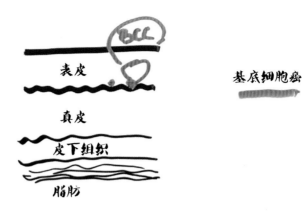

视频 15.1 基底细胞癌

　　基底细胞癌（Basal cell carcinoma，BCC）是最常见的皮肤恶性肿瘤，来自表皮层，其细胞位于基底膜上，随着时间的推移趋于圆形。大多数基底细胞癌呈圆形突起，容易被人们发现并将其切除，因此容易被治愈。

　　幸运的是，75% 的皮肤癌是基底细胞癌，它们通常发生于老年患者，如果发现了这些肿块，务必去就医将其切除。

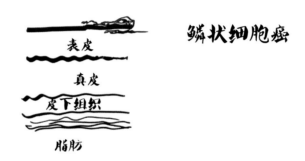

视频 15.2 鳞状细胞癌

　　鳞状细胞癌是第二常见的皮肤恶性肿瘤，在美国大约有 20% 的皮肤癌是鳞状细胞癌。鳞状细胞癌通常来自表皮层，大部分趋向于形成点状，有些可以变平，还有些表现为凸起和褪色。鳞状细胞癌很难被发现，不像基底细胞癌呈现圆形突起容易被发现，而且由于某些原因，鳞状细胞癌在一些患者身上看起来像雀斑，往往很迟才被发现。

　　如果发现皮肤有隆起等异常改变，那可能是鳞状细胞癌，早期简单的皮肤切除即可治愈，并且年龄越大患鳞状细胞癌的可能性越大。

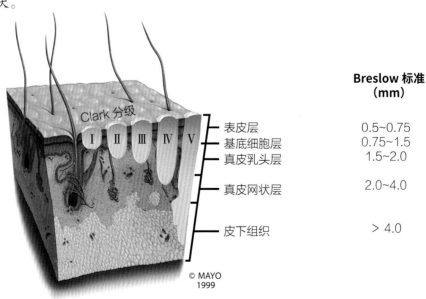

图 15.3 与皮肤层次相关的 Clark 分级和 Breslow 标准

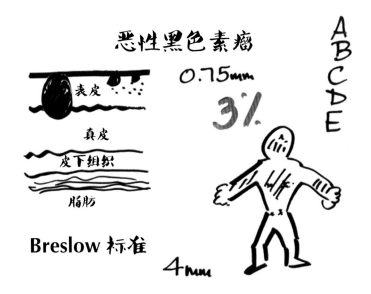

视频 15.3 恶性黑色素瘤

恶性黑色素瘤只占皮肤癌的 3%，但是皮肤癌中超过 50% 的死亡率由其造成，它来自表皮层中的黑素细胞。日光照射是其危险因素，因此人体的胸部、手臂、面部和背部有较高的患病风险。话虽如此，恶性黑色素瘤几乎可以在任何地方生长，如眼睛、肛门、皮肤等。另外它侵袭性极强，可以转移到淋巴结、肺、脑和骨，但是如果早期发现，往往可以治愈。

目前一个关键因素是了解 Breslow 评分系统或 Breslow 标准、病变的深度。当这些黑素细胞生长到一定的深度时，深度越深，它们的危险程度越高。浸润深度 < 0.75 mm 时肿瘤扩散到淋巴结的风险很低，而且很容易治愈。当肿瘤变大，侵入真皮并进入脉管时，其危险程度将非常高。如果肿瘤浸润深度 ≥ 4 mm，那么该患者很有可能发生淋巴结转移，并且最后大概率死于恶性黑色素瘤。

从医学院学生的角度出发我们需要知道什么？A、B、C、D、E。我们需要知道以下早期征象：A. 是否不对称，B. 有无出血，C. 有无颜色变化，D. 直径是否 > 6 mm，E. 是否隆起于皮肤。但是如果我们一旦发现有变大、变色、出血、溃疡等各种皮肤变化中的任何一种，患者都应接受专业医师检查和诊断，并且这些病变大概率是需要切除的。

手术

有症状的良性脂肪瘤的一线治疗方式是手术切除（⚫视频 15.6）。恶性软组织肉瘤的治疗包括手术切除（理想情况下切缘为阴性）、放疗伴化疗以及单纯放疗。基底细胞癌、鳞状细胞癌和恶性黑色素瘤的治疗方式有切除、消融、莫氏显微手术和放疗（⚫视频 15.7）。孤立于肺或肝的转移灶的治疗方式首选是手术切除。

并发症

皮肤和软组织恶性肿瘤手术的并发症有术后出血、感染、血肿、复发等。切口裂开也可发生，尤其是在术前接受过放疗的手术部位。

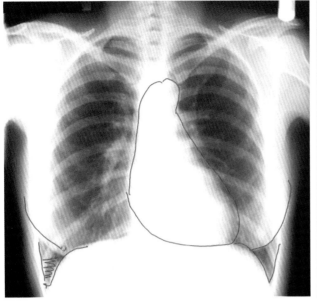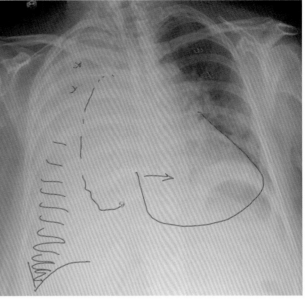

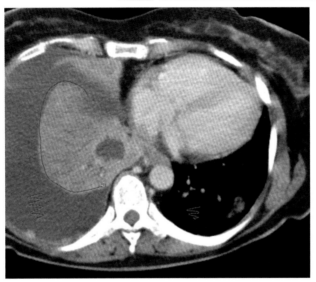

视频 15.4　CXR 显示转移

胸部 X 线片对观察心脏和肺很有作用，上图是一个正常心脏，主动脉结在心脏的中间。我们可以看到两侧肺，其下方是膈肌，未见明显的积液。另一边也是一样，这是一个有乳房组织的女性。我们可以看到肺的其余部分，这和另一侧相似且密度对称，因此这是一个正常的胸片，未见明显恶性转移征象。

相比之下，让我们仔细看一下这张胸片。需要考虑以下几个不同的问题：①心脏在哪里？很难看到，但事实是，它在这里，被一点点地推到这边。为什么呢？这看起来是正常的肺，但这边的一切都更白，这提示了有大量的胸腔积液。我们是怎么知道的呢？因为我看不到下面的横膈，这都是"水"或者血。这是右侧胸腔，很难看到右肺在哪里，现在看着它，我感觉肺看起来可能有问题，这里有一个气泡，有一个潜在的密度影。

如果我们对这个患者进行 CT 扫描，我们会在这一侧看到很多积液，这是正常的肺。但是，这是被压缩的肺。还有一个正常的心脏。我们再看一下这张胸片，具体怎么看，来，我们可以看到正常的肺，这边是白色的不透明的，提示很可能存在一些不明的东西，这可能是癌的转移灶；结节状和鳞状细胞征象均提示为晚期病变，因此胸片提示这位患者的病情不容乐观。

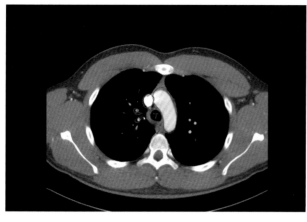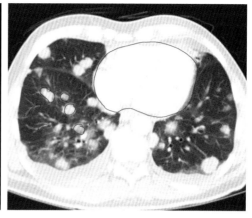

视频 15.5 CT 显示转移

　　头部、胸部、腹部以及骨盆的 CT 扫描对癌症患者的分期是个比较好的检查方法。让我们看这张胸部 CT 里的肺，这是张漂亮的 CT 扫描，有几个需要注意的点：上腔静脉和主动脉中均有造影剂，我们可以看到气管，然后看到肺，进一步寻找癌转移的迹象。这些小圆圈是什么？这不是转移病灶，这些都是血管，并且引导我们回到心脏。我们要做的是看到离心脏越近，圆圈越大，并且在这里要小。这其实是正常的 CT，未见明显异常，这些圆圈都是正常的小血管。

　　相比之下，我们来看一下这张 CT，从一开始就很明显，我们可以看到这是心脏，这是肺窗，所以肺不是黑色的，还有一些小血管。问题是这些小葡萄状的结构都是癌的转移灶，这个人可能患的是鳞状细胞癌，也可能是肉瘤，也有可能是其他癌，CT 明确提示了肺周围有转移性疾病。

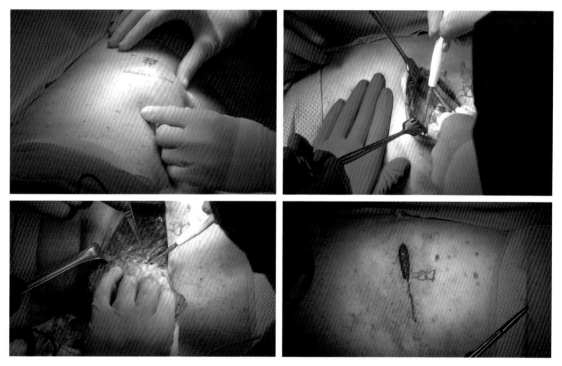

视频 15.6 复发性脂肪瘤切除术：术中

　　这个患者患有复发性脂肪瘤。如果第一次手术没有完全切除病灶，就很容易复发，脂肪瘤有时会产生这些小伪足，就像章鱼的手臂一样。

　　现在我们要做一个切口，我很紧张它会再次复发，所以我们沿着过去的切口做了一个更大的切口。我们分离皮下的脂肪组织，然后绕过脂肪瘤，不留下任何可以再次生长的脂肪细胞。

　　我们获得了一个岛状组织，进入脂肪组织，蓝色的手拉向头部，白色的手拉着臀部，牵引力越大，张力越大，效果越好。这是墨菲耙子，我们正在处理尾部。术者用食指用力拉，试图远离脂肪组织，提起皮瓣，就像乳房切除术一样，这样做是为了远离黄色的脂肪瘤组织。这个脂肪瘤附着在肌肉的后面，所以我们必须

视频 15.6 （续）

深入到肌肉层。通常我们不切除筋膜，但是对于像这样容易复发的脂肪肉瘤，我认为最好的方法是切除筋膜。标本下方白色的一层就是筋膜。你可以看到肌肉在电刀电灼后收缩，脂肪瘤就在筋膜的另一边或者我们这边，这里要小心，压力是关键，压力越大，效率越高。肿瘤被成功切除，这里有少量血管出血，不要害怕，将其一一结扎即可，我们成功了。

现在我们需要缝合这个切口，通常最好的方法是缝合深层后再缝合皮下。张力越小，切口闭合得越好，这是一个很好的皮内缝合。两侧很好地贴合在了一起。我们使用了一个椭圆形的切口，长度和宽度的比例至少为 3:1，所以切口被很好地缝合在一起，这是一个很好的缝合。

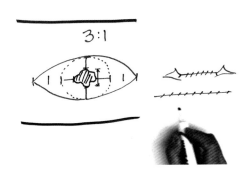

视频 15.7 恶性黑素瘤的手术切除

手术切除异常皮肤，可能是在腹部、大腿或者前臂。假设这是 1 cm 长的病变，这是癌，我们希望切缘阴性。如果是恶性黑色素瘤，我们会根据 Breslow 标准确定切缘，基本上对于这些皮肤癌边缘至少距离肿瘤 1 cm，每边距离 1 cm 意味着直径 1 cm 的肿瘤最后切除的范围是 3 cm×3 cm。那么问题来了，当你准备缝合切口时，它们会因为切口张力太高，两边会凸起来，类似于狗耳朵。所以当我们想要关闭这些切口时，它们的两端可能会有呈现一种有趣的外观，会因为张力过大而凸起。

我来教你采用长宽比 3:1 或更大的比例的切口，如果我们获得了阴性切缘，我们想要长宽比 3:1，所以宽度是 3 cm，我们需要做更多步骤，把切口扩大，具体要做多少呢？ 1 cm 和 3 cm 边距，这个椭圆在没有"狗耳朵"的情况下可以更好地愈合，切口虽然会变长，但会变得不明显且更美观。所以当你想要去做更美观的切口时，可以把它切成一个椭圆，不要让患者的切口缝合后有狗耳朵外观。通常使长宽比为 3:1 或更大，有时当皮肤处于很大的张力下时，可能是 4:1 或 5:1，这样将会使切口更加美观。

软组织挑战问题

15.1 可列出哪两种不同的分期系统以确定黑色素瘤的深度？

15.2 成人中最常见的恶性软组织肉瘤有哪 3 种？

15.3 软组织肉瘤中最易发生淋巴结转移的类型是哪种？

15.4 霍奇金病最典型的细胞类型是什么？

15.5 侵袭性和致死性最高的皮肤癌是哪种？

15.6 基底细胞癌和鳞状细胞癌最常见的发生部位有哪些？

15.7 鳞状细胞癌转移的典型表现是什么？

15.8 什么是皮肤 Bowen 病？

15.9 恶性黑色素瘤常见部位有哪些？

15.10 哪种软组织恶性肿瘤最可能转移到肠道？

软组织挑战问题解答

15.1　Clark 分级和 Breslow 标准。

15.2　纤维组织细胞瘤（25%）、脂肪肉瘤（20%）、平滑肌肉瘤（15%）。

15.3　恶性纤维组织细胞瘤。

15.4　R-S 细胞。

15.5　恶性黑色素瘤。

15.6　最常见的部位是头部、颈部和手（日光暴露的区域）。

15.7　增大的淋巴结。

15.8　原位鳞状细胞癌。

15.9　黑色素瘤可发生在皮肤、眼睛或肛门。

15.10　黑色素瘤。

梅奥诊所普通外科学

软组织挑战问题解答

16

脾脏

胚胎学

脾脏在妊娠第 5 周从中胚层开始发育。

解剖学

85% 的人有 1 个脾脏，15% 的人有副脾。脾脏位于左上腹，毗邻膈肌，横跨第 9~11 肋骨。其动脉血供来自曲折的脾动脉（发自腹腔干）和左侧胃网膜动脉发出的细短的胃短支（图 16.1）。静脉血经脾静脉汇入门静脉，或经胃短静脉汇入左侧胃网膜静脉（图 16.1）。脾脏通过悬韧带与胃、结肠、肾脏和膈肌相连（●视频 16.1）。胰腺尾部位于脾门内。

生理学

脾脏通过捕获和分解功能失调或衰老的红细胞来清洁血液。脾脏作为一个主要的淋巴仓库，为免疫功能提供淋巴细胞。

临床表现

脾脏疾病最常见的是创伤、淋巴瘤、良性囊肿和血液系统疾病（●视频 16.2）。

影像学

外科医师常用放射线（X 线片：肾脏、输尿管、膀胱）、CT（●视频 16.3）、MRI、血管造影（●视频 16.3）和核医学手段进行脾脏疾病评估。有外伤的血流动力学不稳定的患者需接受 FAST（●视频 16.4）检查。

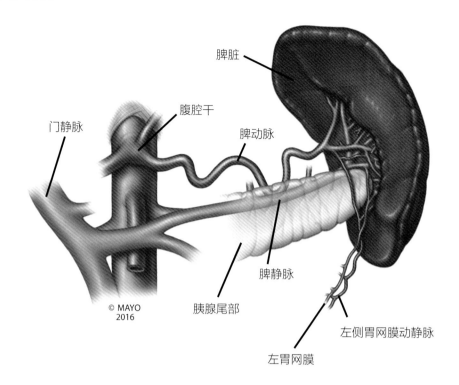

门静脉　腹腔干　脾脏　脾动脉　脾静脉　胰腺尾部　左侧胃网膜动静脉　左胃网膜

© MAYO
2016

图 16.1　脾脏的血管解剖

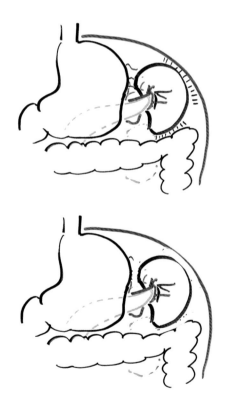

视频 16.1　悬韧带

　　脾脏位于腹部的左上象限，由胸腔保护，它与结肠、脾结肠韧带、膈结肠韧带、胃短血管（主要是从胃到脾的小静脉，有时也有小动脉）相连。脾脏的位置很深，隐藏在其下面的是肾脏及周围组织，即所谓的脾肾韧带。因此，当创伤外科医师必须迅速取出脾脏时，他们需要分离胃结肠韧带、脾膈韧带，离断血供丰富的胃短支，并确保不出血，然后上抬脾脏，分离脾肾韧带，才可进行安全的脾切除术。

　　除了胃短支，其余都是无血管的韧带。

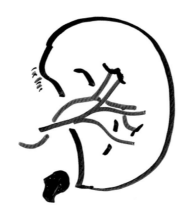

视频 16.2   血液系统疾病

　　脾脏有奇妙的血液循环，血液通过曲折的脾动脉，从脾静脉回流，也可通过胃短支回流到胃。血液系统疾病有时会发生，外科医师最常处理的是特发性血小板减少性紫癜（ITP）。其机制是脾脏和身体会产生针对血小板的抗体，因此，脾脏清除血小板会导致血小板计数下降。外科医师经常被要求切除整个脾脏，因为它作为一个血液清洁器官，血小板在这里被移除并被破坏。通常情况下，脾脏不会因为ITP而变大，它仍是正常大小（约为人的拳头大小）。从外科角度来看，这是一个帮助患者摆脱困境的好机会，因为50%~60%的患者可从中受益。

　　一个需要记住的要点是，有些人存在副脾，如果ITP患者切除脾脏而留下副脾，副脾就会变得很大。我遇到一位50年前做过脾切除术的男性回来检查，在我看来，他的脾脏基本上是正常的，但它只不过是副脾而已。

　　其他血液系统疾病，对外科医师而言切除脾脏有用的是遗传性球形红细胞增多症。红细胞不再是一个美丽柔韧的形状，然后在脾脏中被破坏掉。

　　镰状细胞病——有时会发生梗死和剧烈的疼痛，也需要切除脾脏得以缓解。

　　地中海贫血在某种程度上会导致红细胞计数过低，患者需要输血治疗。

　　脾切除术也可治疗温热性自身免疫性溶血性贫血和其他问题，如TTP，这种手术将使患者受益。

手术

　　治疗创伤或脾大的开腹脾切除术（●视频16.5）有时是危险和困难的，需要快速输血和血流动力学支持。腹腔镜脾切除术（●视频16.6 和●视频16.7）是可选择的术式，仔细离断脾脏附件和周围血管后可直接切除。

并发症

　　潜在的术后早期并发症包括脓肿、胰腺损伤、肺炎和伤口感染。迟发性胃穿孔、脾切除术后脓毒症（OPSS，●视频16.8）和门静脉血栓形成可在数周、数月或数年后发生。

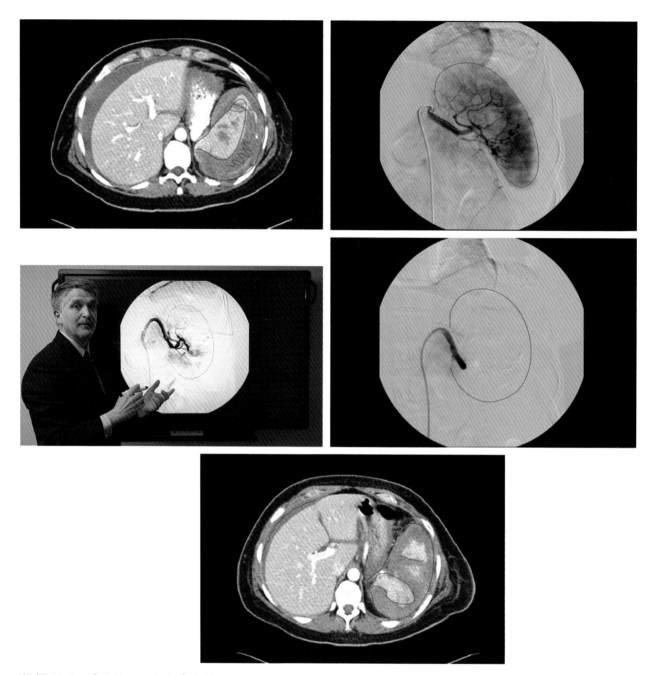

视频 16.3　脾脏的 CT 和血管造影

　　这是一位年轻车祸患者的腹部 CT 扫描，显示有明显的创伤。重要的是，我们通过这个 CT 扫描看到，胃内有造影剂，主动脉和门静脉也有静脉或动脉造影剂。

　　所以造影剂一直在体内循环。对于创伤外科医师、医学院的学生，或者任何医师来说，我希望你能马上看到他的肝脏灌注良好，但是在周边有同等密度液体，这就说明腹腔内有很多血。我们注意到这里的脾脏，可以看到它不再是密度均匀的——而是破碎的，这是最常见的需要手术治疗的创伤性损伤。事实上，在脾脏的周围和内部都有血，虽然仍有一些存活的脾脏组织，但脾脏已有裂口，并有大量失血，这是一个已经破裂的脾脏，患者必须在血流动力学稳定的情况下接受 CT 扫描。所以外科医师和急诊医师需要给他们输血补液，如果情况允许，要带他们去做血管造影。

　　让我告诉你这些图片是什么样子的。这是导管从腹股沟向上滑入脾动脉。这就是我们的脾脏，它灌注了来自脾动脉的血液。值得注意的是，很多假性动脉瘤都发生在脾脏血管破裂的地方。现在你可以想象介入放射治疗的原理，如果他们能在动脉里放一些物质然后凝结，不让血液再从这里流出，它就能阻止出血。不幸的是，它可能会阻断流向脾脏的全部血流。

视频 16.3 （续）

这是同样的导管，我们开始放入一些凝块、泡沫凝胶、血栓剂，可以看到这里的灌注减少。如果我们再等一会儿，让这些物质凝固，看看会发生什么。现在我们看到已经没有血液流向脾脏了。好消息是不再有出血，这个患者不需要去手术室接受脾切除术。现在腹腔里留着残余的脾脏，让我们看看它是否可行。

让我们来看一下 24h 后的 CT 扫描结果。同样，我们可以看到腹腔内有血，脾脏没有造影剂渗出，没有出血，重要的是这里有一些存活的组织。希望随着时间的推移，脾组织能从免疫学的角度起作用，帮助患者抵抗感染。所以这个人不需要做大手术，没有手术癍痕，最终仍保留了一些功能正常的脾组织。

脾损伤分级为 1~5 级，5 级是完全破碎，与之不符，这更像是 4 级脾撕裂。患者避免了手术，受益很大。

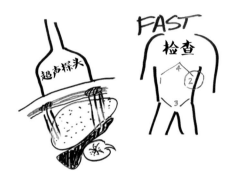

视频 16.4　FAST 检查（EXAM）

FAST 检查是超声对创伤的重点评估。把探头放在右上象限、左上象限、膀胱上和剑突下，寻找血液或液体、穿孔肠道或腹腔积液。如果我们查的是脾脏，要把探头放在胸壁左上象限的侧腹部，理想情况下可以看到脾脏和肾脏。如果在超声下探测到黑色区域，那就是积液。在 FAST 检查中，脾脏比胆囊或其他部位更难看到，因为经常有肋骨阻挡探测路径。在这个视频中，你会看到因为肋骨的缘故这里有阴影，它挡住了脾脏，但可以感觉到下面的脾脏和肾脏。

FAST 检查有助于评估创伤，以确定患者是否有出血或有腹内问题，尤其是脾脏，因为脾脏损伤是外科医师去手术室治疗钝器损伤的首位原因。通过肋骨检查左上象限，找到脾脏和左肾，判断是否有液体在 FAST 检查中呈低回声或黑色。

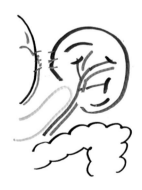

视频 16.5　开腹脾切除术

开腹脾切除术是一个相对简单的手术，但因为针对创伤和脾大患者，需要紧急处理、输血及血流动力学的支持，因此极具危险性和困难。手术的关键仍是切除脾脏。由于肋下缘和肋骨遮挡术野，因此充分暴露术野显得尤为重要。为使脾脏充分游离，需要分离脾结肠韧带、脾胃韧带、胃短血管。结扎并切断脾肾韧带及血管后，剩余结构如脾静脉、脾动脉和胰腺的尾部等须谨慎分离，避免损伤。取出脾脏时应先分离结扎脾动脉。

钝性分离脾动脉并切断，挤压脾脏，迫使脾血经脾静脉自体回输，脾脏可回缩变小，便于进行手术操作。牢固结扎脾动脉后同样结扎脾静脉，操作中避免伤及胰尾。

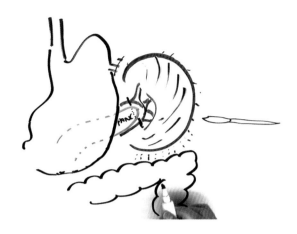

视频 16.6　腹腔镜脾切除术

　　腹腔镜脾切除术通常取侧卧位以便充分暴露脾脏。腹腔镜下通过腹壁切口安全取出脾脏的关键是松解脾脏与网膜、胃及结肠相连的组织。切断脾脏周边相连韧带及部分网膜后，脾脏可游离移动。

　　有多种方法处理脾脏血管，但操作中应注意避免因损伤胰尾造成的渗漏。可通过超声刀、吻合器或其他工具切断胃短血管，在开腹手术中这些深层结构往往不易暴露，而在腹腔镜下相对容易操作。解除脾脏周围韧带限制后，在远离胰尾处切断血管。通常应先结扎脾动脉，预先结扎脾动脉有利于脾血回流，起到自体输血作用，脾脏可回缩变小，便于手术操作并减少出血。

　　成功游离脾脏后将其放入标本袋内。可用卵圆钳将脾脏碎成小块后取出，仔细检查手术创面和血管断端，同时检查胰尾有无损伤。

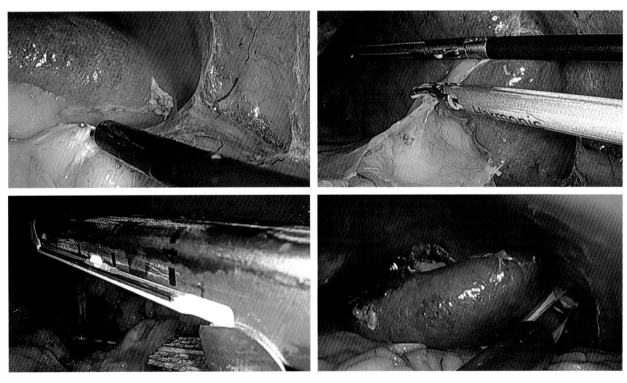

视频 16.7　脾切除术：术中

　　脾切除术——患者取仰卧位，将手术台倾斜为头高脚低位，便于暴露脾脏。患者并发全身疾病如血液系统异常、淋巴瘤等均会影响手术步骤。术中会用到超声刀、吻合器、电灼器等器械。首先解除脾脏与周围组织粘连（图示为异常肿大的脾脏）。

　　将胃向内侧牵拉后，切开胃脾韧带无血管区，进入小网膜囊，切断、结扎胃脾韧带的血管，可暴露脾动脉。

　　靠近脾门可看到脾动脉，脾静脉紧靠脾动脉下方，小心结扎脾动脉，避免损伤胰腺尾部（图示左侧为胃，右侧为脾脏，可见胃短血管，这些都需要被切断才能将脾脏游离取出）。

超声刀和吻合器的运用对脾切除有很大帮助。切开覆盖脾动脉的腹膜，经脾动脉下游离血管方便结扎。预先结扎脾动脉有利于脾血回流，起到自体输血作用，脾脏回缩变小也便于手术操作。结扎脾动脉可使用吻合器，切割时释放吻合钉结扎血管，可有效减少出血。

脾静脉紧贴脾动脉下方，用同样的方法结扎脾静脉。切断脾胃韧带和解除粘连后，游离脾脏，托住脾脏暴露脾肾韧带并切开。沿脾脏表面钝性分离，游离脾缘，脾脏后缘游离后可将脾脏完全搬离腹腔。

将切下来的脾脏放入标本袋内，随后将标本袋经腹壁穿刺孔拉出部分，在腹壁外固定，用卵圆钳将脾碎成小块后取出。腹腔镜手术仅在腹壁形成 1~2 cm 长的切口，大大缩短了患者的住院时间。

脾切除术后脓毒症

* 威胁生命
* 儿童风险↑
* S.pneumo, H.inf., N. meningitidis

视频 16.8　脾切除术后脓毒症（致病菌为肺炎链球菌）

脾切除术后脓毒症多在脾切除术后短期内发生。脾脏免疫功能可以用来抵御肺炎链球菌、流感嗜血杆菌、脑膜炎奈瑟菌等致命微生物侵袭，因此在脾脏切除后儿童比成人更易发生感染，有 1%~2% 年轻患者死于脾切除术后细菌感染。对于年轻患者应当尽力保持脾组织及其血供，如需行脾脏切除术，应在术前接种多价肺炎链球菌、流感嗜血杆菌和奈瑟菌属疫苗，对于术前无法接种疫苗的患者，应在术后 1 周内 2 次接种疫苗。脾切除术后患者终身易发生细菌感染，并且有患 OPSS 的高风险，应对患者及家属进行详细教育及说明。

脾脏挑战问题

16.1　脾脏血管的位置在哪里？

16.2　为什么骤然减速会导致脾脏损伤？

16.3　脾脏的位置在哪里？

16.4　如何发现胰漏？

16.5　在脾切除术中，优先结扎哪条血管？

16.6　哪些受损伤的脾脏必须被切除？

16.7　选择性脾切除术的适应证是什么？

16.8　副脾的位置？

16.9　内镜检查如何导致脾脏损伤？

16.10　儿童行脾脏切除术的适应证有哪些？

脾脏挑战问题解答

16.1 脾脏血管在腹膜后方，脾静脉位于胰腺后方，脾动脉靠近胰腺，弯曲前进。

16.2 当身体突然停止运动时，脾脏继续向前移动，脾脏周围附着物会导致脆弱的脾脏撕裂。

16.3 正常脾脏大小为 2.5 cm × 7.5 cm × 12.5 cm，重 200 g，位于左上腹部第 9 肋和第 11 肋之间。

16.4 通过采集显示高淀粉酶水平的液体样本，最终确认胰漏。

16.5 脾动脉。优先结扎脾动脉可以使脾脏排空血液，类似自体输血。

16.6 脾外伤导致严重血流动力学不稳定（低血压、心动过速）或对液体复苏或输血无反应的。通常情况下，并发严重头部受伤的患者或其他需要抗凝的患者必须将受伤的脾脏移除。大多数脾脏受伤的患者都可以观察（静脉输液、卧床休息、必要时输血）或在 CT 扫描发现血管破裂时行血管栓塞。

16.7 3P：疼痛，减少（如血小板减少、白细胞减少），苍白（贫血）。

16.8 脾周区、大网膜、后腹膜、性腺周围区域。

16.9 因为在结肠镜检查时会在脾曲处施加牵扯。

16.10 患有球形红细胞增多症和特发性血小板减少性紫癜的儿童可出现疼痛性脾梗死。

17

胃

胚胎学

胃在妊娠的第 5 周由扩张的前肠尾部发育而来。

解剖学

胃贲门位于胃食管交界处，胃底位于贲门的左上方，胃体部是胃底和胃窦之间的中心区域，胃窦逐渐变细进入幽门。胃通过胃左右动脉、胃网膜左右动脉和脾动脉接收血液供应（图 17.1），所有这些动脉都有广泛的侧支，可保护胃以免缺血。静脉伴随着动脉走行。

生理学

胃的壁细胞（●视频 17.1）分泌盐酸和内因子，主细胞分泌胃蛋白酶原（●视频 17.2），G 细胞分泌胃泌素（●视频 17.3）。

临床表现

消化性溃疡（●视频 17.4）是导致上消化道大出血的最常见原因。消化性溃疡的主要症状是疼痛，胃溃疡患者进食食物会加重疼痛（●视频 17.5）。Zollinger–Ellison 综合征（●视频 17.6）会引起严重的消化性溃疡和因胃酸分泌过多而引起的腹泻。酗酒者的剧烈呕吐会撕裂胃食管交界处附近的胃黏膜和黏膜下层，导致 Mallory–Weiss 撕裂出血（图 17.2）。胃肿瘤包括胃癌（最常见的是胃腺癌，●视频 17.7）、胃肠间质瘤（GIST，最常见的良性胃肿瘤，●视频 17.8）、黏膜相关淋巴组织淋巴瘤（●视频 17.9）、胃淋巴瘤和类癌等。

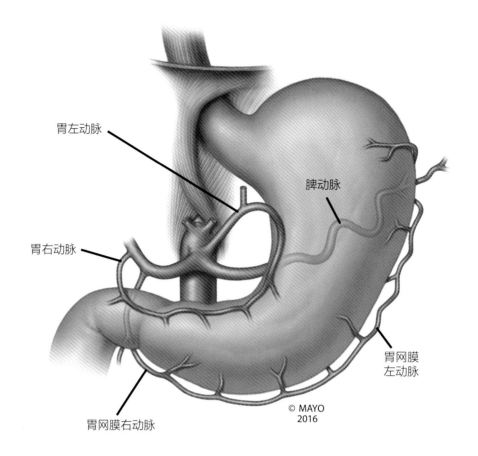

图 17.1　胃的动脉血供分布

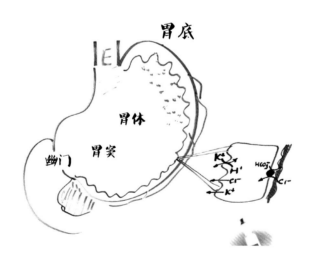

视频 17.1　胃的壁细胞

　　在食管下端和胃交界处被称为贲门。胃底位于贲门左上方,可以扩张以容纳食物。胃体是胃的中间部分。胃窦部富含肌肉,因此比较厚实,而幽门连接十二指肠。值得注意的是,整个胃壁上均分布有很多壁细胞,在胃底和胃体处壁细胞占主导地位。这些壁细胞主要有两个功能,即分泌盐酸和分泌内因子,对消化功能和红细胞的生成有着至关重要的作用。

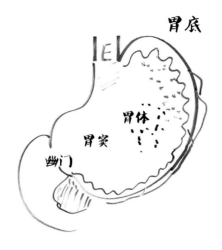

视频 17.2　胃的主细胞

　　胃的另外一个主要细胞是主细胞，主细胞遍布整个胃，主细胞主要分泌胃蛋白酶原，胃蛋白酶原在胃中被盐酸裂解。胃蛋白酶原变成胃蛋白酶，胃蛋白酶对分解蛋白质（胃的重要功能）至关重要。

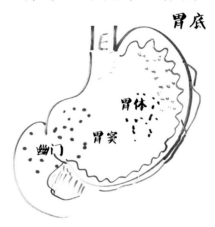

视频 17.3　胃中的 G 细胞

　　胃也产生和分泌胃泌素，主要在胃窦及部分十二指肠处产生胃泌素。胃泌素是一种重要的激素，它作用于胃并增加胃酸分泌，通过直接作用于壁细胞，产生更多的酸。

　　当进食使胃扩张时胃酸分泌会增多。或者当胃酸缺乏时，胃泌素细胞就会启动。胃泌素对食物分解也很重要。

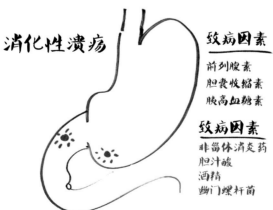

视频 17.4　消化性溃疡

　　消化性溃疡很常见。通常是由于胃酸分泌过多和胃黏膜的保护不足引起的。能预防消化性溃疡的因素有前列腺素、胆囊收缩素和胰高血糖素，而导致消化性溃疡（通常指十二指肠溃疡）的因素有非甾体消炎药、胆汁酸、酒精以及目前认为与溃疡明确相关的幽门螺杆菌，消化性溃疡通常发生在十二指肠。

　　而胃溃疡则不同，通常发生在胃的小弯侧。与胃的恶性溃疡相反，消化性溃疡的溃疡基底部往往很平滑光整。引起胃溃疡的风险因素包括吸烟、饮酒、幽门螺杆菌、尿毒症和类固醇。

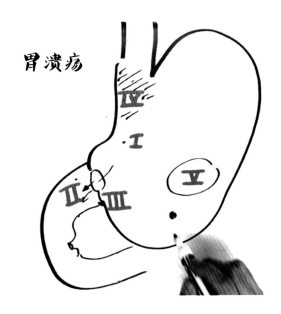

视频 17.5 胃溃疡

　　胃溃疡常发生于营养不良、免疫功能低下或危重患者。它们最常见于胃小弯，而不是胃大弯。Ⅰ型胃溃疡常位于胃体的小弯侧。Ⅱ型胃溃疡通常并发有十二指肠溃疡。Ⅲ型胃溃疡是指发生于幽门管处的溃疡。Ⅳ型胃溃疡指发生在贲门附近的高位胃体小弯处的溃疡。Ⅴ型胃溃疡与非甾体消炎药有关。

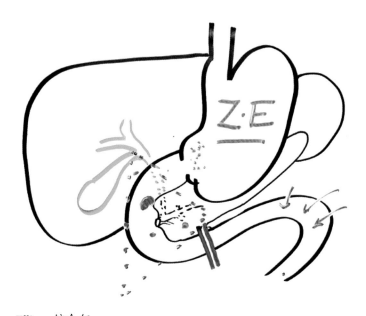

视频 17.6 Zollinger-Ellison 综合征

　　Zollinger-Ellison 综合征是一种罕见的疾病，它是由于胃泌素分泌过多引起的，这可能是因为在胰腺、十二指肠或所谓的胃泌素瘤三角区的淋巴结中存在肿瘤。胆囊管、胰颈、十二指肠第二和第三部分的交界处三者形成的三角区存在胃泌素瘤，它会分泌胃泌素并作用于胃窦而分泌大量的胃酸。胃酸的过度分泌不仅会在胃、十二指肠甚至会在回肠或空肠的远端引起溃疡，另外反复腹泻也很常见，这是因为人体为了中和胃酸而使肠道分泌大量的水分。所以患有消化性溃疡病和腹泻的患者，需要考虑是否为 Zollinger-Ellison 综合征。早在 20 世纪初，来自俄亥俄州立大学的两名外科医师就发现了这一点，并对其进行了治疗。它有时会发生在患有 MEN 综合征——Zollinger-Ellison 综合征的患者身上。

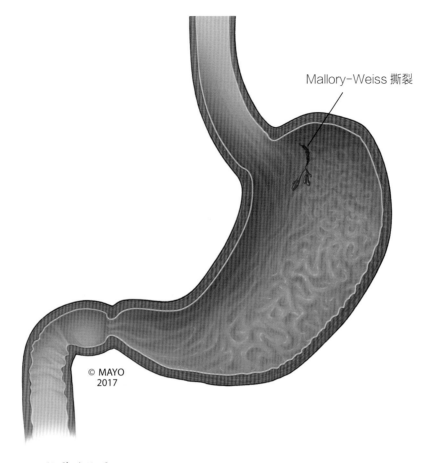

Mallory−Weiss 撕裂

图 17.2　Mallory−Weiss 撕裂的位置

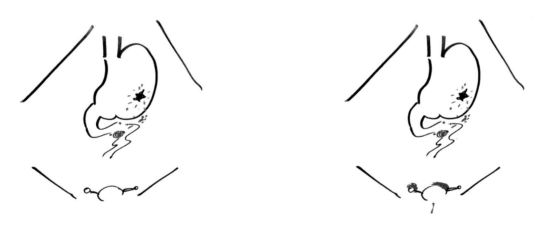

视频 17.7　胃癌

　　胃癌有时会通过体检发现。胃内的肿瘤可能会扩散到胃附近的淋巴结或脐部，当胃癌转移至脐周时通常被称为玛丽·约瑟夫修女征。玛丽·约瑟夫修女在 19 世纪 90 年代末和 20 世纪初是威廉·梅奥博士的洗手护士。她辅助梅奥博士做了很多胃手术，有时术中她会说："我觉得当肚脐有肿块时，我认为你什么也做不了。"梅里博士问："你怎么知道这个癌已经发展到晚期？"她回答："我能感觉到他的肚脐有一个肿块。"这通常是一种进展非常迅速的肿瘤，我们现在很少看到这种情况。

　　在直肠指检中，通过直肠能触及直肠周围组织变硬，尤其是在女性阴道附近，这就是所谓的 Blumer 骨盆。或者在体格检查中，发现卵巢有一个肿瘤，即所谓的 Krukenberg 肿瘤。这些都是晚期癌的 3 个独立的表现：玛丽·约瑟夫修女征、Blumer 骨盆 Krukenberg 肿瘤。

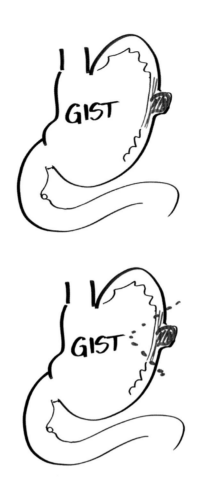

视频 17.8　胃肠间质瘤（GIST）

　　胃肠道间质瘤或间充质瘤是胃的罕见病变，由胃壁内的平滑肌细胞或胃肠道中的其他细胞引起。这些细胞被称为 Cajal 间质细胞，主要是由于 C-kit 基因突变所致。间质瘤大多数对 C-kit 染色呈阳性。大多数间质瘤能治愈。在 50 高倍率显微镜下看到细胞内有超过 5 个核分裂时，则认为是有复发风险的。大多数情况下，单纯的胃楔形切除或剜除就可以治疗。但较大的肿瘤则需要规范地切除，伊马替尼或者格列卫这两种靶向药物可有效治疗这些肿瘤，即使有肝转移，它们通常也会有效。

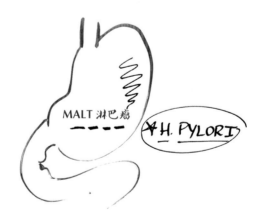

视频 17.9　黏膜相关淋巴组织（MALT）淋巴瘤

　　黏膜相关淋巴组织淋巴瘤通常是一种罕见的淋巴瘤，也被称为 MALT 淋巴瘤。意外的是，当对病灶进行活检时，病理学可以明确病变的来源，并且认为其发生与幽门螺杆菌有关。如果根治了幽门螺杆菌，MALT 淋巴瘤就会消失。如果整个胃都受累而药物又无法治疗，则可以切除整个胃。但值得关注的是，当诊断为 MALT 淋巴瘤时，就要首先考虑通过根治幽门螺杆菌来治疗它。

影像学

上消化道造影（⊙视频 17.10）可用于诊断胃病变，但很难区分消化性溃疡的良恶性，所有新发胃溃疡的患者都应接受食管胃十二指肠镜检查（⊙视频 17.11）。如果怀疑溃疡穿孔，应安排进行仰卧位和直立位 X 线检查（⊙视频 17.12），X 线片可能会显示有游离空气。

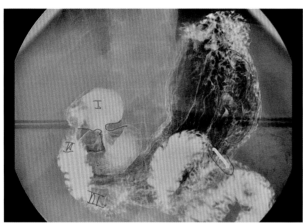
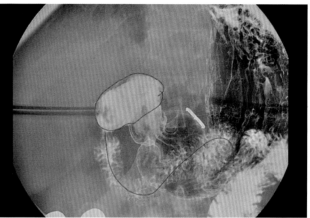
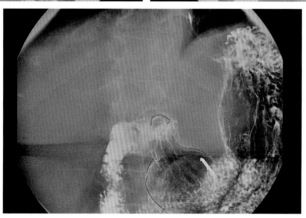

视频 17.10 上消化道造影

在这里我们可以看到皱褶，但那些皱褶看起来是很正常的。也许这里有点发炎，但我要教你的关键是看这里的这个小结构，这是幽门，这是从胃部到胃窦部的肌肉区域。然后到十二指肠的第一部分，然后是第二部分、第三部分，最后是第四部分。这是一个比较正常的影像，我没有看到任何大的溃疡或糜烂。

我们来看看其他几张正常的图片。同样，我们可以看到放射科医师使用的木桨，我们知道他们在挤压腹部。这是一张不错的图片，它向我们展示了胃底、胃体、胃窦、幽门，由于胃会蠕动，你可以看到造影剂在移动。这是十二指肠的球部及十二指肠的第一部分，然后是十二指肠的第二、第三和第四部分，最终到达空肠。

我们再看这张图片，显然现在这位放射科医师正在关注的是十二指肠是否有溃疡？胃窦是否正常？可能有一些轻微的炎症。虽然我不是放射科医师，但我可以看到他们使用木桨并挤压这里。他们一直在挤压腹部，并试图排除消化道内的气体，让造影剂移动，以便更好地显影，然后将这些变成静态图像，让我们有机会判断胃肠是否有问题。

上消化道造影能诊断肠梗阻和息肉，但是，目前大多数人都通过内镜来评估。

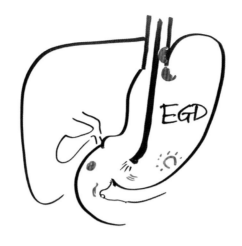

视频 17.11 食管胃十二指肠镜检查

　　胃十二指肠手术离不开内镜活检，即所谓的食管胃十二指肠镜（EGD）检查。无论是外科医师、胃肠病学家、内科医师，执行此操作都是出于各种原因，包括查找肿瘤、凹陷和突起病变、溃疡的愈合情况、诊断溃疡、明确出血点等。还可以通过其他各种方法显示胰胆管或更远端的小肠。但大多数情况下，EGD 是为了观察胃和十二指肠的第一部分，查找肿瘤、观察溃疡的愈合、诊断溃疡、寻找出血点。EGD 的好处是，它有时也具有治疗作用：它可以套扎胃或食管曲张的静脉，可治疗出血。如果使用得当，它是一个很棒的工具，它对我们的患者非常有帮助。

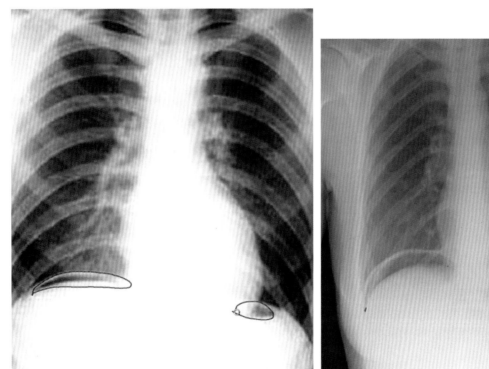
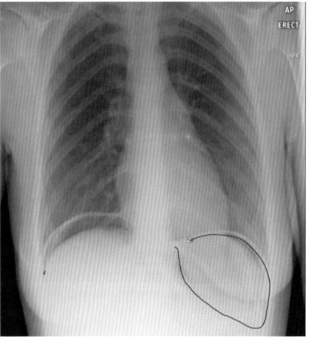

视频 17.12 胸部 X 线片

　　胸部 X 线检查并不是观察胃部的最佳方法，甚至可以说是很糟糕的检查！话虽如此，医学生和实习生都应该会看胸部 X 线片，我希望在立位的胸部 X 线片上，你会看到这个点和这个点。这里是正常的胃泡，但肝脏上方横膈下方有空气，即游离空气，则提示有穿孔。它通常发生在十二指肠或胃部。这是一个很健康的年轻人的实时影像，但在这里我们看到了更多的气体。再看看这个地方有很多气体。但是横膈膜下方的气体会引起剧烈的疼痛。像这样的 X 线片通常意味着要去手术，不需要做其他测试。胸部 X 线检查对胃病诊断很有用。

手术

　　溃疡手术现在并不常见。质子泵抑制剂和根除幽门螺杆菌对大多数良性胃溃疡的效果良好（◉视频 17.13）。迷走神经切断术和胃部分切除术用于消化性溃疡的并发症（出血、穿孔和梗阻）（◉视频 17.14）。近全胃切除术或全胃切除术适用于可切除的胃癌（◉视频 17.15）。现在最常见的胃手术是减肥手术（◉视频 17.16）。

幽门螺旋杆菌处方

3 联
质子泵抑制剂
阿莫西林
克拉霉素

4 联
质子泵抑制剂
铋剂
甲硝唑
四环素

视频 17.13　根除幽门螺杆菌

　　幽门螺杆菌仍然是消化性溃疡病高发的诱因。如果我们能根除幽门螺杆菌，我们就能预防溃疡。最安全、最快且最便宜的方法是使用质子泵抑制剂（PPI），通常是奥美拉唑、阿莫西林和克拉霉素这 3 种药物。简单明了，在 7~10 天通常可以根除幽门螺杆菌。如果这不起作用，首先我会考虑患者有无正规服药。如果他们正规服药后没有根除幽门螺杆菌，那么我们将使用 PPI、铋剂、甲硝唑和四环素。这两种方法中的一种通常可以根除 95% 以上的人的幽门螺杆菌。

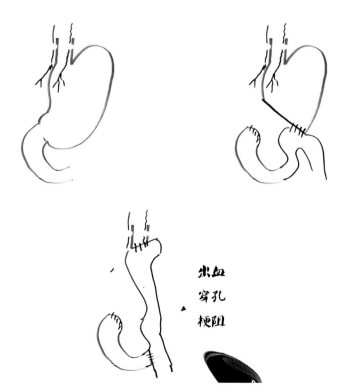

出血
穿孔
梗阻

视频 17.14　迷走神经切断术、胃部分切除术治疗消化性溃疡的并发症

　　如果药物治疗不能根除消化性溃疡，那么我们可以开始考虑积极的手术干预。如果我们切断左、右迷走神经，就会减少酸的产生。但它也会影响胃肠道的蠕动，这也至关重要。通过切除胃窦，去除胃泌素的作用点；然后需要通过某种吻合术来连接消化道，这可能会导致反流和其他问题。但如果需要，这些都是合理的

视频 **17.14** （续）

选择。这就是所谓的迷走神经切断术或迷走神经切除术和胃部分切除术，包含 Billroth Ⅰ 或 Billroth Ⅱ 胃空肠吻合术，这些对减少胃酸分泌是有效的。目前我们不是用手术来治疗患有这种溃疡的患者，而是用药物来治疗，如使用质子泵抑制剂、H2 阻滞剂、抗酸剂等。

只有当出现出血、穿孔或梗阻等并发症时，我们才开始考虑施行这种创伤大的手术。出现这些并发症时疾病往往比较复杂。胃部出血有可能是由于大面积溃疡或癌。穿孔引起的胃酸外溢及脓液就可能导致败血症甚至危及生命，手术往往是简单的修补与切除。对于严重的溃疡或恶性肿瘤引起的梗阻，就要考虑施行胃大部切除术、胃次全切除术，甚至全胃切除。全胃切除术后就需要给予维生素 B_{12}、内因子。如果全胃都切除了，没有了食物储存功能，就会出现体重减轻或营养不良。患者可以生活得很好，但他需要有一个非常积极和专注的心态才能做到。但是，当出现出血、穿孔或梗阻等并发症时，我们则会考虑施行创伤大的胃手术。

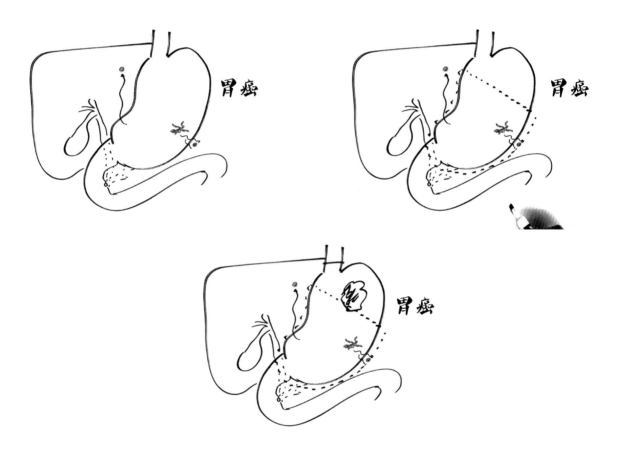

视频 **17.15**　胃癌

胃癌在美国的发生率在下降。日本、智利或芬兰的发病率仍然很高。熏鱼或生鱼以及其他环境因素可能会增加患胃癌的风险。虽然在美国胃癌的发生率在降低，但它仍然是一种致命的疾病。胃癌通常发生在胃体或胃窦。经常在早期侵入淋巴结并转移到肝脏，使其无法切除。现在通常可以用化疗的方法治疗肿瘤，并有一些有效的证据，但在体内肿瘤没有远处转移时，大多数外科医师将进行胃次全切除术，包括切除淋巴结并切除大部分胃。如果肿瘤位于胃的上部，那么需切除整个胃，即所谓的全胃切除术。这些都是有一定风险的大型手术，但如果发现得足够早，胃癌患者是可以治愈的。

日本有许多文章都谈到，早期筛查、发现早期癌并通过内镜对其进行治疗、活检和去除病变。

不幸的是，在美国，当诊断为胃癌时，它们通常已是晚期，而且常常伴有淋巴结和远处转移灶，因此死亡风险非常高。

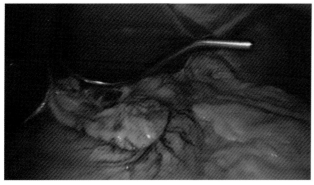
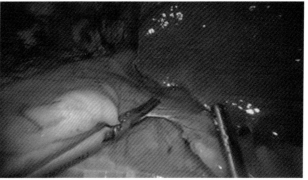
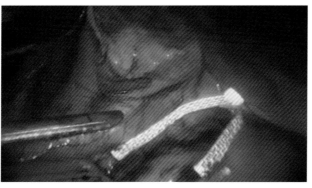

视频 17.16 *腹腔镜袖状胃切除术：术中*

　　许多减肥手术中，像这张图片显示的这样，肝脏的左侧部分被移开，我们可以看到下面的胃，这样我们就可以进行所谓的袖状胃切除术。我们从肚脐向上看向头部。心脏在跳动。左手通过电凝钩烧灼，实际上这是一个 L 形钩，打开网膜囊将进入胃后空间，基本上到这里我们将能看到胰腺。结肠在下面，胃在上面。把脾方向的那些附着物分开，一直追着这个大弯向上走。这把 Harmonic 刀可以毫无困难地离断小血管和脂肪组织。

　　脾在右边。肝脏在上方，胃在左边。胰腺很深。要确保不损伤胃；这些是胃短血管，这些血管通常是从胃到脾脏的静脉，要保护它们。最终将把整个胃分开，从胃窦一直到胃食管交界处。所以胃窦和幽门在左边，胃体在术者面前。从胃窦开始使用切割闭合器沿着胃大弯游离至胃底，通常情况下，胃里会有一根探条或一根管子来指引我们要切多少胃。所以最终会得到一个很长的管状胃，切割闭合器左边的胃里有一根管子。有条不紊地前进，要切掉一大部分胃。我们现在在胃食管交界处附近，可以看到后面的脾脏。现在正在放置切割闭合器。我们还需要用切割闭合器分割它。一旦我们将其分开，我们就可以用标本袋装好切除物，通过其中一个较小的切口将其取出。患者可以在第 2 天或第 3 天回家。术后通常会产生显著的体重减轻，而不会出现 Roux-en-Y 胃空肠吻合术中的一些其他并发症。

并发症

　　胃部手术可能的并发症包括出血、吻合口漏或狭窄，或反流性食管炎（⊖视频 17.17）。

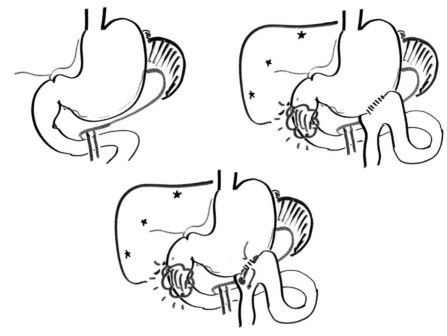

视频 17.17 胃手术后的并发症

如果您要对胃进行手术，您就需要识别它附近的器官（食管、胃、十二指肠、胰腺和脾脏）以及您可能遇到的问题（损伤胃短静脉、胰脏，撕裂脾脏）。胃有复杂的血供，如果要切掉部分胃就会出血，如果要把胃和肠道吻合，则有潜在的吻合口狭窄或其他并发症。这个患者患有十二指肠癌的肝转移。患者有梗阻和呕吐。有时人们会做所谓的姑息性短路手术，将胃连接到空肠。当我们把它们吻合在一起时，通常效果很好。术中有几点你可能要注意。胃有大量的血液供应，所以术中可能会出血。所以当你把它们吻合时，为了避免术后出血，术中需小心吻合。胃会分泌胃酸，空肠缺乏对胃酸刺激的保护，胰腺和胆汁可能会反流到吻合口，因此吻合口处可能会患上溃疡。这看起来有点像远端的溃疡，可能会导致出血，或者可能会导致吻合口变窄，导致食物很难通过。胃手术后的并发症有出血、溃疡、吻合口狭窄，还有一些患者会出现反流，食物回流到食管引起反流性食管炎。不过，最主要的并发症还是术后出血、狭窄和渗漏。从技术上讲，必须认真细致才能避免这些并发症的发生。

胃挑战问题

17.1　在美国，胃和十二指肠溃疡与幽门螺杆菌感染相关的百分比是多少？

17.2　为什么左迷走神经干在胃前，右迷走神经干在胃后？

17.3　什么是库欣溃疡？ Curling 溃疡？

17.4　什么是 Virchow 节点？

17.5　什么时候 GIST 被认为是恶性的？

17.6　Roux-en-Y 胃旁路手术的步骤是什么？

17.7　什么是 Borchardt 三角？

17.8　什么是 Heineke-Mikulicz 幽门成形术？为什么迷走神经切除术很重要？

17.9　什么是玛丽·约瑟夫修女结节？

17.10　谁是 A.Theodore Billroth？谁是他著名的音乐家朋友？

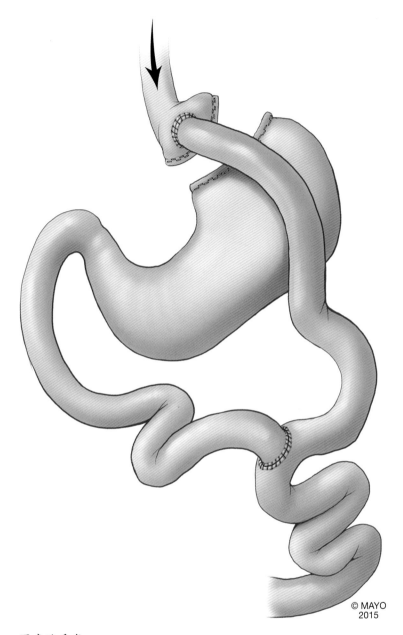

图 17.3　Roux-en-Y 胃旁路手术

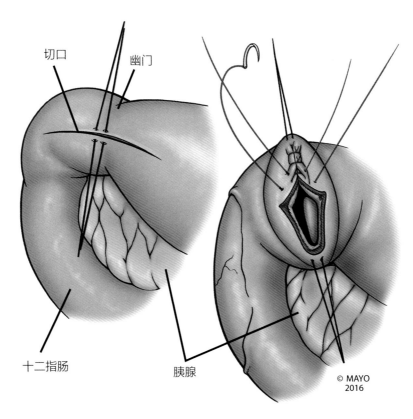

切口　　幽门

十二指肠　　　　　胰腺

© MAYO
2016

图 **17.4** Heineke-Mikulicz 幽门成形术

胃挑战问题解答

17.1　在美国，发病率为 1%，流行率为 2%。

17.2　当迷走神经沿着食管和胃前进时，它们顺时针旋转。

17.3　库欣溃疡是一种与神经损伤有关的胃溃疡。Curling 溃疡是一种见于皮肤烧伤患者的十二指肠溃疡。

17.4　一个可触及的左侧锁骨上颈部淋巴结，代表转移性癌。

17.5　所有 GIST 都可能是恶性的，但更大的尺寸和更多的有丝分裂是令人担忧的迹象。

17.6　首先，横切空肠和贲门。接下来，横切空肠的远端部分，带到头侧并缝合到近端胃。近端空肠（胆管）被缝合到空肠的下游（图 17.3）。

17.7　由于胃扭转导致上腹痛、干呕和无法通过鼻胃管的组合。

17.8　纵向横断，横向修复以将幽门固定在开放位置（图 17.4）。这很重要，因为在迷走神经切断术（正确称为迷走神经切除术）（> 20%）后幽门可能无法排空。

17.9　可触及的脐周肿块（恶性淋巴结）代表晚期腹腔内恶性肿瘤。

17.10　他是传奇的德国外科医师（1829—1894）和现代腹部外科的领导者。他的音乐家朋友是约翰内斯·勃拉姆斯。

18

甲状腺

胚胎学

甲状腺在妊娠第5周由内胚层形成。滤泡旁细胞（⬤视频18.1）从神经嵴细胞发育而来（图18.1）。

解剖学

甲状腺外形呈蝴蝶状，包裹着气管、环状软骨和甲状软骨，位于带状肌内。甲状腺由成对的甲状腺上、下动脉供血（图18.2），并由3条甲状腺静脉引流（图18.3）。甲状旁腺通常紧贴附于甲状腺的背面。

生理学

过量的甲状腺激素能导致甲状腺功能亢进，并抑制促甲状腺激素（TSH）的水平（⬤视频18.2）。

临床表现

甲状腺功能亢进可引起出汗、易怒、体重减轻和房颤。甲状腺结节肿大压迫神经、气管、食管（⬤视频18.3）可引起声音变化、呼吸及吞咽困难等症状。95%的甲状腺结节是良性的，平时无症状，但每年有多达100 000例甲状腺癌在美国被诊断出来（⬤视频18.4）。

影像学

超声（⬤视频18.5）、核素扫描（⬤视频18.6）和CT（⬤视频18.7）对甲状腺结节的诊断有帮助的。细针穿刺是评估甲状腺结节性质非常重要的手段（⬤视频18.8）。

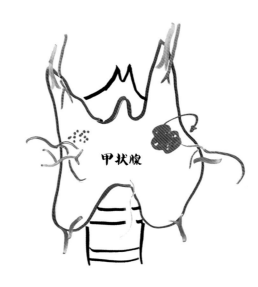

视频 18.1 滤泡旁细胞

　　滤泡旁细胞位于甲状腺背面，通常在甲状腺 1/3 的位置，有分泌降钙素的功能。降钙素有一定的调节体内钙水平的作用，但如果滤泡旁细胞失去控制，就会导致甲状腺髓样癌。所以甲状腺滤泡旁细胞对分泌降钙素和形成甲状腺髓样癌具有重要作用。

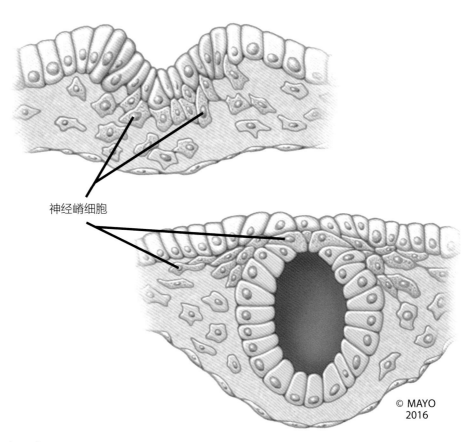

神经嵴细胞

© MAYO
2016

图 18.1 神经嵴细胞

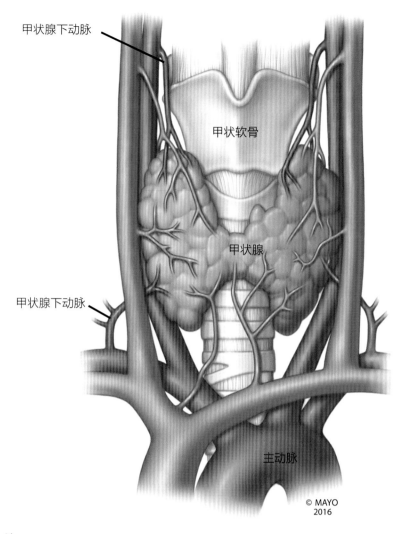

甲状腺下动脉

甲状软骨

甲状腺

甲状腺下动脉

主动脉

© MAYO
2016

图 18.2 甲状腺的血供

手术

颈部取衣领切口切开颈阔肌（图 18.4），打开中线（◯视频 18.9），暴露甲状腺峡部（◯视频 18.10）。切除一侧甲状腺（甲状腺叶切除术和峡部切除术）或全部切除甲状腺（甲状腺全切术或近全切除术）（◯视频 18.11、◯视频 18.12），需要仔细解剖、暴露和横断甲状腺动静脉。逐步缝合胸骨舌骨肌、颈阔肌和切口。

并发症

可能的手术并发症有术后血肿（＜ 1%）（图 18.5）、喉返神经损伤（约 1%）（◯视频 18.13）、暂时性甲状旁腺功能减退（10%~20%），这些应尽可能避免。早期发现颈部血肿并及时清除可能会挽救生命。

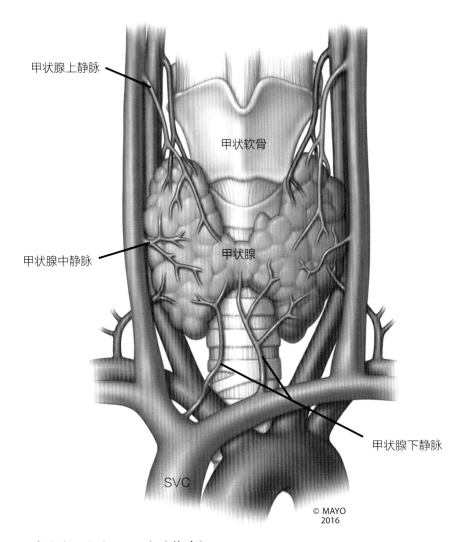

图 18.3 甲状腺静脉回流（SVC：上腔静脉）

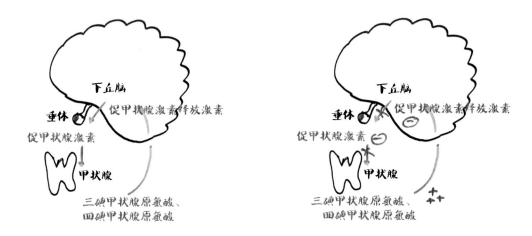

视频 18.2 超敏促甲状腺激素

　　甲状腺是由大脑调节的。下丘脑分泌甲状腺释放激素，使垂体前叶产生促甲状腺激素。促甲状腺激素进入甲状腺细胞，产生三碘甲状腺原氨酸（T₃）和四碘甲状腺原氨酸（T₄）。进而促进身体甲状腺激素的释放。如果你想要更温暖、更有效率、更活跃，它就是身体的引擎、火炉。

视频 18.2 （续）

正常情况下，这些激素水平升高后，在血液中它们会负反馈给下丘脑，阻止甲状腺释放激素的释放，这将阻止甲状腺激素的形成。有一些不寻常的血液检查结果，当你的甲状腺激素水平非常高并大量释放时，甲状腺释放激素应是反向的、低的。其中一个检测的是 TSH，一种超敏 TSH。这是内分泌外科医师和内分泌科医师的主要检测项目。如果 TSH 水平很低，这意味着身体甲状腺激素分泌过多，因为它关闭了这个系统，这意味着存在甲状腺功能亢进，所以这是一件令人困惑的事情。TSH 水平很低，但甲状腺激素功能亢进，甲状腺分泌过多。反过来说，如果没有足够的甲状腺激素，就会刺激 TSH，TSH 会很高。由于某种原因，随着我们年龄的增长或者辐射的问题，我们的甲状腺素水平会很低，分泌不足，所以这些都变成了负值。如果是这样的话，没有足够的甲状腺激素，大脑、下丘脑会促使甲状腺、下垂体分泌更多甲状腺激素，所以 TSH 水平会很高。这就是所谓的负反馈调节。如果甲状腺激素分泌过多，就会抑制 TSH。如果分泌不足，就会促进 TSH 分泌。因此，TSH 是一种敏感的指标，可以让我们知道你是甲状腺功能亢进还是减退。这是最经济、最简单的检查，能了解甲状腺的工作情况及这个轴的协同工作情况。

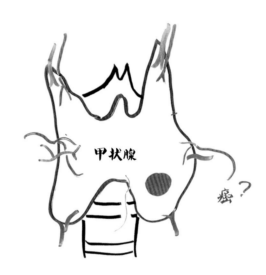

视频 18.3 甲状腺结节

甲状腺结节是常见的。不管你多大，你都有可能得甲状腺结节。55 岁的人大约有 50% 会在甲状腺上有一个肿块。大多数是良性的（约 95%）。怎么会变成癌呢？有一些因素可能会导致甲状腺癌：

（1）X 线治疗、既往放射治疗史，核辐射。这些人甲状腺癌的发病率较高。

（2）儿童的甲状腺有肿块，通常会让我们想到甲状腺癌。

其他风险：遗传性，有一些家族内有多发性内分泌瘤Ⅱ型，可能会有甲状腺髓样癌的发生风险。

癌肿会变得坚固、质硬，体积也会越来越大。肿块不会自行消失。这些更有可能是癌症问题。如果你的甲状腺有结节，首先进行超声检查，然后进行细针穿刺。一根细针刺进去，取出一小块组织，然后专业的细胞病理学家就能告诉我们这是不是癌。

那么有甲状腺肿块该怎么办呢？95% 的肿块是良性的，但医师需要通过来超声检查，如果有任何恶性肿瘤的可能，就需要进行细针穿刺。

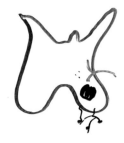

乳头状癌　　70%

滤泡状癌

髓样癌

未分化癌

淋巴癌

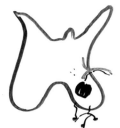

乳头状癌　　70%

滤泡状癌　　15%

髓样癌

未分化癌

淋巴癌

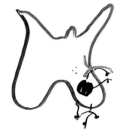

乳头状癌　　70%

滤泡状癌　　15%

髓样癌　　　10%

未分化癌

淋巴癌

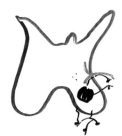

乳头状癌　　70%

滤泡状癌　　15%

髓样癌　　　10%

未分化癌　< 1%

淋巴癌　　< 1%

视频 **18.4**　甲状腺癌

甲状腺癌很常见。在美国今年可能有 10 万个这样的病例，大多数是甲状腺乳头状癌。至少 70% 的人是甲状腺乳头状癌。这是一种恼人的疾病。肿块通常发生在 20~40 岁的年轻女性身上。男性也可能会得这种病，但它经常发生在年轻女性身上。存活率很高，20 年存活率达 95%。事实上，关于癌症我们不提 20 年生存率，但他们的情况非常好。甲状腺乳头状癌通常伴有淋巴结转移。即使这样，完整切除也不是致命的。不知何故，人体与甲状腺乳头状癌相处得比较好。手术是主要手段，除非它们是非常小的癌，那可以随访观察。通常采用一侧腺叶及峡部切除，如果肿瘤大的话，可能范围会更大。

其次是滤泡性癌。大约 15% 的甲状腺癌是滤泡性癌。现在，大多数甲状腺结节都有一些滤泡细胞在里面，并且是良性的，所以滤泡癌是很少见的，但是它们会发生，因为滤泡腺瘤很常见。滤泡癌通常不会通过淋巴结扩散，而是通过血液扩散，所以在年轻人中我们有时会看到肺转移。这两种肿瘤很容易治疗。手术加上其他疗法可以基本治愈。甲状腺滤泡性癌通过血行途径扩散，但手术通常在它发生前就能消除它。

甲状腺髓样癌：大约 10% 或更少的甲状腺癌是髓样癌。甲状腺髓样癌来自滤泡旁细胞、异型细胞，它们通常来自外胚层，通常见于家族性病例——MEN 2 型甲状腺髓样癌患者。肿瘤会进入淋巴结。它们更具攻击性，我们担心甲状腺髓样癌会伤害患者，缩短他们的生命。其中一些人或家庭的孩子只有 2 岁或更小，他们需要进行手术干预，以预防已知的癌症。

所有甲状腺癌中最糟糕的是未分化癌。幸运的是，它的占比 < 1%。通常是长时间存在较大的结节。这些病很少治愈。手术治疗很少有用。我自己也治疗过几个这样的病例，但最后它们都复发转移了。理想情况下，新辅助化疗、X 线治疗、放疗可能会有帮助，但这仍然是一种残酷的疾病。

甲状腺淋巴瘤也非常罕见，但确实会发生，通常活检就能确定，然后放射治疗就能治愈。

甲状腺癌：最常见的是甲状腺乳头状癌，即使没有 80% 也有 70% 的癌将是乳头状的。患者的情况非常好。滤泡状癌，一种可通过血液扩散的实性腺瘤。手术效果很好。髓样癌更危险，有家族遗传性。还好，不太常见的是未分化癌，用放射疗法可治疗的是淋巴瘤。

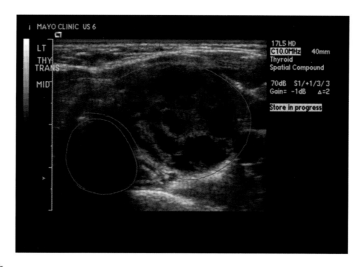

视频 18.5　甲状腺超声

　　这是甲状腺超声图。对于未经训练的人来说，这看起来不太像，我们可以在上面获取一些信息。上面写着"左侧，甲状腺，横向，中间"，这意味着超声波探头是横向的，我们试图在颈部中部观察甲状腺，而技术人员或放射科医师上下扫描然后会说："此处大概在甲状腺的中部。"皮肤在这最上面。我们把探针放在皮肤、脂肪组织和肌肉上。当我们看不清楚的时候，通常有气管或空气，所以要从下往上想象一下。气管在这里，甲状腺在这里，峡部在这里，然后这里有一个大的斑点，我想你们可以看到它是混合性的；低回声，通常意味着液体或黏稠的组织。这很可能是个结节，很可能是在甲状腺左叶的良性、多囊性结节。我们一开始并不知道，但是这里有很多信息。先看外面，然后试着确定方向。从下往上看，这是在患者的左半边。看起来像良性甲状腺结节。

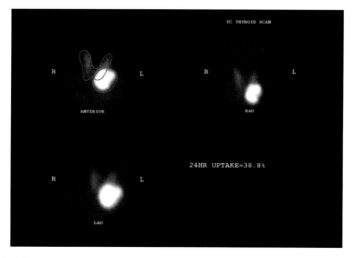

视频 18.6　甲状腺核素扫描

　　这是甲状腺核素扫描图。我认为你可以看一看，然后幻想一下说："是的，甲状腺是一种蝴蝶形状的腺体，它看起来是这样的。"这个人的甲状腺被染色了。可以用放射性碘，也可以用高锝酸盐，可以用各种不同的东西，甲状腺会对它做出的反应取决于用了什么。说到碘，甲状腺就像人体的吸尘器。它喜欢吸收碘，并将其储存。碘会在体内循环，在全身循环，但甲状腺是唯一一个能保存碘的器官。所以我们在这里看到的是令人惊讶的高浓度染料，这是一个结节，可能在甲状腺内。对于内分泌科医师、内科医师、年轻的实习生和外科医师来说，重要的是热结节通常是良性的；虽然不能完全确定为良性，但通常是良性的。这种疾病会产生过多的激素——甲状腺激素。这个年轻的患者有过量的甲状腺激素，甲状腺功能亢进，如果你切除这部分或者进行放疗，他就会痊愈。这研究很好地表明它不是整个甲状腺有问题，而是只是一个小结节有问题，如果你切除它，这个患者就会被治愈。

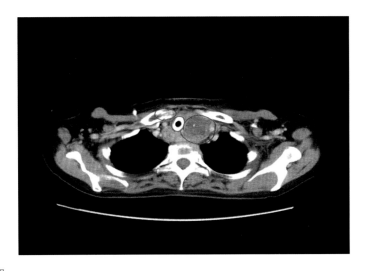

视频 18.7　甲状腺 CT

　　这是上胸部的 CT 扫描，同时也是关于一个非常困难和危险的问题研究。现在再想象一下，患者仰卧，脚朝向我们，头在屏幕的另一边。这是右侧，这是左侧。我们可以看到脊柱，黑色的是空气。这是肺。这是肺的顶部。上面是皮肤，两边是骨头。它们在人体中应该是相当对称的。我们可以看到一个正常的锁骨。我不知道，你能讲讲这个病例吗? 右侧的锁骨有点问题。有吞噬性病变。这是骨骼转移，这里很可怕，因为我们看到气管里有根管子。这是一个面临严重问题的患者。他可能是重症监护室的患者。气管应该有个洞，不应该有一个大环围绕它。我们在这里看到了另一个情况，这有一个肿块，一个囊性肿块，密度较低，或有较低的 CT 值。这里我们也看到一些肿块。我们也看到很多不一样的圆形团块。其中一些可能是淋巴结。这可能是甲状腺恶性肿瘤，进入骨骼的通常是甲状腺滤泡性癌或转移性甲状腺髓样癌或间变性癌。所以在我看来，这可能是一种间变性或滤泡性肿瘤，但这是一个看起来正常的肺，这里的骨头看起来很好，这是个很瘦的人，但我们看到在胸腔纵隔内的甲状腺肿，甲状腺肿很可能是一种癌变过程，显示出锁骨和其他部位有转移。

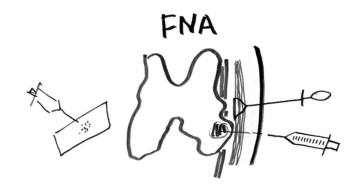

视频 18.8　细针穿刺（FNA）

　　细针穿刺是判断甲状腺结节良恶性的关键。这是一张漂亮的甲状腺图，左叶有一个结节。在手术室里，我们可能会切开一个切口，然后穿过皮肤、脂肪和肌肉，然后我们会看到这个结节，然后通过手术把它取出来。但是细针穿刺意味着你要用一个注射器和一根细针（通常是 18 号、21 号、25 号、27 号）穿过皮肤、脂肪、肌肉，进入结节。然后注射器抽真空，小的细胞就会滑进针头里，将注射器内的抽吸物放在玻片上，那一点液体里的细胞会在上面。组织病理学家可以通过观察这些细胞来判断，这是良性甲状腺结节还是甲状腺乳头状癌或是甲状腺髓样癌。这是一个非常经济的检查。关键是你得在不伤到颈动脉或颈静脉的情况下把针刺进结节里。这是一个简单直接的检查，可以重复多次。这是非常有益的，因为大多数结节都是良性的，我们不希望对良性结节进行手术。这彻底改变了人们进行甲状腺手术的方式。

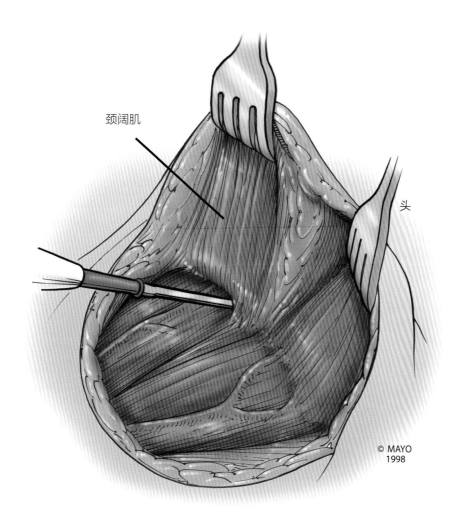

颈阔肌

头

© MAYO
1998

图 18.4 横断并提拉颈阔肌

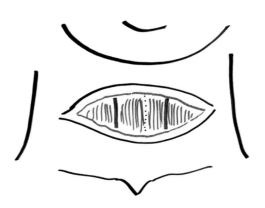

视频 18.9 中线

　　这张颈部切口的放大图显示了皮肤切口、脂肪组织、颈阔肌、颈前静脉和下面的肌肉，也就是胸骨舌骨肌。在这之间的地方就是所谓的中线，这是这些肌肉在中线之间的连接，很像腹部的白线。对于甲状腺和甲状旁腺外科医师和学生来说，重要的是要知道这是一个典型的无血管平面，很少有血管交叉。如果你能找到那个点，这两块肌肉就会打开，暴露出甲状腺。所以关键是中线在胸骨切迹到甲状腺切迹中间，两边都有肌肉。用一点牵引力和反牵引力，一个外科医师用一把电刀或手术刀就能找到那个空间，这时我们暴露甲状腺的无血管区。

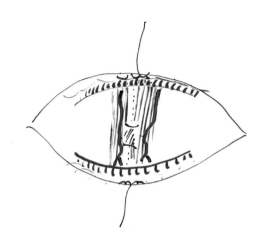

视频 18.10 暴露颈阔肌

甲状腺切除术的开始是做一个典型的颈部弧形切口，用牵开器撑开，就暴露了术区。穿过脂肪组织，可以看到颈阔肌，仔细地穿过它；不要太深，因为颈前静脉在带状肌的前面，也就是所谓的胸骨甲状肌和胸骨舌骨肌。这是胸骨舌骨肌。我们看到这有两条血管，中间的某个地方就是所谓的中线，对于甲状腺外科医师来说，这是一个重要的标志，因为它往往是无血管的。很少有血管穿过那里，暴露在下面的甲状腺，在下面，峡部就在那里，这就是甲状腺。你要穿过中线并拉开胸骨舌骨肌。这是甲状腺切除术的最佳途径，通过中线，小心不要损伤颈前静脉。

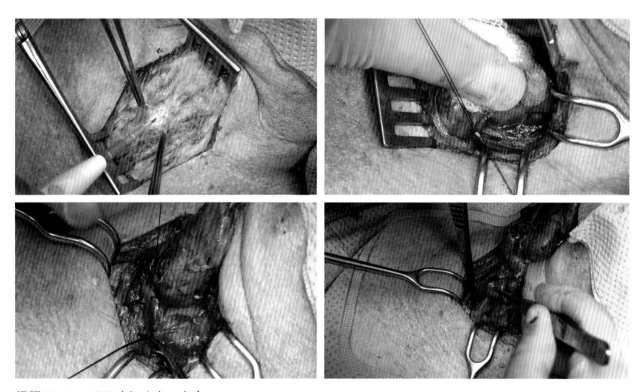

视频 18.11 甲状腺切除术：术中

为甲状腺多发结节的患者做甲状腺切除术。患者的脖子上有个网球大小的肿块。我们需要穿过脂肪组织和颈阔肌，提拉一些皮瓣，暴露中线。颈前静脉从胸骨到左边向上到下颌，我们要穿过两边都有血管的中线。用一个直角钳试着找到颈前肌之间的无血管空间。我们可以看到下面的带状肌，也就是胸骨舌骨肌。往甲状腺峡部的凹痕方向前进，下颌在右边。

我们已经穿过中线了，现在只是提颈筋膜，把它松开，这样我们就能充分地暴露甲状腺峡部。问题是，我们是要做左甲状腺切除术还是右甲状腺切除术，还是两者都做呢？我们将从患者的左侧开始。我们从外科

视频 18.11 （续）

医师的角度看过去。这是甲状腺中静脉。连续结扎，打结，打结，夹住绑带，再打结。当继续旋转，可能会碰到其他血管。大多数情况下，大多数人都有一个甲状腺中静脉和多个上、下静脉。所以上极在上方的右边，试图处理甲状腺上动脉和甲状腺上静脉。我们用了多个 Kocher 夹子，用剪刀把它剪开，剪得很细。上面有个夹子，我们用 2-0 丝缝线把它结扎，或者其他人用夹子夹住或电刀将其电缝。试图保护甲状旁腺。我们的拇指向上拉甲状腺。这看起来有点像甲状旁腺，如果血供断了的话，我们可能需要移植。

我们现在要找到神经，它就在正下方。它是一个白色的小组织。要小心这个白色的小组织，不要切断它。这是一张美丽的神经图片。这是微小血管。不要打开电流，小心电刀的灼烧，否则神经会受到损伤。如果你把它当解剖器用，手指要远离按钮。只要我们知道神经在哪里，我们就可以更大胆地说:"好吧，它出来了。"如果这个标本中有甲状旁腺，我们应该移动它。这个腺体从气管上被取下。这不是一个很大的腺体，但可能有一个甲状旁腺。它看起来像脂肪，但如果是甲状旁腺，就移动它。左侧甲状腺腺叶切除术很完美地完成了。

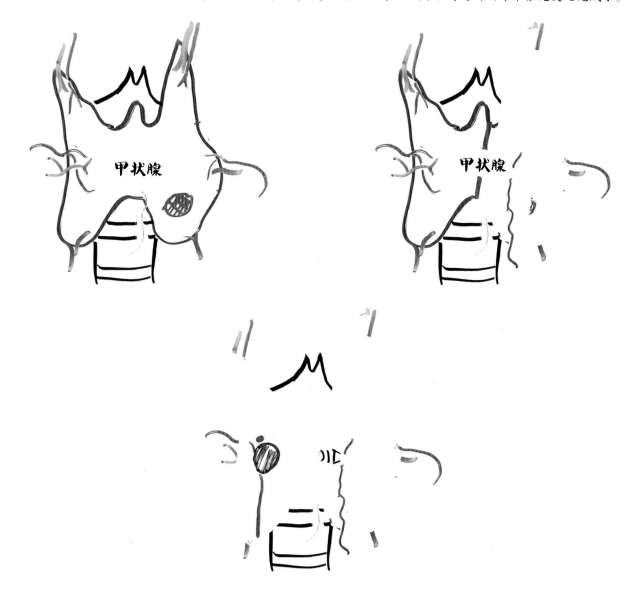

视频 18.12 腺叶切除，峡部切除，全切，近全切

假设我们发现甲状腺里有个肿块，我们做了活检，结果显示为甲状腺乳头状癌，或者是滤泡性癌或者是其他我们担心的肿瘤。有什么治疗方法吗? 假设患者可以进行全身麻醉并准备接受手术，大多数外科医师都会同意进行甲状腺半切除术或所谓的甲状腺腺叶切除术，这是最基本的手术范围，所以我们想要切除至少一半的甲状腺。所以你要分开甲状腺上动脉和静脉、甲状腺中静脉、甲状腺下动脉和甲状腺下静脉，小心不要伤害到侧面的喉返神经。这就是甲状腺腺叶切除术。

211

视频 18.12 （续）

在美国的大多数外科医师如果发现一侧有癌，会做单侧腺叶切除术和峡部切除术，然后切除全部或部分对侧腺叶。甲状腺全切除术就是这个意思，即整个甲状腺被切除。一个近乎全甲状腺切除的手术可能会留下一些残余的甲状腺组织，也许，在我的画图上，像这样，它通常会残留一点来保护它下面的喉返神经，也许还有一个甲状旁腺。所以，甲状腺癌的手术是腺叶切除术，加上峡部切除术，然后接近全切除（就是这个），或者全甲状腺切除术。这些都是我们外科手术的选择。

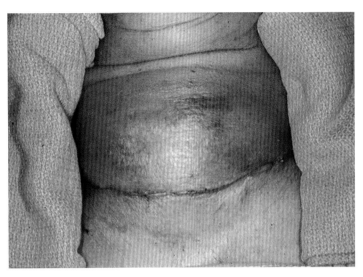

图 18.5 术后颈部血肿

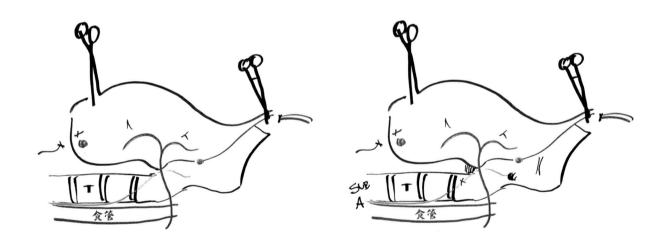

视频 18.13 喉返神经

这是一张侧面图。我想这是一幅头部在这里、身体在这里的图。这是甲状腺上极。甲状腺被旋转拖出食管和气管。甲状腺下动脉靠在旁边，为两个甲状旁腺提供血流。气管在下面，也就在后面。这里是所谓的 Berry 韧带和 Zuckerkandl 结节，喉返神经交叉处的小肿块。喉返神经位于气管、食管沟内。在左侧，它绕过主动脉；在右侧，它绕过锁骨下动脉。我们不想损伤这条神经，因为它支配着除了喉头的环甲肌外所有的内在肌肉。这是语音控制的关键。如果你切断一侧的神经，你的声音就会变得嘶哑。如果你把两侧的神经都切断了，你就会有气管阻塞问题，必须打开气管以供呼吸。我们承受不起这个后果，所以我们想要保护它。

视频 18.13 （续）

　　我们在气管、食管沟里找到喉返神经。它沿着气管弯曲进入喉部肌肉组织，来支配位于喉状软骨下的声带。两边各一条。1% 的人会有非喉返神经，通常在右侧，它不会绕过锁骨下，它直接入喉。1%~2% 的甲状腺手术最终会因某种原因损伤喉返神经，要么是因为热灼伤或切断神经造成永久性的损伤，要么是短暂的损伤，即所谓的神经失用症。如果我们推按甲状腺太过用力，牵拉到神经，它可能几个月都不起作用，这种情况时常发生。所以，关键点在于：喉返神经位于气管、食管沟内，被 Zuckerkandl 结节造成弯曲，神经分叉，它支配声带。甲状腺下动脉通常在它的前面，但有时也可以在后面。找到动脉，找到 Zuckerkandl 结节、Berry 韧带，那就是喉返神经的位置。

甲状腺挑战问题

18.1　有甲状腺中动脉吗？

18.2　什么是甲状颈干？

18.3　第二常见的甲状腺癌是什么？

18.4　男性与甲状腺癌有关吗？

18.5　甲状腺 Zuckerkandl 结节是什么？

18.6　什么是普卢默病？

18.7　Graves 病是否需要进行手术治疗吗？

18.8　MACIS 代表什么？

18.9　Emil T. Kocher 是谁？

18.10　甲状腺乳头状癌有什么组织学特征？

甲状腺挑战问题解答

18.1 无。

18.2 锁骨下动脉的分支形成甲状腺下动脉。

18.3 滤泡状癌。乳头状癌最常见。髓样癌排名第三。淋巴瘤和未分化癌很少见。

18.4 是的，MEN2。

18.5 它是一个与 RLN（喉返神经）紧密相连的结节。

18.6 毒性多结节性甲状腺肿。

18.7 有时需要，通常治疗方法是应用药物或放射性碘。

18.8 MACIS 是一种用于预测甲状腺乳头状癌患者生存的评分系统。MACIS——转移、年龄、切除完整性、浸润、肿瘤大小。

18.9 诺贝尔生理学或医学奖获得者，瑞士外科医师（1841—1917 年），他革新了甲状腺外科手术。他通过仔细地结扎和分割血管使甲状腺手术更安全。

18.10 砂粒体。

19

创伤评估和手术

高级创伤生命支持原则

当患者到达急诊室，初级调查应该遵循 ABCDE 的步骤：A，气道（图 19.1）；B，呼吸（图 19.2）；C，循环（图 19.3）；D，意识障碍（图 19.4）；E，暴露（图 19.5）。在进入到下一步措施之前，危及生命的问题应首先被揭示并处理。次级调查包括一套从头到脚的体格检查和明确的关怀计划（图 19.6）。

临床表现

气道：当一个患者不能讲话，意识不清或者精神状态改变时需要考虑存在气道损伤。呼吸：张力性气胸可以通过临床表现诊断，所见包括对侧气道偏离、颈静脉怒张或者同侧呼吸音缺失。心包填塞，表现为心动过速和贝克三联征（●视频 19.1）。循环：通过触诊脉搏，其他评估包括心率、血压、毛细血管充盈和皮肤。意识障碍：通过对精神状态、瞳孔、运动和感觉缺失进行评估［格拉斯哥昏迷量表（●视频 19.2）］。暴露：患者必须脱光衣服进行全面的检查和肛门指检（次级调查）。维持患者体温，防止出现低体温。

影像学

胸部摄片（●视频 19.3）和骨盆摄片可能会提供骨折、出血或者穿孔的证据。快速成像可寻找液体或者出血。心包填塞可以通过超声或者超声心动图进行诊断（●视频 19.4）。诊断或排除大动脉损伤的最好途径是做 CT 血管成像（●视频 19.5）。

急诊室操作

如果提颏、推颌或者气管内插管不能成功建立气道，环甲膜切开术（●视频 19.6）可以提供一个胜任的气道。细针胸腔穿刺术以及随后的导管胸腔穿刺引流术是张力性气胸的治疗方式。心包膜填塞需要通过心包开窗治疗（●视频 19.7），左侧的胸廓切开术可以提供一条行主动脉阻断的途径（●视频 19.8）。创口护理也是急诊室护理的一个重要方面，一旦患者病情稳定，注意力就要转到一丝不苟的创口护理上来。

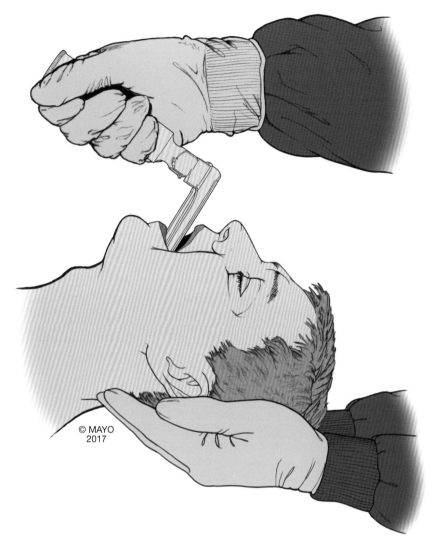

图 19.1 建立气道

创伤原则

- ABC 相对于其他应该被优先检查。
- 确保患者有氧气供应。
- 正常的体温是理想状态。
- 经常查看生命体征。
- 对复苏做出快速反应（2 条大口径静脉通路和 2 L 静脉补液）。
- 止血——有时对于患者来说手术室是最安全的地方。

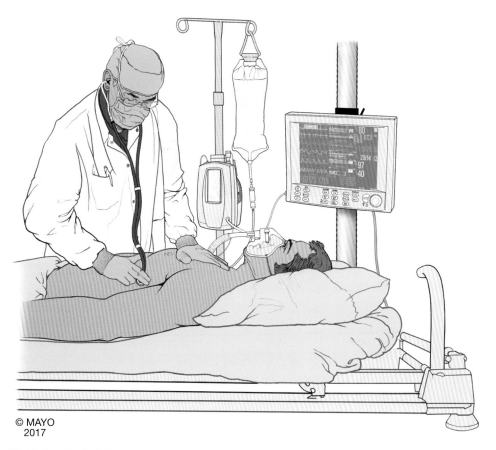

图 19.2　监测呼吸

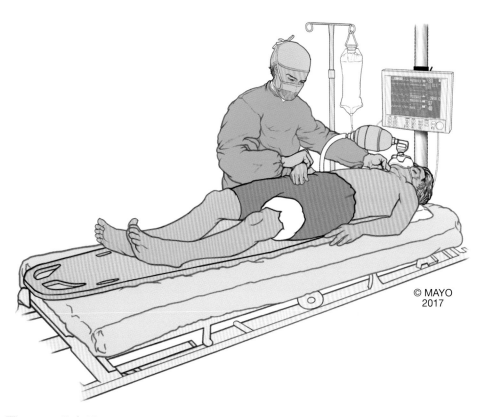

图 19.3　检查循环

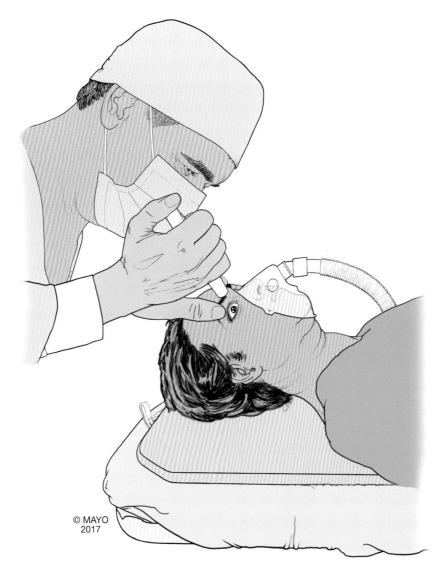

图 19.4 评估意识障碍

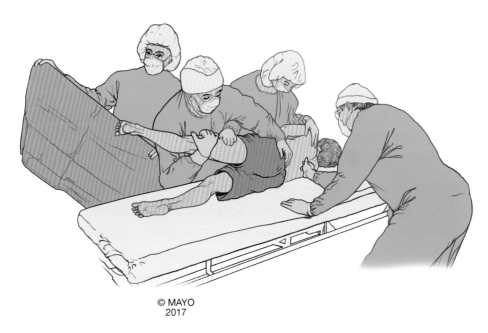

图 19.5 暴露患者以评估危及生命的问题

次级调查的顺序

1：头部

2：颈部

3：胸部

4：腹部

5：四肢

6：背部

7：臀部

8：会阴

9：生殖器

10：尿液分析

SAMPLE

对患者的调查

S：症状和体征

A：过敏史

M：药物史

P：既往史

L：近期服药史

E：导致本次意外的缘由

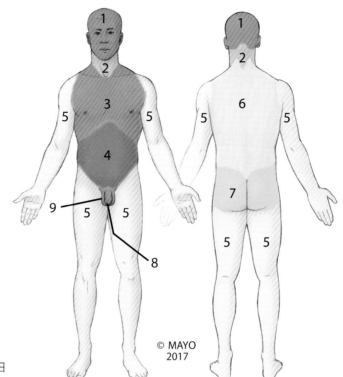

© MAYO 2017

图 19.6　实施体格检查

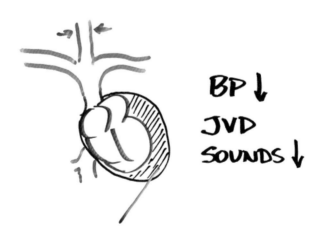

视频 19.1　贝克三联征

　　贝克三联征被认为是急性心包填塞的特征性表现。当贝克医师注意到一些患者具有低血压、颈部扩张的静脉——颈静脉怒张时他还是 Case Western 大学的一名实习外科医师。当他听诊患者的心脏时听得不是很清楚。它表现为听诊时不是很清楚，这是因为心脏被液体包裹，无论是血或者"水"——这就是所谓的心包腔积液。因此对于一个创伤患者来说，心包填塞并不是罕见的情况。对于心包填塞的处理方式是心包穿刺术：用一根细针进去把液体抽出来。如果它持续出血，可能就需要进行手术治疗。贝克三联征：低血压（BP ↓）、颈静脉怒张（JVD）和心音低沉（Sounds ↓）。

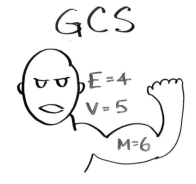

视频 19.2　格拉斯哥昏迷量表

　　格拉斯哥昏迷量表是一个评分系统。主要在创伤患者中观察 3 个关键点：观察他们的眼睛、观察他们对言语的反应以及观察他们对运动的反应。它给每一项功能赋予分数：眼睛最高得 4 分，言语方面最高得 5 分，运动方面最高得 6 分。所以最高得分为 15 分，你和我现在均有一个 15 分的格拉斯哥昏迷量表评分。你能获得的最低得分为每一项得 1 分，如果你总共得到了 3 分将处于深昏迷状态。患者的评分是 8 分及以下的话，就处于昏迷状态。

　　让我们重新回顾一下格拉斯哥昏迷量表。眼睛睁开反应：如果眼睛能自主地睁开是 4 分，没有反应是 1 分，中间的 3 分和 2 分分别对应言语反应和疼痛刺激。同样的情况，言语反应：最好的言语反应，如果他们可以明确地指出事件和地点及知道现在正在干什么就得 5 分；如果他们像某些被撞伤或脑震荡的人一样混乱了，可以得 4 分；如果他们不管你如何大喊或大叫均完全没有反应只能得 1 分。运动反应总共 6 分：听从指挥运动得 6 分，对疼痛刺激有定位反应得 5 分，完全没有反应得 1 分。

　　格拉斯哥昏迷量表总共 15 分。8 分或以下的患者是昏迷状态，意味着他们需要行气管插管，这是一个重要的分数，并且是一个重要的检测指标：看它随着时间的流逝是变化了还是没有变化。

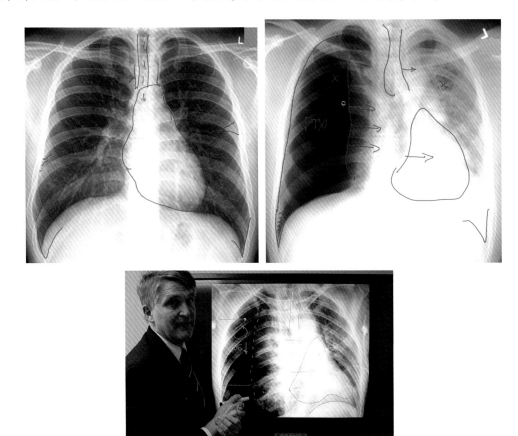

视频 19.3　创伤胸部 X 线检查

视频 19.3 （续）

　　胸部 X 线检查对于创伤的评估十分重要。部分次级调查是某些情况下我们可以快速取得的一些信息。这是一个创伤患者的完美的胸部 X 线片。这个患者可能扭伤了踝关节或者脚部骨折了。因为这是一张静态的正常的胸部 X 线片。我们发现一个小心脏，没有渗出的征象。我们可以看到主动脉弓、左心房、右心房、一个小小瘦瘦的纵隔。我们没有发现任何类型的肋骨骨折。我们看到一个美观清晰的横膈角，没有任何积液征象。当我们专注于肺实质时发现它看上去和对侧相同，我们可以看到小的纹理一直延伸到边缘，没有任何气胸的证据。胸腔没有液体，没有明显的骨折，气管是在中线上。这是一幅优美的画面：脊柱排列在心脏的右后方，没有任何软组织损伤。我们没有看到任何锁骨损伤，这是一张正常的胸部 X 线片。

　　让我们看一下旁边的另一张图。我希望你看到它就喊出"哇哦"，这是不同寻常的图片，这个患者一定发生了什么事情。事实上，真的有事情发生了，而且我们必须在 10 s 内做应对措施，否则这个患者将会有麻烦了。当我们往下看到横膈面及膈角时未发现液体，这是好现象。另一边同样没有液体，非常棒！因此这可能意味着那里既没有液体也没有其他的填充物在另一边的横膈上。气管，气管在哪里？似乎很难发现它，它有点往患者的左侧偏移。心脏，心脏在哪里？心脏在这里，它明显向患者左侧偏移了一段。肺实质怎么样了？我们看这里的密度，这边和那片的不透光度对比，它们是不同的，不对称的。一定是哪里出错了？不是这边就是那边，抑或可能是两边。但我打算提示你右边的肺不再与由肋骨和肌肉组织组成的胸壁接触，这就是所谓的气胸。重要的是它不仅仅是气胸，而且是所谓的张力性气胸。因为所有的东西都移位了，它们承受着压力，很多气体从受伤的肺部漏出，并将所有的组织推向患者左侧。这时最迫切的需求是向胸腔内插入一根细针将气体排出使肺复张，让心脏回到正常位置，因为这个患者很可能在 30 s 内死亡。虽然从另一方面证明那里可能有创伤和挫伤，但现在急需处理的是缓解张力性气胸。

　　让我们来看这一张胸部 X 线片。你看到了什么？是的，我们在底部看不到横膈，这通常意味着过度充气。我们在这里看到了横膈。对的，还有其他问题吗？气管去哪里了？很难看到它，很难知道它的确切位置。但它可能一直这样，它被往患者的左边推了一点点。心脏在哪里？它看上去像是更往患者的左侧移位了。和前面一张胸部 X 线片一样，我们可以看到患者的左侧肺被压缩了，它不再贴着壁胸膜。右侧胸腔里有气体，和前一次一样，这是气胸，不一定完全符合张力性气胸的特点，但它同样把组织推到了另一侧。需要来解决这个难题。

　　关键是作为一个医学生，你理论上不可能获得这么一张胸部 X 线片。当患者进来的时候感到气促，并在挣扎中，听这一边，呼吸音可能不十分明显。另一边的呼吸音明显。大声和你的住院医师及你的同事说："医师，右边听不到任何呼吸音，左边可以听到呼吸音。"然后我们可以安排检查，并说："哇哦，让我们看看颈部。颈静脉可能怒张了，我们可能遇到了一个张力性气胸患者。"在创伤复苏中，假如我们不确定或不能听到呼吸音，典型的做法是将一根细针穿入后气体"噗"一声地被释放出来了。你刚刚拯救了一个人的生命。看这里，听这里。仔细检查你的患者。你真的不会想拍胸部 X 线片了，因为当你看到这个图像的时候一切都晚了。

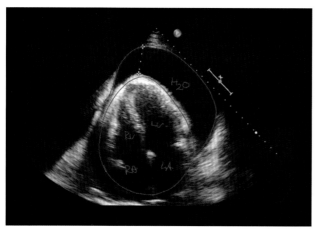 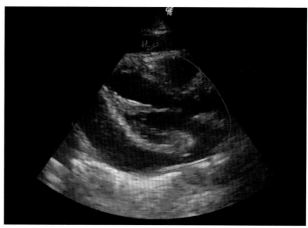

视频 19.4 　心包填塞的超声心动图

　　这不常发生在急诊室内，但有些时候人们的心脏会有大麻烦。在一个创伤的场景中，不是刺伤伤口出血的患者被迅速送入手术室，就是我们发现了心包填塞；液体，一个心包腔的渗出。这是一张超声心动图，将心脏上下颠倒分层，所有的东西都是倒退地分层，底部是右心房，这边是左心房、左心室、右心室。这是一个心脏，它的瓣膜看上去非常正常地工作。

视频 19.4 （续）

　　让我给你们看另一张静止的图片，图片中呈现了有液体围绕在心脏的周围。因此这张超声心动图静止的图像给我们展示了这个心脏，将心脏上下颠倒分层。我们看到了左心室、左心房、右心室、右心房。用超声记录非常重要，这是我们看到的组织的回声。没有反射意味着无回声，这是"水"的典型表现。你不应该在心脏周围看到这么大的液体腔，这应该是血，但它是无回声的。与之相反的是高回声，即是肌肉组织在那里运动。因此这是一张心包积液的图片。假如患者有低血压和颈静脉怒张以及血液循环不佳，这就是心包填塞。这时患者需要的是一根细针或外科医师或某个可以将液体移除的人。如果是液体，这可以很容易地被一根针来解决；但假如是血，有时细针穿刺的效果不十分理想，因此可能需要被紧急送入手术室。

　　让我们看一眼另一张图片，这里更难看出所以然。但我试图告诉你们，心包膜在外面的这里。我们看着它，然后说："我们看到在这上面有一些液体，在下面可能也有一些。"但这是一张非典型的可能有心包积液的图片。假如他们同时具有低血压和心动过速，就是心包填塞，对于它需要进行紧急处理。

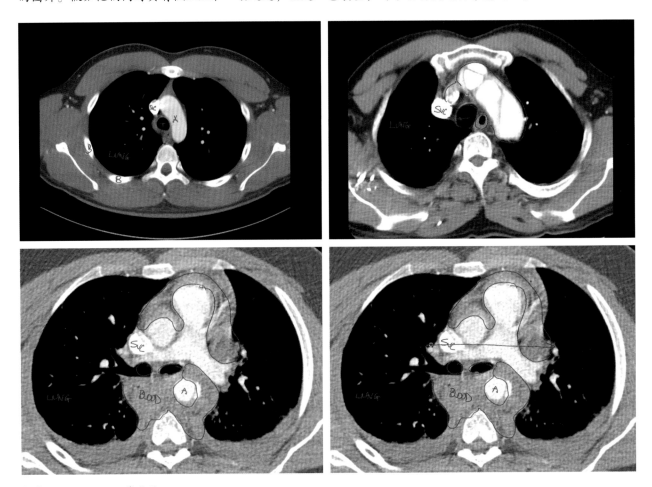

视频 19.5　CT 血管成像

　　机动车事故中的患者可能有致死性的结局或多发伤，常常需要做一个胸部、腹部及盆腔的 CT 扫描。这是一个很完美的 CT 扫描图像：造影剂在主动脉和上腔静脉内，气管居中，所有的组织都看上去刚刚好。这个人的胸部没有任何明显的问题。请记住 CT 扫描图像上黑色区域代表肺或者气体，白色是骨头，这些是肋骨。我们看不到任何骨折。这是一个有很多肌肉的健康人。

　　让我们拿这张 CT 扫描图像和那张做对比。很好，我们看到肺部是黑色的，看上去刚刚好。我们没有看到胸腔内有任何液体。我们看到有气体在食管内，气管似乎被向患者的右侧推动了一点点。肌肉和外部的一切看上去没有什么不合理的地方。上腔静脉就位于这里，但正是这里的结构引起了我的注意。这是主动脉弓，它看上去不正常。那里肯定有什么地方出问题了。那里有分隔，造影剂不在腔内，这就是所谓的主动脉夹层。这是一个潜在的致命伤，需要急诊外科干预、腔内修复或者对这个患者谨慎仔细地进行处理。

　　这是在不同的患者身上做的一个不同的 CT 扫描。再一次看，肺部看上去十分正常，黑色。我们在主动脉和上腔静脉中看到造影剂，但我们同时在这里看到了其他东西。我们看到气管和支气管正好位于这里，但

视频 19.5 （续）

我们看到的所有这些额外的东西是血，都是血。这里周围到处都是。它位于中纵隔内，这就是所谓的纵隔血肿。这些血不是刚好神奇地出现在那里的——我们需要折断胸骨，弄破血管，挫伤肺部，但这里血太多了。这个患者有一个宽大的中纵隔。我们又是在胸部 X 线片上可以看到，然后我们得到这张图像。这是一个需要十分小心对待的人，需要仔细思考这个 CT 血管造影发现的是主动脉夹层吗？这是一个横断面？或者那里有其他明显的问题正在发生？但这是一个明显的非正常 CT 扫描图像，显示的是所谓的纵隔血肿。

环甲膜切开术

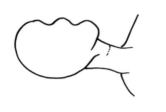
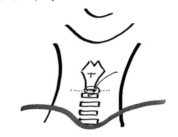

视频 19.6 环甲膜切开术

环甲膜切开术是简单地在甲状软骨和环状软骨之间切开形成一个孔道，这就是所谓的外科气道。气管造口术也是一种外科气道，但需耗费更多的时间。环甲膜切开术是一项外科紧急事件。典型的情况是，当患者在院外昏厥，无意识，不能呼吸时在颈部做一个切口。切口位于甲状软骨和环状软骨之间。我们通常做一个横向切口，经过皮下脂肪组织、颈阔肌，垂直地经过中缝线，然后我们感觉到了甲状软骨与环状软骨之间的间隙。我们用一把凯利钳或者手术刀戳破它形成一个孔道。之后我们需急诊置入一根气管导管——立刻给予氧气及辅助呼吸。这会成为一个拯救性的策略。我曾做过 3 次这样的事情，每次都挽救一条生命。但是知道在什么时间做这件事是非常重要的。患者没有呼吸和通畅的气道，或者试图呼吸，但是没有通畅的气道。如果你不能经口腔或经鼻腔插入气管内导管，那只能在颈部做一个切口，向下延伸至环甲膜，戳穿这层膜，扩大一些后置入一根管子给患者通气，你会拯救某一个人的生命。

贝克三联征

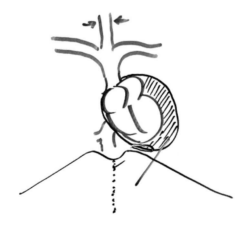

视频 19.7 心包开窗术

心包开窗术很有用，特别是当患者具有所谓的"贝克三联征：颈静脉怒张、低血压、心音低沉"时。我先前告诉过你们可以通过心包穿刺抽液移除液体，但是假如某个人处于损伤状态，我们又具备胸腔和剑突的途径代替在那里插一根针，有时不得不做的是经过中线做一个手术。确认横膈膜，分离横膈膜，看进去，在心包膜上开一个小孔将液体排出来。这是一个临时应对的状态。细针穿刺有时非常有效，但有时血液不能经过细针排出来，因此心包开窗就非常必要。通常一个中线切口向下至白线，上至肝脏上缘，找到横膈膜后切开一个小口，心包膜就在那里。心脏会撞击包含这些液体的心包膜。我们在心包膜上用剪刀或电刀做一个小切口移除这些液体。然后问题来了，我们真的需要做一个紧急的胸骨切开术来排出来自内部的出血，或者一根小引流管亦能解决这个问题？

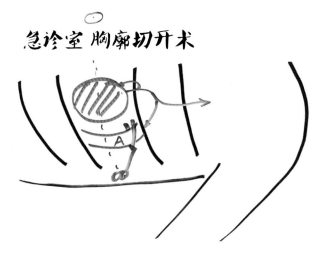

视频 19.8　胸廓切开术（在急诊室）

　　在急诊室一个由高级外科医师和外科实习生实施的胸廓切开术是非常罕见的。这个操作的关键点是在乳头和乳晕复合体所在的第4、5肋间隙切下去。在肋骨间做一个大切口，撑开肋骨，如果顺利的话，我们将在里面找到一个跳动的心脏，随后沿着椎体我们会找到主动脉。做急诊胸廓切开术有两个主要的原因：①是为了接近心脏；②是为了接近主动脉。如果心脏有出血，这是接近它的第一个理由。人们实施急诊胸廓切开术更常见的原因是试图横跨钳夹主动脉，因为现在不允许主动脉的血液向下流到身体其他地方去，而是让血液流到头部保持脑部灌注然后回到心脏给我们争取一些时间。这样做非常少见，比如某个人在医院附近被刺伤了，立即出现低血压或者掉落所致钝性伤，这样做就更好了。所以总的来说，急诊胸廓切开术是很少实施的，但对于已经发生了穿透伤，出现无应答、心动过速、低血压、触不到脉搏的情况，立即进胸。这种情况对于钝性伤患者不常见，但是如果它真的发生了，伤后立即实施。这是通过侧面胸廓切开术暴露心脏，暴露主动脉，横跨钳夹主动脉，让血液回到心脏，到头部去，这可以争取些时间。这在一些罕见的患者身上非常有用。

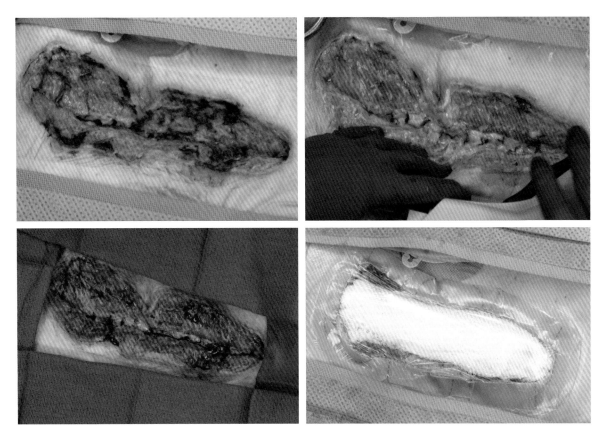

视频 19.9　开放性创口护理

视频 19.9 （续）

很多创伤外科手术都不能被录制下来，因为它做得太快了，比如对枪伤或者有活动性出血的脾脏进行的手术。但这是创伤外科和以医院为基础的外科场景。某人做了一个剖腹手术，可能有一个创伤性损伤，一个结肠的枪击伤或者憩室炎穿孔。

这是一个在耻骨左侧、在剑突右侧的伤口。某人有非常严重的腹腔内问题。现在我们得到一个敞开的创口，上面有一些坏死组织。尽管这不是创伤外科或者普外科最迷人的部分，但对于护理真正有严重问题的患者来说却是具有决定意义的一部分。这是创口感染，创口破裂。我想你能看见浅蓝色的缝线中断了，绑带却原封不动。现在我们试图去除所有的坏死组织——这些发黑的组织，使创口看上去呈粉红色，让它恢复到可以渗血的组织。我们希望挑出它的毛病，去除那些坏死的组织，但也不要损失缝线，不要让切口开裂到腹腔内。我想你能感觉到团队做了一项非常漂亮的工作，使它们恢复到能够渗血的新鲜组织。

试图减少一点出血。这是一个行回肠造口术的患者，为了保护左侧的吻合口——我们不希望这个创口裂开，因此我们花费了 20~50 min 或者更长时间来清理这个创口，使它无可挑剔。那里曾经是坏死组织，有巨大的细菌负荷。现在我们获得了一个能够渗血的组织创面，它会变成颗粒状。我们现在所要做的就是，超级用心地护理好这个创口。这有很多条不同的途径，其中之一是在创口中放置一个真空负压吸引装置。老式的办法处理这种还不具备关闭条件的创口只是在里面简单地放置一片纱布，将纱布置入切口，如果可以的话，让它黏附在创口的侧壁上。你不必在里面填塞很多纱布，只是让纱布接触创面侧面。这个敷料需要每天更换，每天两次，每次敷料被拖出来，会带出一些碎屑及坏死组织，持续操作会使创口越来越健康。

在这里，外科团队已打算在皮肤两侧放置一些保护性的东西，使皮肤的边缘自身不被损伤、磨损，这会导致进一步的感染。他们大都轻柔地将纱布置入创口。不管怎样，你不必把它挤进去。这个想法就是确保纱布接触到侧壁，那是它们以前所在的地方。它是无菌的，但皮肤上或者创口里的细菌繁殖得相当快，这是为什么敷料必须更换的原因。假如可以的话，应用一些黏性材料在创口边上，如放置一些保护性的塑料制品或橡胶制品来避免对皮肤造成损伤。

外科医师对血管、肝脏以及各种结构的处理均一丝不苟，在关键时刻，你当然也需要一丝不苟地对待创口护理的管理，保护创口，使这些患者易于被护理人员照料。

创伤评估和手术挑战问题

19.1　什么是"贝克三联征"？

19.2　什么是 1：1：1 规则？

19.3　什么是创伤中的致命三联征？

19.4　关于急诊室内胸廓切开术的死亡率是多少？

19.5　什么是"晕轮征"？

19.6　盆腔骨折引起的出血更像是动脉性的还是静脉性的？

19.7　被人咬后皮肤损伤应该怎么处理？

19.8　在钝性伤中腹部哪个器官最容易受伤？

19.9　腹部枪击伤怎么处理？

19.10　对于一个不稳定的腹部钝性伤患者什么是可选择的诊断性检查？

创伤评估和手术挑战问题解答

19.1 低血压、心音低沉和颈静脉怒张，提示心包填塞。

19.2 对于低血容量休克的患者：1 个单位的红细胞：1 个单位的新鲜冰冻血浆：1 个单位的血小板。

19.3 酸中毒、凝血功能障碍和低体温。

19.4 死亡率 95%。

19.5 从鼻子或者耳朵流出来的脑脊液在血液周围形成晕轮。

19.6 静脉性的，大约占 85%。

19.7 冲洗，不关闭创口，使用抗生素。

19.8 肝。

19.9 行剖腹探查术（视频 19.9）。

19.10 FAST 扫描。

20

血管

胚胎学

血管由中胚层衍生的内皮细胞形成（图 20.1）。血管的生成受血管内皮生长因子和胎盘生长因子的刺激，从已有的血管形成新的血管被称为血管生成。一般发生在胎儿和儿童发育过程中，有时也发生在成年期。

解剖学

动脉和毛细血管将血液从心脏输送到组织，静脉将血液回流到心脏。动脉的肌纤维比较发达，有助于将血液输送到全身，小动脉控制血管阻力的大小。静脉壁薄，血压较低，但是它们的管腔直径比动脉大，并且有防止血液回流的静脉瓣膜。大约 2/3 的血容量包含在静脉中。血管接收来自滋养血管的血液供应（图 20.1）。

生理学

血液对血管壁施加的力为血压 BP，单位为毫米汞柱（mmHg）。血液循环的关系如下：流量 $=\Delta P/R$（压力 / 阻力差）。血管的半径（r）和长度（L）是改变血流阻力的因素：$R=L/r^4$。

临床表现

血管疾病［动脉粥样硬化（●视频 20.1）、外周血管疾病（●视频 20.2）、肾动脉狭窄（●视频 20.3）、弥散性血管内凝血（●视频 20.4）、动脉瘤（●视频 20.5）和脑血管疾病（●视频 20.6）］有如下表现：出血、凝血、卒中、头痛和心脏病发作等。

影像学

动脉造影（●视频 20.7）是评估动脉疾病的标准检查，但 CT 造影（●视频 20.8）和 MRI（●视频 20.9）也很实用，并且技术在不断改进。

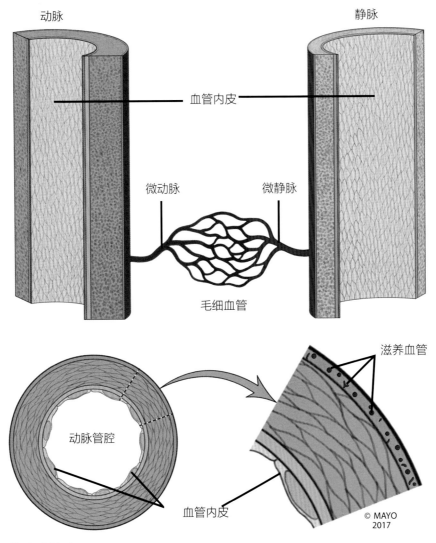

图 20.1 动脉和静脉的解剖

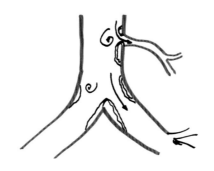

视频 20.1 动脉粥样硬化

　　在美国，动脉粥样硬化几乎发生在所有人的身上。动脉斑块的形成是由多种危险因素导致的，其中年龄越大，风险越大；血压越高，风险越大。人体内的胆固醇、葡萄糖水平越高，拥有的脂肪组织就越多。随着时间的推移，吸烟和家族史均可导致动脉斑块的形成。在某个时刻，它会减少血管腔内的血流，最终会导致卒中或其他组织缺血。我们发现血管在形成涡流的地方更容易发生动脉粥样硬化，这表明血液流动不是一直保持层流的。涡流通常在血管的起始部，如主动脉、髂动脉、肠系膜下动脉等部位。研究表明，当血流方向发生转折时，会形成一股涡流，它会促使血管的两侧形成斑块。所以，当我们观察动脉造影图像或 CT 扫描图像时会发现，在血管分叉的地方更容易形成动脉斑块。动脉粥样硬化对我们每个人来说都是一个危险的问题。

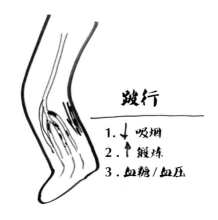

视频 20.2 外周血管疾病

外周血管疾病基本是由肢体的动脉粥样硬化引起的。在这里我试着画出一个患者的下肢，这个患者可能是一个吸烟者，可能血糖、血压控制得也不好。血液流动方向依次从股骨浅层进入腘部，然后分成 3 个不同的分支，向下延续至脚踝和足部。如果血管发生动脉粥样硬化并且其中 1 条动脉闭塞，血流量就会减少，但幸运的是，闭塞动脉周围会形成侧支循环。但如果血管闭塞的部位较多，外周血管疾病就会出现明显的症状。对于这样的患者，我们要观察他是否会出现跛行，跛行是下肢过度用力或行走时产生疼痛症状所致。因此，如果一位年长的绅士正在遛狗并且行动自如，但他开始注意到他只能走 3~4 个街区，然后是 2 个，再然后是 1 个，这时他的肌肉会出现明显的疼痛，那是因为他有病变的肢体血流减少，这就是肢体缺血。因此，当出现跛行即肌肉在运动会感到疼痛时我们应该注意：①戒烟，停止抽烟，症状会有明显改善；②增加运动量，这将为我们提供更多的侧支血流；③其他健康相关因素：如控制血糖，血压等。所以在出现跛行时，通常首先不考虑通过手术来治疗跛行症状，应该戒烟、增加运动、医学上对症处理；但如果外周血管出现闭塞时，旁路手术或介入支架治疗会有明显的效果。

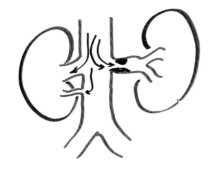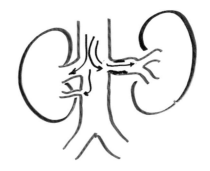

视频 20.3 肾动脉狭窄

肾动脉狭窄是由于肾动脉粥样硬化、斑块或涡流形成导致肾动脉血流减少所致。当肾脏的血流量减少，机体血压会升高，加强对肾脏的血流灌注。因此，肾动脉狭窄的患者可继发有高血压，并引起一系列严重症状，最终可能发展为肾衰竭。肾动脉狭窄的治疗方法可选择肾动脉支架植入术，开通肾动脉，恢复肾脏血流，后续予抗血小板、抗凝治疗；还可以选择外科手术干预，如斑块剥脱术或旁路手术等。重要的是，当我们发现高血压、顽固性高血压患者并发肾功能不全时，我们需要考虑肾动脉狭窄，因为这是一种危险的疾病。

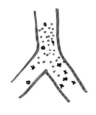
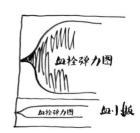

视频 20.4 *弥散性血管内凝血*

弥散性血管内凝血（DIC）是血液系统中的红细胞、白细胞、血小板、纤维蛋白裂解产物纤维蛋白原变得异常所致，主要因素是血小板凝结过多或凝结不足。作为外科医师，我们在临床工作中会发现很多DIC相关疾病，如产科疾病、败血症、恶性肿瘤和创伤性脑损伤等。作为一名医学生，我们希望通过获取血栓弹力图即TEG来了解DIC。取一点静脉血，把它放在盛血杯子里，随着它不断来回旋转，它会创造一个特定的模式。正常模式看起来像这样，即纤溶模式或凝血模式，两种模式分别表示血小板太少或纤维蛋白裂解产物太多。这种血栓弹力图可帮助重症科医师、创伤外科医师和其他医务工作者为患者提供正确的治疗方案。有些患者需要血液，有些患者需要血浆，有些患者需要新鲜冷冻血浆（FFP），TEG将为我们提供帮助。但治疗DIC的最主要方法是根除病因。因此，如果是患有脓毒血症的患者，那么脓肿引流效果会更好；如果是患有肿瘤的患者，那么请切除肿瘤；如果是外伤的患者，没办法根除病因，但是患者必须接受治疗。TEG让我们有更多的机会去挽救患者的生命

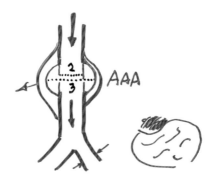

视频 20.5 *动脉瘤*

通常主动脉在没有分出分支动脉前，血管的宽度、直径、半径基本是相同的。血管流经分支后，它的宽度、直径、半径会变得越来越小。根据定义，动脉瘤是指血管直径超过正常血管直径的50%。所以一个正常的腹主动脉直径约是2cm，如果部分动脉直径达到3cm，然后又回到2cm，这就是腹主动脉瘤。

大脑中的血管直径一般很小，为2~3mm，如果它扩张超过正常血管直径的50%，那它就是动脉瘤。动脉瘤的问题在于随着时间的推移，血管直径会变得越来越大，压力也会越来越大，这时动脉瘤就有破裂的风险。一个腹主动脉瘤破裂的患者，会因大出血而死亡；大脑中的一个小动脉瘤破裂，不会发生大出血死亡情况，但大量的出血会使大脑余部产生血肿和压力，进而危及患者的生命。

所以动脉瘤的关键是诊断和治疗。如果是巨大的动脉瘤，如2cm的腹主动脉直径变成10cm，那就需要立即治疗，如果它的管径只是2.4cm，那还不能称其为动脉瘤，可以随访观察。这时控制血压、心率等药物可以起到治疗效果，而不需要对动脉瘤进行手术治疗。但是当它超过正常管径50%时，那我们需要每年定期复查、评估动脉瘤的变化，因为动脉瘤进展越快，就越危险。

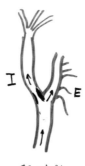

颈动脉

视频 20.6 *脑血管疾病*

　　脑血管疾病是临床上常见的疾病，其基本病因是供应大脑的血管粥样硬化。这是我们的颈总动脉，它分为颈外动脉和颈内动脉。颈内动脉进入颅内，颈外动脉分布在颈部、面部和面部肌肉组织。颈动脉即颈总动脉，它最重要的地方是为大脑供血。脑血管疾病高发的地方通常在颈动脉分叉处，因此去除分叉处斑块、血栓、狭窄或瘢痕将使患者受益。正如我们所了解的，随着人们年龄的增大，颈动脉斑块不断形成，最终导致管腔狭窄。当管腔狭窄达到 50% 时，人们仍然可以正常工作；但是当管腔狭窄达到 60%～80% 时，这意味着颈动脉只有 10%～20% 的管径是通畅的，这时人们可能会出现脑缺血症状，严重者可能会出现脑梗死。其中一部分人颈动脉完全闭塞，但令人惊奇的是，它的周围会形成侧支循环，患者可以没有任何临床症状，但是大多数患者会逐渐出现脑缺血相关症状。这时他们要么需要药物治疗，要么需要手术干预。手术可以选择用颈动脉支架植入术或颈动脉内膜剥脱术。这些手术都存在很高的风险，但在美国它们非常安全，只有不到 1% 的人有严重的并发症。

　　所以脑血管疾病会引发各种各样的问题，当脑血管缺血时，你可能会卒中，可能会出现意识混乱，可能会出现痴呆。作为一名医学生，你应该考虑的是：想想颈内动脉和动脉粥样硬化，你打算如何解决这个问题？

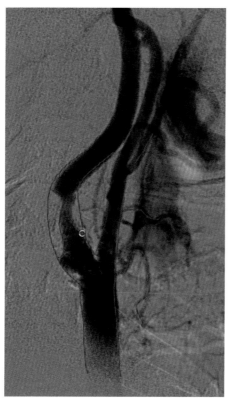
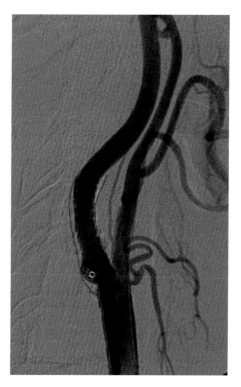

视频 20.7 *动脉造影*

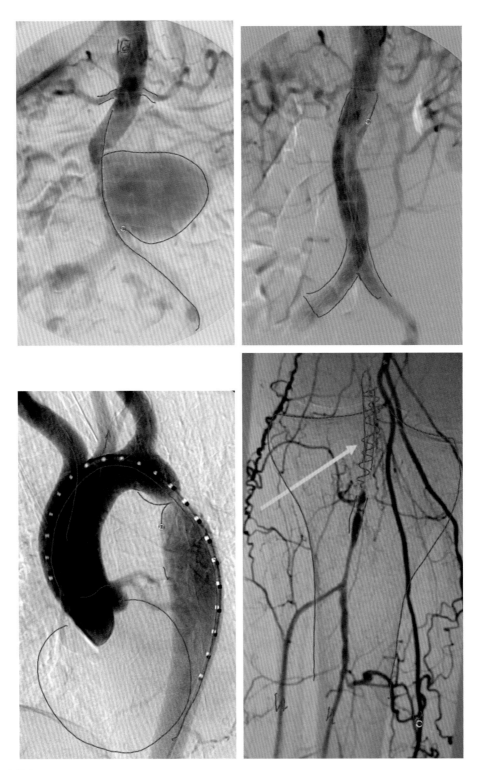

视频 20.7 （续）

　　动脉造影在一个世纪前就被描述过，外科医师和内科医师都使用它来检查患者。这是什么？这是颈总动脉分出颈外动脉的动脉造影。甲状腺上动脉是其第一个分支，然后还有其他分支不断分出，通过动脉造影我们可以很清楚地看到它们。这是颈内动脉，你可以看到里面有斑块，看上去有点像结肠癌，在动脉造影时我们发现这里变窄了，这是患有颈内动脉粥样硬化的患者，如果我们不采取一些积极的治疗措施，他们可能会发生卒中。

　　从历史上看，外科医师一般会做一个颈部切口剥离那些斑块。但是现在我们有新的方法可以做到这一点。

　　这是同一位患者，可能是手术后几分钟或 1 h 的图像。我们是否能分辨出颈总动脉？现在动脉内膜看起来很光滑，也许你会感觉到血管腔内分布某种不同的梯度，它是一种金属支架，现在在血管腔内。从近端到远端，通过支架植入现在血管通畅率明显提高了，这个患者发生卒中的风险明显降低了。这是一项了不起的技术，动脉造影使我们能够看清并修复血管。

这也是动脉造影，具体来说，这是主动脉造影，我们正在观察主动脉。你能看到导管置入患者的左腹股沟吗？置入导管至相对正常的主动脉，通过导管行主动脉造影。我们看到了肾动脉，然后我们在肾下看到了一个巨大的瘤体，这是动脉瘤。根据定义，动脉瘤比正常动脉直径大 50% 以上。因此，如果这是正常的主动脉，那么 50% 就有点大了。这是一个危险的动脉瘤。如果瘤体破裂，这个患者会有生命危险。所以我们在动脉造影的过程中，我们发现髂血管可能没问题，但患者患有主动脉瘤。我们可以通过开放手术或腔内支架技术修复它。

这是另一张动脉瘤的造影图片。当你在观察动脉造影图像时，动脉瘤从哪里开始是很重要的。所以如果这是肾动脉，左肾动脉或右肾动脉，或者我们仔细观察，"那些不是肾动脉，这是脾动脉，这是肝总动脉"。这是胸腹主动脉瘤，修复起来要困难得多。这是一个复杂的过程，但重要的是通过造影我们了解动脉瘤的解剖。

这是一张精彩的图片，有人对动脉瘤进行了修复。我们可以看到其中的支架，支架的近端定位在腹主动脉处，支架的远端定位在双侧髂动脉处。这是一个动脉瘤修复的过程。这里曾经有一个巨大的腹主动脉瘤，我们通过血管腔内植入支架隔绝动脉瘤。现在血流不会对动脉瘤施加任何压力，动脉瘤也不会破裂。这是一个挽救生命的过程。

这是另外一种类型的主动脉造影。现在我们在主动脉弓的上方。如果心脏的位置就在这里，我们从下面进入造影导管至主动脉瓣的上方，注入造影剂，在开始时冠状动脉可能就会显影，然后是无名动脉、左侧颈动脉，再然后是左侧锁骨下动脉。有趣的是，我们在这里发现了一个异常，仔细观察主动脉，两边直径很大，中间很小，这就是所谓的主动脉缩窄。它一般是先天性的疾病，生来如此。但是这个患者在 66 岁时才发现这个问题。有时其他病因也会导致这个问题，但这个患者的主动脉形态看起来很好，所以这个患者可能出生时主动脉就有狭窄。随着时间的推移，我们必须弄清楚如何解决这些问题。

这是不同患者的图片。扭来扭去，看着它我们会感到困惑。导管和造影剂已经准备好，有 3 支血管显影。那么这里有异常吗？有时它就像一条小波浪线一样简单，表示可能是正常解剖，也可能是血管内膜撕裂。另一个视野展现，另一个不同的画面。同样这是一个主动脉造影，这个动脉造影可以看到 3 条外观正常的血管，血管本身看起来很健康。现在问题来了，这是正常的主动脉吗？它看起来像，这是正常的主动脉吗？确实如此，但是看起来直径更大。主动脉直径不应该随着它的下降而变大，通常这意味着在血管管腔变窄之后，血流速度必须加快，才能把血液输送到远端。因此，主动脉的这个弓形部分可能会变窄。

最后，让我们看一些下肢动脉造影的图片。如果你能在这里看到它后面的胫骨，骨头是呈坐位的，那就是胫骨。从上面向下分布是腘动脉，但我们没有发现腘动脉。通过动脉造影显示股浅动脉是没有问题的，但是在这个区域有斑块形成。远端的动脉和胫前动脉看起来还不错。但我们需要修复它。蓝色箭头显示了血管变窄的部分。我们行腘动脉支架植入术，支架从远端到近端，再次造影发现，血液很漂亮，管腔很通畅。这是一个有足部缺血的患者，他会出现跛行和足部疼痛，现在通过动脉造影，我们可以明确诊断，最后通过手术或支架修复它——血管腔内手术。

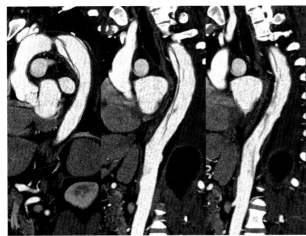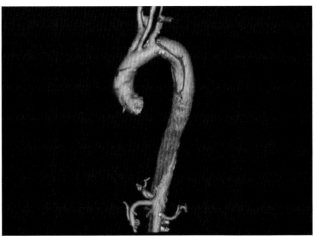

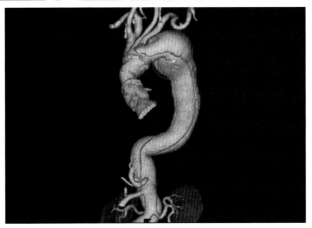

视频 20.8 CT 血管造影

这是一种经典的、老式的动脉造影术，有人将针插入动脉并注入造影剂。这是一种血管 CT 造影，将一些造影剂打入静脉并让造影剂旋转。这是同一患者的 3 个切口。重要的是你需要知道这是主动脉弓，它向远端延伸至腹主动脉，这里是脾脏、肝脏、肾脏。如果我们将造影剂延时足够长的时间，我们可以看到会发生什么。这种操作损伤较小，不需要对动脉进行穿刺，但是需要延迟才能看清 3 个时相。3 个时相是有少许不同的。我们可以看到主动脉有异常。你能发现它有什么不同吗？这个地方狭窄是主动脉缩窄吗？最重要的是血管中间有条不正常的分割线，它不应该出现在血管的中间，进行解剖，那是血管内膜瓣，动脉内膜在压力下撕裂了。现在你有一张飘动的床单，如果你愿意，在这个管子的中间，这是一个真正的问题，因为它会导致虚弱。它们可以阻塞血管。所以通过这个切口，注射造影剂进行 CT 扫描，可展示主动脉夹层。

这是一个切口，一个轴向切口，这是一个纵向切口；这是一个轴向切口，我们可以看到气管，我们可以看到椎体，然后我们可以看到主动脉弓。图片描绘得很好，看起来很合理。这是同一个患者，这是血管内膜瓣，正常的血管是没有内膜瓣的。内膜往下延伸，它会阻断血供，它会导致凝血等各种各样的问题。无论是外科手术、药物治疗还是血管腔内治疗，都需要去修复它。

CT 是一种很实用的工具，因为现在我们可以拍摄 CT 图片并重建图像，这些图像正是外科医师、心脏病专家或放射科医师需要的东西。这是一组 CT 扫描的三维重建图像，这是同一个患者，我们可以看到什么？我们可以看到血管内膜是剥离的，这个内膜是不正常的，通过旋转图像，外科医师可以确定"入路从左边或右边，或者当我们决定切开时，通过这些图像我们可以决定切口的位置"。如果介入手术医师想要通过导管置入支架隔绝它，最关键是要知道内膜的破口在哪里，根据不同的 CT 图片我们可以发现它。

这是另一张 CT 重建图片，这是一个看起来像患有主动脉弓部动脉瘤的患者。这里也有一些有趣的小线条，这个人也有内膜瓣吗？我不是专家，我们需要一名放射科医师、一名心脏病专家、一名心脏外科医师和一名血管外科医师来解决这个问题。但这是一个很好的机会，我们通过不到 1mm 的有效性微小细节来发现这些问题。

另一个重建图片显示主动脉中存在白色斑块，我们可以发现这有一个动脉瘤。现在很多手术都是经皮进行的。对这个人需要由血管或心脏介入专家评估能否可以安全进入血管，因为那里有很多的斑块，也许另外

视频20.8 （续）

的入路更安全。你能把导管置入进去吗？血管太弯曲？我们可能无法置鞘进入血管。因为最终我们需要安装支架，通过CT成像来发现斑块在哪里，扭曲在哪里，然后上面的大血管是否有足够的空间让我们来安装支架，这被称为定位。

在另一张动脉CT血管造影中你看到了什么？希望你能发现我所看到的，简单地说，这是一个质量很好的主动脉，有很少的斑块，它看起来质量很好，主动脉弓部有3个粗大的分支。但这个地方有明显的主动脉狭窄，治疗方法要么通过手术来打开它，要么通过介入放置支架，现在支架的效果更明显。

这就是血管修复后的样子，我们已经在血管腔内放置了一个支架来修复它，虽然血流不像其他正常主动脉那样完美，但血流量已经超过了正常的50%，患者的血压会下降，他们会感觉更好，他们会更健康，他们能过上更正常的生活。

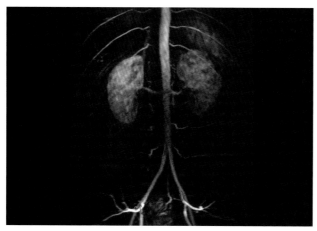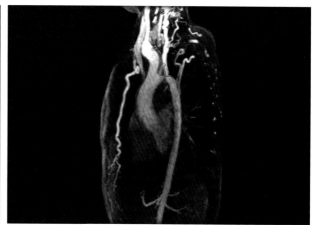

视频20.9 MRI

检查血管的另一种方法是使用MRI，即磁共振成像。MRI的优点是它没有辐射，所以它不会对患者造成伤害。缺点是它会对有幽闭恐惧的患者不利，不过现在正在逐渐变好。如果我们对主动脉进行磁共振成像，我们可以得到漂亮的图片。如图所见，我们可以清楚地看到两侧有两个肾脏，主动脉外观良好，无明显异常，血管看起来很正常。肋间动脉、主动脉、右肾动脉、左肾动脉都很正常。我们在髂骨的分叉处看到髂内动脉、髂外动脉下行，这是一张漂亮的图片，它告诉我们这是一个正常的人，血管没有任何问题。

相反，这是MRI扫描的异常图像。当我们第一次看到这个图像时，大多数血管看起来很正常。我没有看到太多的动脉粥样硬化，这是漂亮的主动脉弓部。但当我们再次仔细观察时会发现这个人存在主动脉狭窄。有趣的是，它从左颈总动脉开始，这是一个危险的信号，患者可能会出现卒中、头晕等各种各样的问题。MRI扫描的优点就是没有辐射，缺点是我们现在无法使用MRI进行治疗，而动脉造影和荧光透视是可以进行一些治疗的。用MRI治疗这种方式不太管用，但是没有辐射，而且MRI扫描变得越来越精细，我们通过MRI能发现不到1mm的东西，这使得介入医师、放射科医师、外科医师可以更早地发现问题，更好地帮助我们的患者。

手术

术前，患者必须了解非手术治疗，如戒烟、增加体力活动、控制血压、控制胆固醇值、控制血糖值等，这些措施会改善外周血管疾病的症状。血管外科（●视频20.10）手术的原则包括出色的暴露、血管的近端和远端控制、无张力吻合、充足的血流以及最大化灌注。

并发症

术后问题包括出血、凝血、缺血、卒中和心肌梗死。

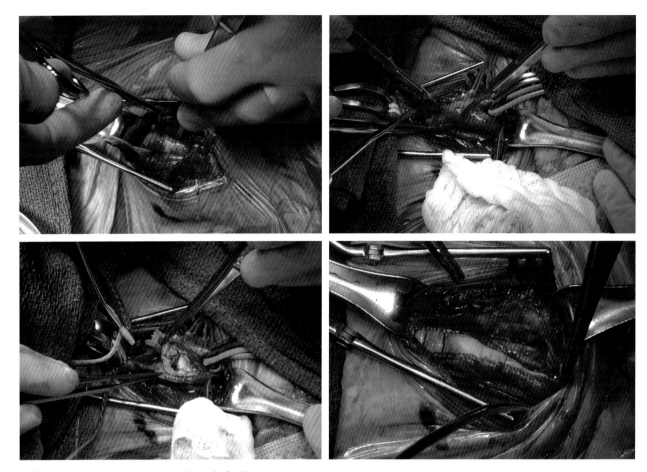

视频 20.10 颈动脉内膜切除术：术中展示

　　颈动脉内膜切除术：患者下颌上抬，在患者左侧沿胸锁乳突肌切开，在这里我们可以看到颈内静脉和颈动脉。将颈部筋膜打开，逐层剥离，游离颈动脉周围。颈总动脉近端从胸部发出，在左边将它分开。我们有一个小的 Rummel 止血带式仪器，如果术中出血，我们可以使用它止血。动脉和静脉很清楚，仔细解剖，不要损伤迷走神经。如果术中遇到小血管出血，我们可以结扎血管。在上方我们可以看到颈外动脉的分支，这可能是甲状腺上动脉，颈内动脉在下方。这是血管转流装置，有蓝色和红色，用颜色编码来区分它们对应的血管。如果外科医师术中遇到麻烦或者不得不使用分流术，这个血管转流装置可以很好地发挥作用。

　　阻断两端血流，打开颈动脉，这个患者既往有脑梗死病史，使用血管夹术中应该不会有太多出血。术中使用 11 号手术刀片、Potts 剪刀，我们可以看到内膜斑块——动脉粥样硬化。仔细地解剖、剥离这些颈动脉的内膜斑块，这些斑块看上去很漂亮！我们剥除了所有需要剥除的斑块。现在我们需要用补片把切开的动脉修补起来。直接缝合颈动脉很容易导致管腔狭窄。这个由各种不同材料组成的补片使我们能够开更大的切口、达到更好的管腔通畅率和更少的术后并发症。最后我们应该在适当的时候小心松开血管夹，尽量减少动脉斑块被冲刷到大脑中的概率。这个手术做得很漂亮！

血管挑战问题

20.1　什么是梅奥静脉？

20.2　什么是蓝趾综合征？

20.3　急性动脉栓塞的 6P 症状是什么？

20.4　心脏栓塞最常见的原因是什么？

20.5　腹主动脉瘤最常见的原因是什么？

20.6　正常的腹主动脉直径是多少？

20.7　如果在腹主动脉瘤手术中损伤了 IMA，术后需要注意什么？

20.8　主动脉移植物感染中最常见的细菌是什么？

20.9　什么静脉绕过腹主动脉？

20.10　脾动脉瘤破裂的危险因素有哪些？

血管挑战问题解答

20.1 胃幽门上方的静脉：幽门前静脉。

20.2 来自近端动脉斑块的微血栓脱落导致脚趾（或手指）间歇性疼痛并呈蓝色。

20.3 疼痛、运动障碍、苍白、感觉异常、异温症和无脉。

20.4 心房颤动。

20.5 动脉粥样硬化（95%）。

20.6 正常直径为2cm。

20.7 结肠缺血。

20.8 金黄色葡萄球菌、表皮葡萄球菌。

20.9 左肾静脉。

20.10 妊娠、高血压、创伤和动脉瘤的大小。